海外疾病中医药防护指南

潘华峰　史亚飞　钟日升　主编

南方传媒
广东科技出版社｜全国优秀出版社
·广州·

图书在版编目（CIP）数据

海外疾病中医药防护指南／潘华峰，史亚飞，钟日升主编；—广州：广东科技出版社，2022.4
ISBN 978-7-5359-7811-0

Ⅰ. ①海…　Ⅱ. ①潘…　②史…　③钟…　Ⅲ. ①常见病－中医治疗法－手册　Ⅳ. ①R242-62

中国版本图书馆CIP数据核字（2021）第278656号

海外疾病中医药防护指南
HAIWAI JIBING ZHONGYIYAO FANGHU ZHINAN

出 版 人：严奉强
责任编辑：吕　健　李　芹
封面设计：友间文化
责任校对：廖婷婷　李云柯
责任印制：彭海波
出版发行：广东科技出版社
（广州市环市东路水荫路11号　邮政编码：510075）
销售热线：020-37607413
http://www.gdstp.com.cn
E-mail：gdkjbw@nfcb.com.cn
经　　销：广东新华发行集团股份有限公司
印　　刷：广州市东盛彩印有限公司
（广州市增城区新塘镇太平洋工业区十路2号　邮政编码：510700）
规　　格：787mm×1 092mm　1/16　印张22.5　字数445千
版　　次：2022年4月第1版
2022年4月第1次印刷
定　　价：168.00元

《海外疾病中医药防护指南》编委会

主　　编：潘华峰　史亚飞　钟日升

副 主 编：贾　节　樊湘珍

编　　委：郑嘉怡　梁绮婷　何　维　张　丹
郭廷洪　贺生才　周恒立

参编人员：赵　奕　李嘉丽　段　芸　杨鹏辉
倪家慧　田　雯　李秋月　罗敏怡
邹丽娟　马兴发　耿　雪　刘　静
曹宇阳　陈楚杰　杜亦旭　王师英
严　艳　任金玲　王　正　邓乔丹
李嘉洲　蔡甜甜　赵莹曦

特邀专家：赵锋利　黄东晖　徐振华　游　江

本书受广州中医药历史文化研究基地、教育部中外语言交流合作中心国际中文教育重点项目《海外疾病中医药防治指南》、广东省“冲补强”资金项目联合资助

前　　言

中医药自古就是世界各国与地区交流合作的重要内容，是各国民众共享共建的重要卫生资源。近年来，随着健康观念和医学模式的转变，中医药在常见病、多发病、慢性病，以及在重大突发公共卫生事件中的防治作用日益得到国际社会的认可和接受。在这次突如其来、席卷全球的新冠肺炎疫情中，中国作为最早遭遇新冠肺炎疫情袭击的国家，在没有特效药和疫苗的情况下，将中医药全面运用于一线救治，大范围有组织地实施早期干预，探索形成了以中医药为特色、中西医结合救治患者的系统方案，大大降低了病死率，降低了轻症转成重症的比例，为公共卫生治理贡献中国智慧与中国方案。

当前，中国正逐步走向世界舞台中心。越来越多的中国学生、访问学者奔赴世界各地学习、进修；与此同时，世界各国人民也越来越多地渴望了解中国，了解中国的文化与传统。让世界了解中医药是健康卫生事业发展的重要任务，也是深化文明交流互鉴的必然要求。

教育部最新数据显示，2016—2019年，我国出国留学人数达251.8万人，我国已成为世界最大留学生输出国。境外留学的学业任务重、气候环境和饮食习惯差异较大，极易造成留学人员的身体不适。因此，留学人员迫切需要了解、掌握相关的医学防护知识与方法，以应对境外一些常见病、多发病及地方病的侵袭。中医药防治最大的特点便是简、便、廉、效，可为境外留学人员提供科学有效的自我防治和就医指南。全面了解中医药知识有助于境外留学人员加强自我防护，做好预防保健，提高自身免疫力。

当前，世界范围内越来越多的人开始学习中文、尝试了解中华文化。中医药是中华优秀传统文化的瑰宝，也是打开中华文明宝库的钥匙，在促进文明互鉴、维护人民健康等方面发挥着重要作用。中医药疗法对许多常见病、多发病及西医难以有效治愈的疾病有无可比拟的优势。由于中医药需要的专业知识要求比较高，过往大部分外籍人士对中医药文化感到神秘难懂，知之甚少、望而却步。因此，推动中医药走向世界，切实把中医药这一祖先留给我们的宝贵财富继承好、发展好、利用好，成为中医药传承发展的一项重要课题。

本书是面向境外留学人员和有一定汉语基础、热爱中华文化的世界各国人民的中医药保健科普书籍。本书分区域、分国别介绍基于当地实际的中医药知识。围绕境外留学人员和外籍人士身心健康，从“治未病”到“治已病”，从常见病、多发病、地方病乃至公共卫生事件防护，全面提供自我保健策略。与过往中医药书籍相比，本书没有大篇幅介绍专门的中医药技术，没有晦涩难懂的专业术语，而是用简洁明了、通俗易懂的语言介绍基于各大洲实际情况的“本土化”“个性化”中医药防治指导方案，弥补了面向境外留学人员和外籍人士的中医药科普书籍的空白，旨在使读者正确认识和应用中医药。本书充分发掘中医药宝库中的精华，推动中医药现代化应用，为中医药走出国门、推进各方传统医药互学互鉴开辟新的道路；同时也拓展了国际中文教育的新领域，增进外籍人士对中国传统医药文化的了解和认识，播下更多的“知华、友华、爱华”的种子。

序　言

危难时刻见精神，蓄力深耕显真章。

守望相助无国界，最可贵者民族魂。

庚子岁首，一场突如其来的新冠肺炎疫情席卷全球。早期海外疫情发展速度之迅猛，形势之严峻，不同国家在公共卫生事件判断上的差异，医疗系统、检测速度、医护资源及治疗能力等的不同，亦导致广大海外人员对于如何应对及有效的防护措施产生了一定的疑惑。随着中医药在海外日益受到喜爱，尤其在抗击新冠肺炎疫情上大放异彩，在关注疫情及疫苗发展的同时，了解国内外对疫情常态化防控意识措施的差异性，掌握中医药疾病防控知识，是目前身居海外维护自身健康的重要手段。

现阶段，相对于海外其他国家及地区，我国新冠肺炎目前处于局部散发、动态清零，我国常态化防控工作需继续坚持外防输入、内防反弹的各项措施，根据全球的疫情形势和全球的疫苗接种情况（包括我国的疫苗接种情况）有序地对部分措施进行调整优化。而海外部分国家及地区希望通过疫苗采取“群体免疫”的方式进行防控，但在疫苗接种达到较高免疫保护水平之前，大家仍然要保持预防感染和传播的意识，树立常态化防控意识，并遵循各地具体的防控措施要求。在本次疫情中，中医药发挥了重要作用，从“参与”逐渐成为了“主力”，也引起了国际社会的广泛关注。近年来，国家非常关心中医药事业的发展，习近平总书记更是身体力行地亲自推动中医药文化的国际传播。中医药防治最大的特点便是简、便、廉、效，在中医“治未病”思想的指导下，中医药必将发挥更大的作用，为海外人员提供科学有效的中医药防治疾病方案。

我国近年出国留学及交流的人员规模不断扩大，大量长期居住或往返海外的人员他们面临的健康问题中，除了如新冠肺炎的突发公共卫生事件威胁外，海外常见病、多发病及地方病等亦同样困扰着他们。本书将简要介绍海外人员健康概况，海外中医药发展及应用现状，讲解中医药防治疾病理念及其历史沿革，分析中医药在海外人员健康维护中的重要性及其优势。同时，本书积极地将中医药防治疾病理念融入海外人员的中医药防治中，从各方面介绍在海外的中医对海外常见病、多发病、地方病及公共卫生疾病的防治方案与自我保健策略。

中医药学是中华民族的瑰宝。本书希望可以帮助海外人员学习中医药知识，有助于广大海外同胞在异国他乡通过运用中医药知识做好自我防护，实现“未病先防，既病防变，愈后防复”的根本目标。同时让广大海外同胞更加了解我们的中医药文化，增强文化自信，并以此方式传播中医药文化知识，让记载在古籍、融入生活、应用于临床的中医药健康养生智慧、健康理念和知识方法生动起来、推广开来。加强海外的中医药文化交流与合作，讲好中国故事、展示中华文化魅力和当代中国活力，把中医药打造成亮丽的“中国名片”走向全世界。

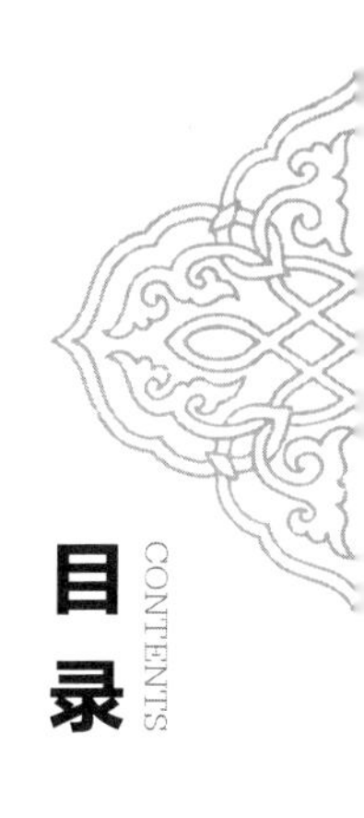

目录

CONTENTS

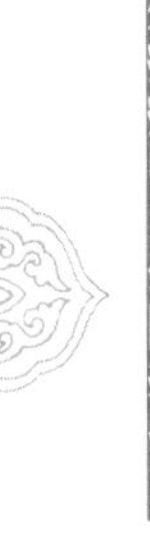

第一章　中医药海外发展与应用概况

中医药不仅是中国古代科学的“瑰宝”，凝聚着中国古代的哲学智慧与科学精华，同时也是现代科学“伟大的宝库”，能够为现代医学发展提供事实经验与智慧启示，在保障人民群众健康方面充分彰显中华智慧，是助推中华民族文化“走出去”的重要力量。

近年来，中医药借助其特有的理法体系和治疗手段，在疾病预防、治疗、康复等方面发挥了重要作用，从奥运会上大火的拔火罐、首届国际中医药大会的召开，到治疟疾、抗新型冠状病毒肺炎（corona virus disease，COVID-19，简称新冠肺炎），全球掀起了一波又一波的“中医热”，让更多人关注到中医药的价值。中医药大热的背后，是人们对其疗效的认同。中医药兼有文化的特殊性与应用的普适性，不仅能以其特有的哲学智慧全方位展示中华文明的精髓，促进中西方文化交流，也能以其健康养生理念造福全世界人民，是海外健康指导、医疗应用的有效手段。伴随我国海外人员规模的不断扩大及互联网科技、通信技术等的高速发展，中医药国际化有了更为广阔的发展天地。本章将简述中医药海外发展历史与应用概况，让大家了解海外人员健康情况，明晰中医药海外防治应用与其独特的优势，进一步走进中医。

第一节　中医药海外发展历史概况

在我国民族文化发展的历史长河中，中医药学是其中一个主要部分，它凝聚着我们祖先长期与疾病作斗争的丰富经验，对中华民族的繁荣发展做出了巨大的贡献。中医药学也同我们祖先的四大发明（造纸术、印刷术、指南针、火药）一样，很早就流传到不同国家，为世界人民服务，对世界医学的启蒙和发展、对广大人民健康的保护均产生不可估量的作用。当然，中医药在中外医学交流中，也吸取了国外优秀及有效的用药经验、处方、药物，甚至医学理论。这些相互间的交流，丰富了我国医学宝库，也促进世界医学繁荣发展（图1-1）。

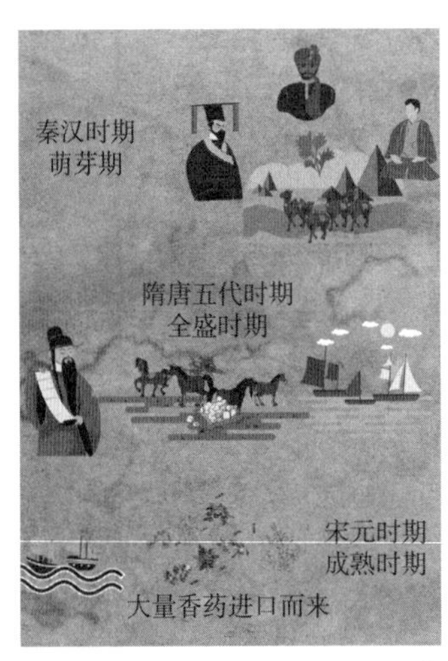

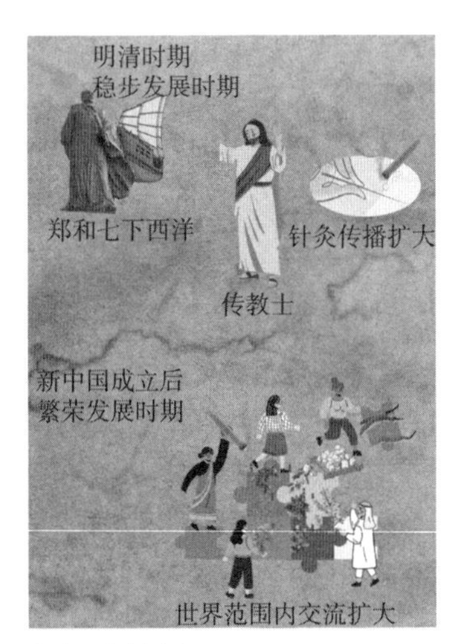

图1-1　中医药海外传播

一、国内外中医药交流历史源流

（一）先秦至秦汉时期——萌芽期

秦代，中国的医药文化已经传到日本，最具影响者首推徐福。秦王政二十八年（公元前219年），徐福等上书言海中有三神山，于是秦始皇遣徐福入海求仙，后入海不归。在日本佐贺郡诸富町浮杯有“徐福上陆地”的标注，阿须贺神社有徐福宫。相传徐福方士通医术，尤精于采药和炼丹，被日本人尊为“司药神”。

秦汉时期，中国与印度的交往早已开始。古代印度医药比较发达，且与佛教关系密切，在佛教传入我国时，同时带入一些医药经验及方术。相传汉明帝曾派人到印度求佛像和佛经，印度僧人摄摩腾、竺法兰等人随同东来，在洛阳翻译佛经，佛经中的有关医药卫生知识也随之流传，后来的医书中遂有“百一”“四大”（地、水、火、风）、“医方明”（佛教五因明之一）等名词和内容。

越南传统医学深受中国中医的影响。汉代时，中国文化传入越南，医药学也随之传入。同时，越南的象牙、珍珠、犀角、桂、龙眼、槟榔、菖蒲、薏苡仁等传入中国。据《汉书·地理志》载，当时中国与东南亚各国的海上交通已经开通，这为开拓中国与东南亚各国经济、文化和医药交流的海上之路创造了条件。为了更加容易地接受中国中医，越南人甚至创造了一种被称为“汉越音”的汉字读法，即每一个汉字都能找到与其相对应的“汉越音”，“汉越音”可以囊括医书中所有的汉字写法与读法。于是，“汉越音”便构成了越南语中医词汇的绝大部分。

秦汉时期，中国与中亚、西亚和欧洲各国的医药文化交流主要靠陆路交通。汉武帝时期，张骞两次出使西域，拓宽了中原与西北、西南边疆地区的经济文化交流渠道，形成了驰名中外的丝绸之路。随着丝绸之路的开拓发展，中西方经济文化的频繁交往，西域的药用植物和一些入药的动物、矿物也相继传入中国。

（二）隋唐五代——全盛时期

隋唐时期，百业兴旺，海上贸易显著增长，医药学的交流比以往都要繁荣。据史书记载，与我国有过交往的国家和地区有九十余个，其中中药材的输出与海外药材的输入是最为频繁的。在这些海外药物中，有些是通过朝贡、进奉等形式传入中国，而大多数海外药物则是由各国舶商以贸易的形式输入中国，广州作为海上丝绸之路的主要港口为中外医药交流带来了极大的便利。

唐代的《新修本草》是唐高宗时期官修的国家药典，收载药物884种（一说850种），根据当时的药用实践，收载海外药物约30种。《海药本草》是中国第一部也是中国古代唯一的一部专门介绍海外药物的本草学著作，汇集一百余种海外药物，充分反映了在唐代海外贸易发展带动下的海外药物传入中国的盛况。

由于隋唐时期中医学处于领先地位，对近邻如日本、朝鲜、越南等国家的影响更大。此期，日本、越南等国家都曾派学生来我国学习中医药学，医事制度、医学教育也随之传入这些国家；与此同时，这些国家的医学也逐渐传入我国。《外台秘要》中就记载有“高丽老师方”，《本草拾遗》载有新罗产药材蓝藤根、大叶藻和昆布，《海药本草》里载有附子等。此外，部分国家还邀请中国学者去当地讲学。公元754年，我国高僧鉴真应邀东渡日本，期间所传授的中国医药知识、鉴别药材的方法等对中日双方医药的发展具有重要影响。中国许多名士都曾去过越南，唐代名医孙思邈在越南被当作医神塑于先医庙中供奉。在中越互相交往中，越南医药也通过贸易通商相互赠送礼品，不断传入中国。在唐代的一些本草著作如《新修本草》《本草拾遗》等书中，收有不少越南药物，如白花藤、丁香、苏方木、白茅苧香、榈木等。此外，越南的成药也有传入，如《太平广记》引《宣室志》称“安南有玉龙膏，能化银液，唐韩约携以入中国”。

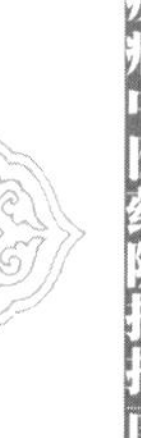

随着唐代海上贸易的发展，海外药物也越来越多地传入中国，唐代中外药物交流的兴旺使中药宝库不断丰富。众多海外药物的传入，大大丰富了中国药物的种类，促进了民间使用海外药物的实践，提高了人们对海外药物的认识。

（三）宋元时期——成熟时期

从宋代到元代的400年间，由于经济、文化、科学技术和商业、交通的发展，尤其是雕版印刷术的应用及罗盘的发明，促进了海上交通和对外贸易，为宋金元本草学术的发展及海外医药交流提供了有利条件。

据《宋会要辑稿》中记载，自太祖建隆元年（960年）至淳熙五年（1178年）的218年中，明确记载各国使节或海商舶主所馈赠的礼品中有药物的就达98次之多，其中，尤以东南亚和阿拉伯国家的使节进贡最为突出。

大量外来药物特别是香药的输入，促进了宋代本草学的空前发展。宋王朝自建立后，为了发展中外通商贸易，相继在广州、泉州、明州（今宁波）、杭州等地设立“市舶司”等专门贸易机构，并做出一系列政策规定，对经营香药的有功人员予以奖励。元政府甚至还任命外国人掌管医药，在1263年，忽必烈任命拂林人爱薛“掌西域星历、医药二司事，后改广惠司，仍命领之”，而广惠司职责之一就是掌管修制御用的外来药物。这些措施的实施，为中外的通商贸易提供了许多方便，为中外医药的交流创造了有利条件，使得当时的外来药物输入出现了空前的繁荣。由于外来药物中的大量香药作为大宗商品输入，故香药不再局限于为贵族所专有的奢侈品，而为民间的医药家广泛接触，使得他们有机会以中医药理论为指导，深入研究香药，逐个体察性味，确定功效，将香药融入中药方剂，与原有中药配伍使用，甚至以其为方中主药。《太平圣惠方》中以香药命名之方剂达120首，如乳香丸、沉香散、木香散、沉香丸等。宋代官方所编的《太平惠民和剂局方》中亦有大量方剂使用香药，并出现了一些至今仍然在运用的千古名方，如至宝丹、苏合香丸等。由此，外来药物对我国中医药影响之巨大可窥一斑。

（四）明清时期——稳步发展时期

明清时期500余年的中国，相对而言，社会比较稳定，国家统一，医学稳步发展。明代，中国的海上交通甚为发达，成为我国历史上最大的航海探险时代，为中外医药交流创造了优势条件。

永乐三年（1405年），郑和率领两万余人，乘62艘远洋帆船，访问了亚、非、欧三洲的30多个国家和地区，并在这些地方与当地人民发展友好贸易。随行人员中有不少医药家，他们所到之处既进行医药交流，又沿途搜集当地道地药材，经鉴定后带回国内。郑和七下西洋，每次回来都是“明月之珠，鸦鹘之石，沉南龙速之香，麟狮孔翠之奇，梅脑薇露之珍，珊瑚瑶琨之美，皆充舶而归”，其中带回的珍贵外来药物更是数量惊人。据统计，明代官修本草《本草品汇精要》中，新增的外来药物品种达到40

余种，而本草巨著《本草纲目》更是吸收了大量的外来医药文化，从而把我国本草学推向一个新的高峰。

源于欧美的西洋医药学在这一时期随着传教士的到来也逐渐传入我国，一些西洋药物如强水（即镪水，强酸的俗称）、玫瑰露、日精油等也为我国医家所了解。如赵学敏在《本草纲目拾遗》中记述了多种药露及其制备方法，“各种药露其法始于大西洋，传入中国，大则用甑，小则用壶，皆可蒸取其露”，还介绍了炼强水法及日精油治疗创伤的方法等，这些西医学的制药技术对中药学亦有所影响。17世纪来华的波兰传教士卜弥格翻译中医的脉学著作并被转译成法文、意大利文，其后英国名医弗洛伊德也致力于脉学研究。18世纪以来中医针灸技术在欧洲引起了普遍关注，相继出现了多种相关著作和研究组织。

（五）新中国成立后——中医药传承中创新发展

新中国成立后中医药的传播、影响和作用越来越大。20世纪六七十年代兴起了全球性的“针灸热”“中医热”。进入20世纪80年代欧美发达国家率先又兴起了“中药热”。各国纷纷派留学生到中国来学习中医药，派使团来中国参观、学习、考察中药的资源、栽培、饲养、炮制和成药，以及洽谈商贸和技术合作。

1977年后联合国世界卫生组织在我国北京、上海、南京等地建立了6个传统医药合作中心，我国也先后在日本、意大利和泰国等国举办多次中药大型展览。联合国工业发展组织委托中国在北京举办国际中药学习班，参加学习的有来自欧洲、亚洲、非洲和拉丁美洲的18个发展中国家的学员、联合国工业发展组织官员和世界卫生组织的代表。20世纪80年代来华学习中医药的留学生、进修生、实习生达10多个国家和地区200多人。从1987年到1996年近10年中，来华学习的人数剧增，有来自130多个国家和地区的14 700余名留学生、进修生来华学习中医药。我国建立的7个传统医学合作中心、3个国际针灸培训中心培养了数以千计的国（境）外各类中医药人才。特别是近几年由总部设立在北京的世界中医药学会联合会举办的国际中医药大会，推动了中医药全球发展，增进了世界各国和地区中医药团体之间的了解与合作，促进了中医药进入各国的医疗卫生保健体系。

综上所述，中国传统医药学体系在其形成过程中，并不是封闭的，一方面注重吸收外来医药文化，另一方面也把中国的医药文化传播于其他国家和民族，使其从中得到裨益，以促进中医药的国内外交流。中医药文化与东西方各国人民有着密切的联系，在世界历史上有过辉煌的一页，并成为今天中医药再次走向世界的内在基础，21世纪的它必将再创辉煌。

二、现代中医药海外发展现状

中医药有着悠久的历史、丰富的资源及独特的理论体系，它作为我国医药宝库中重要的组成部分，在世界医学中也扮演着重要角色。经过长期发展，中医药知识、文化逐步融入不同国家，与西方医学逐步融合，在不同国家扮演不同的角色，发挥其独特的魅力。世界各地区经济、政治、文化不同，医疗体制、医疗人员教育有明显的差异，对传统中医在当地所提供的服务范围也有所异同，进而直接影响当地中医药的发展。本节从五大洲地区主要国家的中医药发展现状、中医相关政策、中医教育资源等方面展开，展现当代中医药文化的海外传播画面。

（一）亚洲——早期中医对外传播的窗口

中国与日本是一衣带水的邻邦，在医学方面交往密切。在日本，中医也称“汉医”。现代日本从1967年开始接受汉方医学药物进入健康保险允许使用的药物名单，时至今日，共有148种汉方药剂获得承认，这一条例大大地推动了汉方医学在日本的发展。日本随处可见药局、药妆店，而这些店铺中都能找到汉方药。汉方药在日本多以标准颗粒剂和锭剂的形式存在，以成方形式存在的颗粒剂（大青龙汤），也有单药颗粒剂（如附子）。但是和国内有很大区别的是日本很少使用生药饮片，颗粒剂的好处是有利于质量检测。但不同于我国的“因人制宜”“辨证论治”而形成的“单人单方”，日本的汉方医学还是以《伤寒论》所记载的固定处方为主。

2008年，汉方医学被纳入日本医生资格考试的试题之中。目前日本多所大学可以学习、研究汉方医学，包括针灸、药学等课程，如汉方医学中心、北里大学汉方医学研究所等，天津中医药大学、上海中医药大学等多所国内中医药院校也在日本开展合作办学。

目前，日本的汉方医师是以专科医师的形式存在的，和胃肠病科等科室平行。汉方医师的认证由日本汉方医师学会完成，学生需要通过国家医师考试后，进行专门的专科培训，合格后才能取得认证。除了汉方医师外，日本提供汉方医学相关服务的还有药剂师、针灸师、按摩师。值得一提的是，日本的西医师在临床中也可以运用针灸，如口腔科。

韩国的传统医药学俗称“东医”，1980年后统称为“韩医”。“韩医”作为韩国的传统医学，在韩国受到人们的普遍认同和信赖。韩国较少进口中成药，但其制药业所需天然药材则大多需进口，进口药材则主要来源于中国。韩国的“韩医”专业是采用6年制，分为预科教育2年，本科教育4年，且必须读满相应的学年，才有资格参加相应考试。韩医大学生毕业后，必须通过每年一月份国家保健福祉部的韩医师资格考试，才能取得韩医资格。绝大部分韩医师在韩医院及韩医诊所工作，均为私人开设。

如今韩医医院分两种：韩方医院和韩医院。韩方医院设有专科门诊，有专科教授和一般韩医生。而韩医院则主要为一般的韩医生，中医也可以工作。韩医医院均属于私立医院，完全没有政府拨款，主要通过看病收入。韩医院内科设置依五脏来分科，另设立针灸科。在韩国，医院不分公立私立都有医保，大部分韩医治疗都纳入医保，报销比例高达70%。

新加坡是一个华裔较多的国家，中国传统医学随着华人定居而传入，成为当地的重要医疗体系。目前新加坡中医医疗体系可分为5种：中医慈善机构、中医药企业和连锁中医诊所、独立经营的中医私人诊所、政府公立医院内的针灸部门、西医私立医院旗下的中医部门。虽然各医院诊所都提供针刺治疗等中医服务，但中医医疗服务仍然与西医常规医疗服务独立进行，中医师与西医生的沟通极少，无法达到以整合医疗的方式诊治患者。至今，新加坡政府未给予中医医疗机构拨款，患者大多以自费的形式看诊，即使是在新加坡政府医院针刺治疗也属于自费的项目。

近十年来，新加坡政府高度关注中医药事业的发展，改革中医临床医疗体系、允许注册医院和疗养院提供中医服务、加强中医执业者管理及注册、严控中药管理、完善中医高等教育体系、培养中医人才、推动中医继续教育、提高中医师医疗水平、设立津贴鼓励中医药科研、扶持学术机构建立，使得新加坡的中医药业逐步发展。其中，允许注册医院和疗养院的中医针刺治疗服务（私人医院可允许针刺治疗以外的中医服务），在新加坡中医发展史上具有划时代意义。

这些国家由于与我国地理位置临近，使得亚洲成为中医早期对外传播的窗口，也是五大洲中中医药应用最广泛的地区。

（二）欧洲——中西智慧交融的范本

中国历史上与欧洲国家的联系最早源于古代丝绸之路。伴随着陆地和海上丝绸之路与南亚、中亚、西亚各国的贸易，这些地区间的医学文化也在不断改变。

作为欧洲第一个立法支持中医药行业发展的国家，匈牙利大约有10%的西医接受过针灸培训，其中许多人开设了自己的中医诊所。匈牙利和中国都有较长的使用植物类药物治疗疾病的历史，传统的针灸、按摩、中药毒副作用小等特点，迎合了匈牙利崇尚自然疗法的传统，使得中医在匈牙利有着良好的发展基础。

英国作为中医药在海外发展最为昌盛的国家之一，有着悠久的中医药发展历史、众多的中医药从业人士及了解中医药疗效的医患资源。在英国，中医药受到皇家的信赖，英国亦鼓励中西医结合治病。目前，针灸、拔罐等传统疗法仍受到了英国上至皇室、下至平民百姓的推崇和欢迎。女皇的妹妹玛嘉烈公主，曾用中草药治疗偏头痛。或许是由于当时皇家的默许，中草药、针灸等各种中西医结合疗法在英国蓬勃兴起。20世纪60年代就有英国人来中国学习针灸，然后回到英国开办诊所；也有一批地道的“中医”来到英国，在伦敦和曼彻斯特的唐人街开起了中医诊所。巅峰时期，整个英国的中医馆超过欧洲其他国家的总和。中医业成了英国华人仅次于餐饮的主要收入来源，同时英国也成为亚洲之外的第二大中成药市场。

英国现每年进口药材品种达1 200余种，其中60%是从中国进口，在欧洲名列前茅。现英国大量人采用中药、推拿、正骨和针灸疗法，占据一定比例的医疗支出。中医馆在英国较为常见，通常有两种形式：一种是店面的形式，既可看病抓药，也可进行针灸、推拿及拔罐等中医传统治疗；另一种是中医医生在家开诊，患者可以提前预约时间来看病。

如今在欧洲的临床医疗中，很多医生把中医作为临床治疗的一种方法或手段，诊治患者时既用西医疗法，也适当运用中药和针灸，力求以中西结合的方式全面地诊疗患者，为中西医交融提供了良好示范。

（三）美洲——中医作为中国名片的扬名地

近年来，美国公众和医学界逐渐认识到中国传统医学的安全有效和通用广泛的特点，越来越多的美国人愿意接受中医治疗。对中医药文化有认识的当地人，在一些小的疾病上会选择中医治疗，包括针灸和中药。目前中医诊所多实行预约制，每天10～12人，中医师中也不只有华人，“洋”中医在美国也有不少。因为美国属于商业保险型的医疗体系，在美国，针灸治疗部分保险公司可报销，但各州情况不同，如马里兰州，大部分比较大的保险公司有保险福利，但是中药没有。就美国卫生系统而言，严格意义上来说，中药在美国并不属于药物的归类，属于保健类、茶类。美国约有5%的患者服用天然药物，其中80%的人选择服用中药。

加拿大作为美洲国家，临近美国，但其医疗体系与美国不太相同，在加拿大中医针灸医疗主要是以私人诊所形式开展的，近年来发展较快。目前加拿大中医针灸诊所遍及全国，一般都附设药店。诊所里的工作人员既能看诊抓药，又会制剂，而且疗效较好，深受患者的欢迎。在加拿大的中医针灸从业者，每天可诊治20余人，但目前中医药疗法、针灸疗法在加拿大还不能享受医疗保险，患者需要自付医疗费用。

在美洲，岭南文化是海外扎根最深的具有中国特色的文化，尤其是美国唐人街作为最大的华人集聚地，深受岭南文化影响。早期来到美国的中国人多数来自岭南地区，海外大部分药店及中医诊所皆来自广东，他们是中医文化对外传播的代表。

（四）非洲——中医推动“一带一路”构建人类命运共同体

进入新时代，中医成为“一带一路”守护世界人民健康的礼物。南非、埃及、毛里求斯、肯尼亚等是中医药在非洲大陆发展较好的国家，尤其是南非在2004年便完成了首批中医针灸师注册。从1960年至今，中国向非洲派驻援非医疗队的行动从未停止，这不仅加深了我国与非洲国家之间的交流与友谊，更让许多非洲人了解了中医，为中医药在非洲的发展打下了坚实的基础。

随着非洲人民对中医认识的加深，中医针灸诊所也在非洲各国发展起来。中医针灸医疗主要有两种形式：一是国家医院的针灸门诊，现在我国援非医疗队的专家仍然在几十个国家的医院为非洲人民提供服务；二是私人中医针灸门诊，目前几乎遍布非洲各国中心城市。

在非洲，最有辨识度的药物要数青蒿素。屠呦呦等人从《肘后备急方》获得启发，成功提取“东方神药”——青蒿素，并因此荣获诺贝尔生理或医学奖及拉斯克临床医学奖。广东是青蒿素理论的转化前沿，随着诺贝尔生理学或医学奖颁发后，青蒿素逐渐被人们所重视。青蒿素及其复方制剂是被世界卫生组织（World Health Organization，WHO）认可的最优秀抗疟药，为饱受疟疾困扰的人们带来了希望。此外，许多中成药如藿香正气丸、风湿镇痛膏、小柴胡汤制剂、六神丸、红花油、清凉油等也在非洲被广泛应用。在非洲，中医逐渐成为“一带一路”的健康使者，将健康带入非洲大地。

（五）大洋洲——中医推向南半球的落脚点

澳大利亚是我国留学生主要留学目的国之一。由于中医药的广泛应用，澳大利亚中草药的进口量自1992年以来已增长了4倍，并逐渐成为澳大利亚医药市场的重要组成部分。自2012年7月1日起，澳大利亚对中医师、针灸师、中药配药师进行全国注册管理，成为第一个以立法方式承认中医合法地位的西方国家。澳大利亚各地都成立了中医学会，也有全国性的组织，如澳大利亚全国中医针灸学会联合会。澳大利亚每年中医医疗保健的营业额达到8 400万澳元，但目前在澳大利亚看中医，大部分费用依然需要自费，即使有私人医疗保险，也只能部分报销。

放眼世界，目前中医在其他很多国家也已经合法化，目前已有超过160个国家和地区运用中药和针灸的方式进行保健治疗。每年约有数万名海外留学生来我国学习中医药学，而我国在全球不同国家和地区也搭建了如中医孔子学院、中国文化中心等平台，开设相关中医课程，宣传传统中医文化。现代中国与不同国家之间的医药交流活动繁荣发展，推动中医药在全球地位进一步提升，为世界贡献“中国方案”，展示中国力量。

第二节　海外人员健康情况概述

海外各国地理环境、社会文化、发展水平等均与国内有较大差异，这些都是影响我国海外人员健康的重要因素。明者防祸于未萌，智者图患于将来。认识和了解这些主要健康威胁，并针对性地采取相应的防护措施，是海外人员得以顺利工作和学习的重要前提。

一、海外人员面临多种健康影响

（一）环境改变导致的常见病、多发病

1. 环境变化可诱发生理性疾病

海外人员生活在异国他乡，由于社会文化、地理环境、生活习惯等方面与国内存在明显差异，许多人因难以快速适应当地环境，而出现了各种各样的健康问题。

首先，许多人在初出国时都会出现跨时区飞行产生的时差综合征。一般来说，时差变化对睡眠与正常活动规律的干扰等往往会导致生理节奏失调，跨区飞行常在数日甚至数小时内，突然经历季节、气候等的变化，可能会使生理调节功能紊乱，出现心悸失眠、食欲不振、消化不良、恶心呕吐等不适症状。其次，就气候地理环境来说，全球气候地理类型非常多，各地差异较大。我国幅员辽阔，气候类型多样，但大多数地区为季风气候，呈现雨热同期、四季分明的特点。国外不同地区气候类型差异较大，如非洲大部分地区常年高温、少雨、干燥；西欧大多属温带海洋性气候，全年气候温和，但一日之内天气多变。最后，就饮食习惯来说，我国菜食在平常的饮食结构中占主导地位，食用植物和谷物较多，烹饪方法多样。但其他如欧美国家则为多蛋白质和脂肪的饮食结构，多吃大块肉、整块鸡等“硬菜”，喜喝冰水，食品工业如罐头、快餐等较为发达，这些与国内均有较大差异。因此，很多人初到国外可能会因环境和饮食等变化较大导致水土不服，继而引发一系列健康问题。

2. 心理疾病在海外人员中亦多发

社会环境突变、语言交流障碍、气候和饮食不适应、工作学习差异等均可导致海外人员出现心理健康问题，尤其在某些突发事件如大型公共卫生事件、政治事件等发生后。我国许多海外人员普遍存在学业、生活压力，以及文化差异带来的孤独、焦虑、抑郁、失眠、健忘等症状。有学者曾将“因为失去自己熟悉的社会交流的信号与手段，而在心理上产生的深度焦虑的跨文化适应障碍”称为“文化休克”[1]，如图1-2所示。“文化

休克”往往会导致或轻或重的不愉快感觉，这种不愉快的感觉可能是迷失、疑惑、排斥甚至是恐惧等，严重的可能会导致心理或者是生理方面的疾病，最严重的可能会导致精神病甚至自杀。

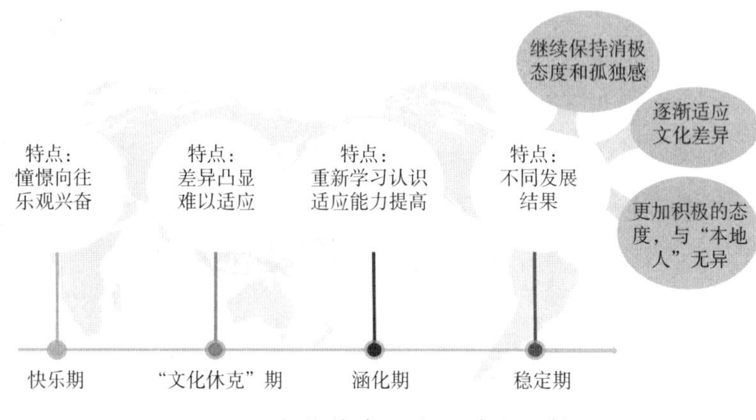

图1-2 “文化休克”发展阶段及特点

（二）海外不同地方的常见流行病种类不同

海外常见疾病及病理因素与国内也有所不同，有些疾病分布相对较广，如目前全球有超过100个国家和地区有登革热病例报告，每年约有3.9亿人感染。此外，从世界卫生组织公布的2019年全球死亡原因来看，在2019年全球5 540万例死亡病例中，其中有55%由10大死亡原因导致，包括：缺血性心脏病，中风，慢性阻塞性肺疾病（慢阻肺），下呼吸道感染，新生儿疾病，气管、支气管疾病和肺癌，阿尔茨海默病和其他痴呆症，腹泻病，糖尿病及肾脏疾病。其中，非传染性疾病占7个，导致了全球死亡率的约44%。这类疾病在全球范围内死亡率都很高，需要加强全人群防控科普，如图1-3所示。

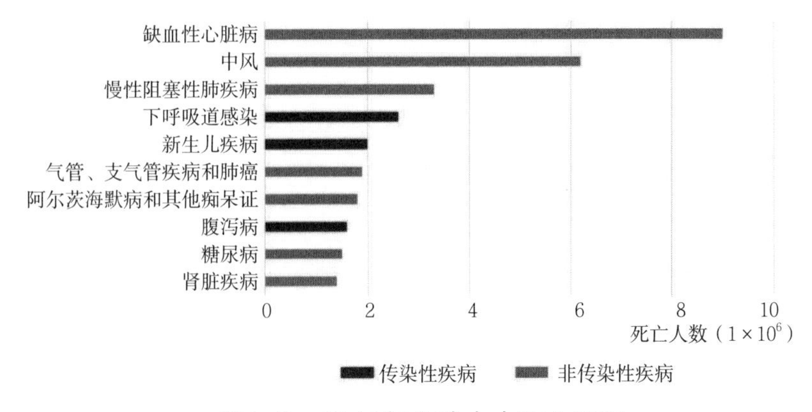

图1-3　2019年全球十大死亡原因

注：资料源于WHO 2020世界卫生统计。

有些疾病分布范围较局限，如在非洲，疟疾、埃博拉病毒病及黄热病等仍广泛存在；在美洲，寨卡病毒病和基孔肯雅热等较为流行；欧洲则以麻疹为主，这些疾病流行分布与当地的自然环境和社会环境密切相关，需要特别关注。例如，给水条件和卫生习惯较差的国家和地区多流行疟疾、血吸虫病、钩端螺旋体病及某些虫媒传染病，而麻疹、水痘及流行性感冒等呼吸道传染病常在人口密度高、流动性大的城市中流行，这些具有地区特性的疾病都需要根据各地实际情况进行针对性的健康指导。

（三）突发大规模传染性疾病风险升高

近年来，国际贸易、文化交流等多种因素加快了全球人口流动，这也使得传染病跨区域传播的风险增高。2002年，暴发于中国内地的严重急性呼吸综合征（severe acufe respiratory syndrome，SARS），在短时间内传播到了全球32个国家和地区；2009年在美国和墨西哥等国家和地区暴发的甲型H1N1流感疫情，在世界范围内214个国家和地区迅速蔓延，至少导致18 449例死亡病例；2014年，暴发于西非地区的埃博拉病毒传播到北美洲；而直到目前，新冠肺炎疫情仍在全球持续蔓延。这类疾病一经暴发，不仅对人类生命安全造成了极大的危害，对世界经济的发展和社会的稳定也有较大的影响，需要格外关注并及时采取相应的健康防护及公共卫生措施。

二、海外人员健康维护面临困境

WHO发布的《2020世界卫生统计报告》显示，近年来全球在卫生领域及健康发展目标方面取得了重大进展，然而，新冠肺炎疫情在世界各地大流行给生命、经济带来了严重损失，且直到现在仍未停止，给各地迄今取得的发展带来了严峻考验。综合来看，可能造成海外人员健康难题的原因有以下三个方面。

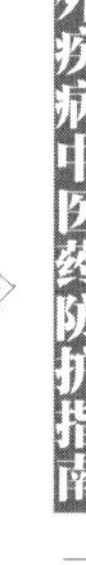

（一）健康信息获取渠道不足

在大型突发公共卫生事件中，全面而完整的信息是正确决策和有效管理的前提，而信息的权威性和准确性又对防控成效起着重要作用。在大型公共卫生事件发生后，各国政府权威机构通常会通过网站、电视等渠道发布信息，虽真实有效，但大多更新速度比较慢、信息不全面，导致民众获取实时疫情信息相对滞后。各国科技发展水平和信息收集的能力不同会直接影响其防控举措的速度和力度，还有许多海外国家疫情发生后未能进行完善的流行病学调查和居民健康指导，这些都会导致非官方信息泛滥，造成民众对形势的错误解读、主观臆测甚至恶意歪曲，不但无助于卫生防控，反而可能造成恐慌，干扰大家的研判，对疾病防治极为不利。

（二）健康保障措施匮乏

首先，不同国家的医疗系统、医护资源及防治能力等不尽相同，在传染病防治策略和效果上也存在较大差异。海外新冠肺炎疫情病例基数庞大，目前仍难以有效控制，对海外人员的健康极为不利。

其次，在进行健康防护时可能还会面临文化冲突，例如，针对呼吸道感染性疾病，戴口罩是一项非常有效的预防措施，但在国外很多人的观念里只有生病的人才会戴口罩，抗拒日常佩戴口罩，在新冠肺炎疫情发生之初，发生多起因拒绝佩戴口罩而导致的游行示威和暴力事件，对疾病防护极为不利；此外，国内外对于治疗的观念也存在差异之处，如在此次新冠肺炎疫情中，国外有些人认为即使不幸感染，大多可通过自身的免疫力抵抗，对疾病预防和疫苗注射存在错误认知。

最后，大部分海外人员没有医学背景，对于疾病的预防和应对缺乏针对性的健康指导。很多海外人员在出现不适症状后一般会寻求社区诊所及西医药店的帮助，或者去找中医诊所及中药店看诊抓药。但大多数人对于中医药的认知不足，缺乏正确及专业指导，这对其日常生活中的健康防护造成极大的限制。

（三）海外就医存在困扰

其他国家的医疗卫生系统及分级就诊环节与国内存在较大差异。在国内，突发疾病时，一般可以立即选择就近的医院、诊所或者药店寻求帮助，但在国外很多国家就医需预约的现象很常见，整个就医流程比较耗时，诊疗成本也较高。因此，很多海外人员在出现不适症状后一般都选择自己前往药店购买药物治疗。此外，部分发达国家的福利体系非常完善，但很多优惠政策只针对本国公民，留学生或华侨等海外人员则需要自费或购买保险才可以享受相应的医疗服务。大部分海外人员由于对于当地的医疗卫生系统并不熟悉，医保的使用也并不清楚，在就医时可能会遇到很多问题。

同时，各国医疗系统、检测速度、医护资源等方面的差异也使得在面对大型突发公共卫生事件时，许多国家都力不从心。在医疗系统已较为完善的欧美国家，因新冠肺炎疫情发生时正值冬春疾病高发期，医疗系统处于高负荷运转状态，对于普通疾病治疗大多采用了拖延战略，推迟高峰期的到来，为医疗机构争取更多的准备时间，但难以有效对新冠肺炎患者进行筛查和救治，导致感染风险扩大，对疫情防控产生了极为不利的影响。如今，尽管部分国家已成功研制出新型冠状病毒疫苗（简称新冠病毒疫苗），并且接种速度与接种范围在不断加快，但目前来看，多国疫情均受到变异毒株威胁，疫情形势仍然严峻。

突发公共卫生事件所产生的社会经济影响和政治的压力往往会转化为变革的推动力和催化剂。当前，世界范围内居民健康形势依然严峻，不断发展的突发公共卫生事件管理实践迫切要求总结新经验，借鉴新成果，做出新概括，提出新观点，形成科学理论并以此指导新的实践。随着新冠病毒疫苗的研发应用及各国防控措施的加强，世界范围内打赢抗疫战指日可待。国际旅行及人才交流等已逐渐复苏，我国赴外人员更应吸取经验，做好健康防护工作。在这方面，中医的治疗及其预防方案具有廉价易得、方便高效、毒副作用少等特点，其以中医基础理论为指导，结合中医防疫防病理念，针对我国海外人员面对的常见病、多发病及重大公共卫生事件提供中医药健康指导，提醒海外人员进行针对性防范，不仅能够保证其自身生命健康，以更加强壮的体魄、健康的心理在外工作与学习，也有利于将中医药文化知识带出国门，使世界同胞享受到中医药技术带来的福利。

第三节　海外中医药防治应用与优势

新冠肺炎疫情的发生，让全国各地中医人义无反顾地投入到用中医药防控疫情的战斗中，经过不断地尝试与努力，收获了令人瞩目的成效，受到国内外的充分肯定。实际上，中医的优势在很早以前便被人们发现，并随人员流动逐渐传播到海外，为古今世界疾病防治做出了突出贡献。

一、中医药海外发展与应用

（一）海外发展迅速呈蓬勃之势

中医药的海外传播由来已久。随着中医药在海外的发展，外国人对中医的接受程度逐年增高，很多国家或地区的人也开始学习中医，从事中医行业，俗称为“洋中医”，他们也成了中西智慧交融的范本。虽然各国各地区存在文化差异，对中医药的信任度及所持态度不同，但随着中医药在全球的影响不断扩大，在新时代下，中医在海外的发展呈蓬勃之势。

（二）海外中医应用备受重视

中医目前已在全球183个国家和地区使用[2]。据世界卫生组织统计，目前已有103个成员国批准开展针灸治疗，29个国家制定了专门的传统医学法规，18个国家将针灸治疗纳入医疗保险[3]。据2018年国际养生大会数据显示，全球有30多万家中医诊所，使用中草药相关产品治疗的人数已达40亿人。

在亚洲，寻求中医治疗相对便捷，可选择去从事传统医学诊疗的私立医院或个人诊所就诊。在非洲，以青蒿素为代表的一批优秀中药制剂和饮片在非洲疟疾流行区拯救了成千上万生命，也为中医药赢得了声誉，让非洲人们更加相信中国医疗队。在大洋洲，澳大利亚是第一个以立法方式承认中医合法地位的西方国家，在那里，中医更像是一种生活方式。随着越来越多“洋中医”的加入，澳洲中医行业持续向好发展。在美洲，美国部分传统主流诊所也开始提供中医治疗，如克利夫兰诊所服务、达纳法伯癌症研究所、梅奥诊所等。在欧洲，德国、英国、法国等许多国家都逐步设立了中医诊所，部分还提供住院服务。欧洲在中医药的使用与应用方面较美洲开放，如在英国，只要有中国超市和中国餐馆的地方，一般就能发现中医医馆的身影。新冠肺炎疫情期间，中医问诊的人数明显增多，由于中药需求量太大，部分中药出现了断货的现象。而匈牙利中医界在新冠肺炎疫情防控中积极行动，分享中国抗疫经验。有华人中医“煮大锅中药”，为当地民众免费提供，旨在增强其免疫力，此举受到当地民众欢迎。

与此同时，依托孔子学院、中医孔子学院、海外中国文化中心、海外中医药中心和“中医关怀”海外惠侨计划等众多平台，中医药的海外传播不断推进。这些都进一步说明了中医药在疾病防治方面的作用逐渐凸显，国际认同度明显提升，中医药国际化进入了快速发展的时期，为中医药的海外传播奠定了基础。

二、中医药在维护海外人员健康中的优势

（一）海外人员普遍接受中医

自开辟了古代丝绸之路后，我国便从未停下对外交流的步伐。长期以来，中国与世界各国建立了稳固互信的合作关系，其中以华侨、华人、留学生等群体为桥梁的民间交流作为官方交往的有效补充，在展示和传播中华文化方面发挥了重要作用。到近现代，随着跨国贸易、文化交流等国际间活动越发频繁，全球人口流动加快，我国海外人员规模不断增长。

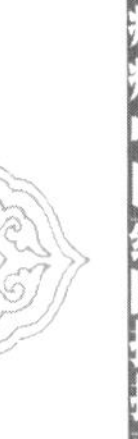

据2019年《华侨华人蓝皮书》数据显示，海外华侨华人是目前全球最大的移民团体之一，全球有6 000多万华侨华人广泛分布在各大洲160多个国家和地区，其中有4 000多万人口分布于“一带一路”沿线的65个国家和地区[4]。此外，在海外人员中留学生数量也在不断增长，2019年海外留学人员总数多达160万人。在外留学生多是独自出国，大多数人没有医学背景，对于日常疾病防治也缺乏系统学习。与此同时，我国去海外留学的人逐渐趋向低龄化。他们从小便远离祖国和家庭，往往缺乏社会经验，心智也并未完全成熟，独立生活能力很弱，常常面临很多安全问题，需要科学的健康指导。海外人员刚到异国他乡，对各方面都不熟悉的情况下会自然而然地寻找华人求助，遇到健康问题也会接受相对熟知的中医治疗。

（二）中医药应用简便廉效

由于国外就诊轮候时间较长，如果出现感冒、发热、肌肉劳损等症，

可以利用中医疗法进行简单的自我保健。中医疗法一方面可减少医疗费用；另一方面，疗效较好，就诊等候时间相对也较短。中医诊疗最大的特点便是简、便、廉、效，这是中医在海外进行健康防护的最大亮点。

1. 海外中医应用的简与便

简，指操作简单。中医的大部分传统疗法操作容易上手，其中最常运用且最容易上手的，莫过于穴位按摩、拔罐、中药浸泡与耳穴压豆。随着生活节奏和生活压力的增加，亚健康人群激增。很多人虽然有不适的症状，但因不足以影响他们的工作、生活，大部分会选择不治，而这个时候中医的自我保健却能发挥作用。如有手足冰凉，可以购买艾叶，在家煎煮后沐足；如有腰部劳损，可采用拔罐的方式舒经止痛等。

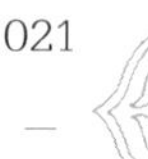

便，指操作方便。中医的大部分传统疗法除了操作容易，还非常便捷。生活中最便捷的中医疗法，便是穴位按摩、运动疗法、灸法、中药治疗与耳穴压豆。穴位按摩在很多情况下，自己便可以操作。而运动疗法，只需在书上或网上找到相关教程，无论何时何地，都可以打出一套太极拳、八段锦或五禽戏。灸法也是应用最广泛的中医疗法之一，可以拿着艾条直接灸，也可以配合艾灸盒固定在身体局部进行灸法，操作简便。

2. 海外中医应用的廉与效

廉，指经济实惠。效，指有较好的疗效。中药、中医传统疗法、运动疗法、食疗法及心理疏导法均有较好的疗效。海外很多人认为，中药只能从药房购买。事实上很多中药在海外并没有被广泛认识，许多被大家看作是蔬菜、调料、野花、野草或野果的，实际上有很好的药用价值。如花椒可温中止痛、杀虫，玉米须可利水消肿，莱菔子可消食化痰、下气定喘等。隔蒜灸可以消肿化结、拔毒止痛，隔姜灸则能祛风解表、和胃、温经止痛。这些都是我们日常生活中常见的中药材，不仅经济实惠，还有较好的疗效。

中医的防治方案具有多项优势，用中医方法对不同疾病进行分析，即使在海外人们亦可拥有中西医结合治疗所带来的优势，同时还多了一个治疗的选择。

（三）临床推广应用日益广泛

近年来，国家非常关心和重视中医药事业的发展。中医与华人如同布帛菽粟，须臾难离。《中国国家形象全球调查报告2019》显示，海外受访者认为最能代表中国文化的是中餐（53%）、中医药（47%）和武术（43%）。除中餐外，中医药成为国际上最能代表中国的文化符号。可见，大多数海外人员对中医药文化的重要意义表示了肯定，认同中医药是我国文化对外传播的优秀载体。随着前往海外工作学习的人数逐渐增多，中医药亦随之走向了世界各地。他们口口相传且历久弥新的中医药故事，让他们的子孙在不自觉中学习并使用中医知识。通过走访美国纽约和波士顿的唐人街发现，中医诊所与中药店几乎散布在唐人街区域每个街道，这对于寻找中医服务的人们提供了很大的便利。

在过去的几年里，中国一直在国际舞台上大力推广中医，以扩大其全球影响力。中国的医疗旅游热吸引了成千上万的外国人前来学习中医。放眼世界，中医在很多国家也已经合法化。据新华社2018年报道，国家中医药管理局统计数据显示，每年有13 000多名外国留学生来到中国学习中医药。截至2019年12月，全球建有15所中医孔子学院，78个国家240多所孔子学院开设了中医、太极拳等课程，18.5万人参加相关体验活动；部分国家开设了全日制中医药课程。目前海外有中医药教育培训机构约1 500所，每年向全球输送约3万名中医药技术人员。2019年中医药国际合作将持续推进，中医药文化通过孔子学院和中医药高校等渠道走进更多国家，促进中医药国际化，从教育上推广中医，让海外人员更容易接触到中医，了解到中医在临床运用中的优势。

目前中医在世界各地被广泛使用。世界卫生组织一直很支持中医，2019年世界卫生组织首次将中医纳入其具有全球影响力的医学纲要《疾病和相关健康问题国际统计分类》（The International Classification of Diseases，ICD）[5-7]，而ICD在全球拥有绝对的影响力，是中医药发展的一个里程碑，这将有助于中医药的传播，也是国际社会对中国的一种回应[3]。尽管西医在许多国家的现有医疗保健系统中仍占主导地位，但有研究表明，将中医纳入医疗保健方案可改善患者的预后[8]。实际上中医与西医医疗体系是互补的，中医与西医结合治疗SARS、甲型流感、艾滋病、手足口病等大流行性病毒性疾病的疗效显著，受到世界各国的关注。近年来，我们的中医药宝库仍然在不断地被发掘和发展，如获诺贝尔奖的青蒿素和治愈白血病的三氧化二砷，堪称中国过去一个世纪最重要的两项均来自中药（青蒿与砒霜）[9-10]的药物发现。故而，古老的中医药在今天仍对人们有着重要意义。

第四节　中医药防治理念与海外应用特点

一、中医药防治理念概述

（一）中医药临床防治理念

中医学，作为一门绵延几千年，却依旧充满活力的学科，它不仅是来自阴阳五行等中国古代哲学，还是中国古代劳动人民长期的临床观察和医疗实践的产物。成书于战国至秦汉时期的《黄帝内经》是中医基础理论的奠基之作，它吸纳了当时诸多学科的先进成果，将古代医家丰富的实践经验汇为一体，整合出整体观与天人合一等重要中医核心理念。这些中医防治理念，在几千年后的今天仍然富有生机，指导着古今医家处方用药，守护着海内外同胞的健康。

1. 中医整体观

中医整体观，是中医学理论体系的重要核心，是中医学关于人体自身的完整性及人与自然、社会环境的统一性的认识。它包括两个方面，一是人体自身的整体性，二是人与自然环境、社会环境的统一性。而人体自身的整体性包括生理上的整体性、病理上的整体性和诊治上的整体性三个部分。

对于海外同胞而言，充分认识并理解中医整体观，有利于对自身健康状态的把握，增强应对海外突发健康问题的能力。

2. 未病先防

《黄帝内经》言“圣人不治已病，治未病”，这充分体现了中医学“未病先防”的先进防治理念。“未病先防”这一理念的重点，就在于“调摄五脏”与“养形调神”。

1）调摄五脏，《伤寒论》中“阴阳自和者，必自愈”思想，认为人体作为一个稳态系统具有调节和恢复健康状态的能力，发挥人体自身脏腑间相互协调的能力，以改善早期身体异常状态，进而阻止机体状态发生质变。

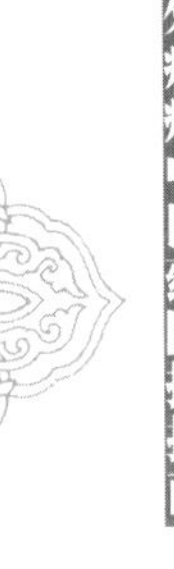

2）养性调神，则是提倡“志闲而少欲，心安而不惧”的心境，以达到“精神内守，病安从来”的身体状态。“形”与“神”不仅在生理上辩证统一，在病理上亦互相影响。因此在疾病的防治中，不仅需要注重调摄脏腑，也要注意调摄精神。从中医角度来讲，持有舒畅平和的心态往往气机通畅，血脉平缓，经脉循行无碍，是故正气充盛，不易被病邪乘虚而入。

3. 既病防变

中医的防治理念除了强调养生及疾病未发生时的防护，也包含疾病初始阶段的防治。既病防变包括阻止病邪传变和固护未受邪之地。所谓“见肝之病，知肝传脾，当先实脾”，在疾病初期早发现、早诊治，能更加有效地防止疾病的发展及传变。

中医既病防变的思想，与近代医学所追求的局部疗效、重视药物作用及对抗式治疗比较，更注重整体功能的协调、发挥人体自愈力及顺势治疗。

4. 愈后防复

中医的防治理念中，除了包括日常养生保健、疾病前期诊治之外，还注重疾病痊愈之后的调养，防止疾病愈后复发。在疾病初愈时，人体多有余毒未尽，正气不强，因此需加强在药物、饮食、起居方面重视巩固正气，阻止疾病复发。

中医防治疾病体系可实现从生物、心理、社会与自然环境等多方面入手，调节人体的整体状态，更有效地防止疾病愈后复发。

（二）中医“防治”思想的发展过程

1. 中医药防治思想的兴起

“治未病”滥觞于中医经典古籍《黄帝内经》，在《素问·四气调神大论篇》中有“圣人不治已病治未病”，强调了未病先防，防重于治的思想，为后世“治未病”理论奠定基础。

《黄帝内经》作为中国医学的基石，中医理论体系的源泉，临床各科诊治的依据，有着丰富的防治思想，主要分为以下三点：一是，劳逸结合，起居有常。正如《素问·上古天真论篇》所载：“上古之人，其知道者，食饮有节，起居有常……度百岁乃去。”二是，调摄情志，舒缓压力。在《素问·举痛论篇》有云：“余知百病生于气也，怒则气上，喜则气缓，悲则气消，恐则气下，寒则气收，炅则气泄，惊则气乱，劳则气耗，思则气结。”三是，合理膳食，食重于药。在《黄帝内经》中对膳食的阐述中提道：“多食咸，则脉凝泣而变色；多食苦，则脾槁而毛拔；多食辛，则脉缩而爪枯；多食酸，则肉胝皱而唇揭；多食甘，则骨痛而发落。”不同的味对人体作用不同，只有五味调和才能让人们维持健康。

《黄帝内经》中的防治思想对后世产生了深远影响，其以“天人合一”的整体观为核心，以顺应自然为原则的理论具有重要指导意义，为后世中医辨证施治和学术研究奠定了坚实的基础。

2. 中医药防治思想的形成与完善

东汉医家张仲景为中医药防治思想做出了重要贡献。东汉末年，张仲景亲历了疫病的流行，其在所著的《伤寒论·序》中言道：“余宗族素多，向余二百。建安纪年以来，犹未十稔，其死亡者，三分有二，伤寒十居其七。”正是处于这样的时代背景之下，张仲景才写下对疫病防治的体会。张仲景在《金匮要略·禽兽鱼虫禁忌并治第二十四》开篇提道："凡饮食滋味以养于生，食之有妨，反能为害，自非服药炼液、焉能不饮食乎？切见时人，不闲调摄，疾疢竞起；若不因食而生，苟全其生，须知切忌者矣。"可见饮食养生尤为重要。王叔和在《伤寒论·伤寒例》中也明言："此君子春夏养阳，秋冬养阴，顺天地之刚柔也。"故"顺应天时，方能不伤正气"，既是张仲景治病养生的一大核心，亦是东汉时期中医药防治思想的重点。

晋唐时期，著名医家葛洪在《肘后备急方·治瘴气疫疠温毒诸方第十五》中记载"断温病令不相染。又方，密以艾灸病人床四角各一壮"，即通过在患者床的四角燃烧艾叶的方法预防疾病传染，现代药理学研究表明燃烧艾草确有抗菌、抗病毒的功效。时至今日，在突发公共卫生事件中，燃烧艾草仍是学校、医院等场所阻断疾病传染的有效途径之一。

随着历史岁月的推进，天然气候及个体体质均发生不同程度的变化，"泥古宗景"的僵化思想非常不利于医家对疾病系统的认识及有效治疗。自宋代开始，不少医家开始创新发展中医防治理论，其中南宋周守忠所撰的古代养生学经典著作《养生类纂》，提出了养生十要诀，言简意赅地总结了古人养生保健的理论和方法，并指出"忍怒以养阴气，抑喜以养阳气"等情绪调整方法，进一步丰富了中医药防治理念。

明清时期是中医药防治养生思想发展的又一高峰，与历史上其他时段相比，明清时期中医药理论还包含了调节身心、未病先防、导引等内容。如明代李梴的《医学入门》提出"与其病后善服药，莫若病前善自防"，明代时期还涌现了《修龄要旨》《保生心签》《修真秘要》《锦身机要》等经典的气功养生专著。同时，明清时期医家还非常注重通过食疗达到防治疾病的目的。明代高濂《遵生八笺》中"饮撰服食笺"有专论食疗养生的内容，论述精详，简便易行，深受后人青睐。明清时期食疗养生的兴盛促进了中医药防治理念的发展，丰富了防治养生理念的内涵。

正是一代代医家通过不断实践和改良总结经验，才让中医药防治疾病的理念和手段日益完善和丰富，为近现代暴发的多种传染性疾病提供宝贵的诊治经验，护佑海内外人民的生命及财产安全。

二、中医药防治疾病的理念运用与目标

（一）重大卫生事件的中医药防治理念运用

随着中外交流增多，海外同胞的健康问题日益凸显。2002年6月2日，悉尼新南威尔士大学一名会计专业硕士生因学习压力大，疲劳过度死于浴室之中；2012年2月26日，美国伯克利哈斯商学院一名金融工程专业的中国留学生在临近毕业前夕，猝死在寝室内；2017年2月15日，美国加州大学圣塔芭芭拉分校的一名中国留学生在睡梦中猝然离世……不仅是海外留学生，许许多多海外工作人员都遭受着工作与学习的极大压力，饮食生活极不规律，这严重影响着海外人员的健康问题。因此，为海外人员提供一个可靠易行的疾病防治方已成为一个亟待解决的问题。

中医药文化绵延千年，其中蕴含的丰富的疾病防治思想，守护着一代又一代国人。一场疫情，让海外人员的健康问题又被国人重新聚焦，我们如今更应该将中医防治理念传播应用于海外疾病防治，让中医药为海外人员的健康保驾护航。现代的几次大的医疗事件是对中医的“大考”，更彰显出中医防治理念的适用性和实用性。

1. 中医药抗击SARS展优势

2002年冬至2003年春，SARS在中国、越南、新加坡等国家地区流行，其临床特点为传染性强、病情较重、进展急速及危害较大。SARS是1949年新中国成立以来影响较广的疫病之一，从全国部分地区蔓延波及大半个中国。在西医艰难防控的情况下，国医大师邓铁涛等专家强烈要求中医参与防控。最终，由国务院领导特批，中医才得以介入SARS治疗，取得显著疗效，引起国际社会高度重视和关注。

这场瘟疫不但考验了中医药的技术水平，展示了中医药防治的优势，而且为推动中医药现代化发展提供了良好机遇。科学的中医药理论指导临床施治用药和系统的现代中药筛选技术，提高了防治SARS的临床疗效，

缩短了SASR的病程，降低了SARS病死率，同时让世界进一步了解、认识中医药。

2. 中医药抗疟“神药”源于岭南

疟疾是由疟原虫寄生于人体引起的传染性寄生虫病，是目前全球广泛关注的传染病之一。根据WHO发布的《全球疟疾报告2019》，估计2018年全球疟疾感染病例2.28亿例，死亡病例40.5万例。中医典籍早已对疟疾诊断和治疗有所记载。根据卫气营血理论可以区分证候类型，分析病情的轻重、缓急及深浅，认清疾病的传变规律，从而选择治则治法。六经辨证、卫气营血辨证等中医整体观指导下的辨证方式，体现了中医防治理念中的“既病防变”的思想。

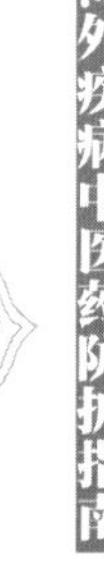

青蒿在《神农本草经》里描述为“味苦，性寒，无毒，入心经、肝经，主治留热骨节间”，也就是说青蒿属于苦寒中草药，且有“退热”的疗效。根据疟疾的临床症状和中医发病机制，青蒿具有治疗疟疾的潜力。青蒿用于抵抗疟疾最早来源于广东，葛洪所著的《肘后备急方》里就清晰地说明新鲜青蒿的汁液有治疗疟疾的作用。青蒿素，就是科学家们在对青蒿的不断研究中发现的，其真实身份是从黄花蒿茎叶中提取所得的有过氧基团的倍半萜内酯物。自青蒿素问世以来，以其快速、有效、低毒的抗疟本领得到世界的认可。现在，青蒿素和其衍生物类兄弟抗疟药仍然是恶性疟疾流行区的一线治疗药物。

3. 中医药抗击新冠肺炎疗效佳

2019年12月以来，暴发了新型冠状病毒引起的肺炎，该病以发热、乏力、干咳为主要表现，部分患者在1周后逐渐出现呼吸困难、呼吸衰竭，其传染性强，传播速度快，影响范围广，引起了全球的高度关注。中医药在本次新冠肺炎的治疗中疗效显著，已被写进国家卫生健康委员会、国家中医药管理局颁布的诊疗方案中，作为国家防治战略推广应用。

在本次新冠肺炎疫情的救治中，中西医各自发挥所长，而中医药对疫情介入的深度、广度、力度史无前例。中医药在这次疫情中，也完美地展示了中医防治理念在防治疫病全过程中的指导作用。

中国政府也相继发布了7版新冠肺炎诊疗方案，方案也对各阶段的中医药治疗方法做出了推荐。据临床疗效观察显示，中医药治疗肺炎的总有效率达到90%以上。在这场新冠肺炎疫情防控阻击战中，中医药疗效显著，发挥了不可替代的作用。

因此，探索中医药防治疾病的现代化之路，中医药不仅要做出应有贡献，更应该以此为重要契机推动传承创新发展，充分挖掘中医药对于各类疾病的防治理念手段，继承好、发展好、利用好传统医学，让中华文明瑰宝惠及世界，为人类健康贡献更多中国智慧和中国力量。

（二）中医药在海外防治疾病的目标

与国内人民相比，海外人员在疾病防治方面缺少政府的统一管理，也缺少许多必要便捷的医疗资源，如快速门诊、药店等。在新冠肺炎疫情等大规模公共卫生问题到来时，容易陷入无力、无援、无助的境地。本书的目的就在于增强海外人员对疾病的防治意识，提供一些简便实用的中医药防治知识，让海外人员能科学防治海外常见病、多发病，提高自身中医药应用及防护能力，让中医药防治疾病理念为海外人员的健康保驾护航。

1. 增强海外人员对疾病的防治意识

目前而言，海外人员缺少对疾病谱系的认识，对疾病的整体观念认知不足是影响其防治疾病的首要问题。人体是一个有机整体，在疾病的发生、发展过程中，病变不仅限于一个系统或器官，往往彼此重叠、相互影响，病情的延续千变万化，错综复杂。疾病从发生、发展到结束是一个连续的过程。对于从事非医疗行业的海外同胞来说，并不需要完全掌握疾病从亚临床状态到临床状态的全部临床表现及结局，只需大致掌握常见疾病的主要临床表现，这有利于更好地观察自身的健康状态，达到“未病先防”的目的。

面对海外常见疾病时，我们应该加强对它们的疾病谱系认识，加强认知疾病的整体观念，才能从容面对身处海外时突如其来的健康问题。

2. 提供简便实用的中医药防治知识

与西方医学相比，简便实用的中医防治手段一直是中医学的突出优势之一，这也是海外人员在健康防治方面所欠缺的。通过食疗，健身气功，穴位按摩及艾灸等简便易行的中医药防治手段，不仅可以增强正气，减少疾病的发生，也可以在疾病初期使病情得到控制，在疾病痊愈后达到调养身体、恢复正气的效果。

以食疗为例，日常生活中可利用葱白、生姜、芫荽预防感冒；夏日多饮绿豆汤防暑；山楂降脂预防动脉硬化，大蒜杀菌防治呼吸道和胃肠感染等。还可以在中医理论的指导下顺应天时采用不同的食疗养生方法，这对海外人员强身健体、预防疾病有着积极的意义。

除了食疗外，练习健身气功，选择合适的运动处方，同样也是增强正气，抵御疾病的好方法。健身气功是将自身形体的活动配合呼吸吐纳及心理调节，达到形神合一的民族传统体育项目，也是中医药防治疾病的重要组成部分。

因此，在中医整体观指导下，采用食疗、气功导引、简易推拿及艾灸等方法，可以达到缓解症状，调和阴阳的作用，从而恢复机体各项功能，未病先防，消患于兆，治其未发，从而达到防治疾病的目的。

3. 科学防治海外常见多发系列疾病

调查显示，海外人员疾病发病率排名前九位的分别为上呼吸道感染、消化道疾病、皮肤病、肌肉骨骼疾病、牙科疾病、耳鼻喉疾病、外伤、眼科疾病、失眠等，除了这些常见病，如新冠肺炎疫情这样的重大突发公共卫生事件也困扰着海外从业人员和求学人员。因此，学会科学防治海外常见多发系列疾病就变得尤为重要。

就上呼吸道感染而言，虽是日常生活最常见的疾病，但病情轻重不一，病程持续长短不一，不但影响学习生活，增加经济负担，而且病情迁延进展易合并严重并发症。因此，针对上呼吸道感染的科学防治，应以预防为主、治疗为辅。在预防阶段，应采用合理的膳食结构，在中医理论指导下合理饮食，按时运动，进行如健身气功、慢跑等运动，增强机体免疫力，从而提高抗病能力。日常护理时应注意气候气温的变化，遵循“春捂秋冻”等古老养生防治智慧，流感季节尽量少出入人员密集场所。

虽然海外常见病的疾病谱系稍显复杂，但如果能正确认识这些常见病，利用中医整体观指导下的防治思想防治手段，进行科学防治就能拥有健康愉快的海外求学工作时光。

综上所述，疫情之下，中医药在防治方面表现出的优势有目共睹，得到了国际社会的积极评价，从本次新冠肺炎疫情可发现，我国海外人员对于海外地区的常见病、多发病、地方病及重大公共卫生事件的认识仍不足，对于中医药的使用亦无较为科学的指导，且大多数人对于中医药的实际应用不熟悉。因此，学习中医知识及理论，掌握相关海外国家地区的常见病、多发病、地方病及相关卫生安全事件的中医药自我防护，对海外地区的人员保持健康状态起着重要的作用。借此机会，让更多人了解中医药文化，增强文化自信，有利于与海外友人交流，并以此方式传播中医药文化知识，让记载在古籍中的健康养生智慧、理念和知识方法生动起来、推广开来。

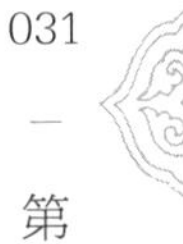

参考文献

[1] OBERG K. Culture shock: Adjustment to new culture environments[J]. Practical Anthropology, 1960(7): 177–182

[2] LAM W C, LYU A, BIAN Z. ICD-11: Impact on Traditional Chinese Medicine and World Healthcare Systems[J]. Pharm Med, 2019, 33(5): 373-377.

[3] BODEKER, GERARD, ONG, et al. WHO global atlas of traditional, complementary and alternative medicine[J]. 中华医学杂志(英文版), 2005, 118(11): 1.

[4] 贾益民，张禹东，庄国土，等. 华侨华人蓝皮书：华侨华人研究报告(2019)[M]. 北京：社会科学文献出版社，2019.

[5] World Health Organization. World Health Assembly update[N].World

Health Organization, 2019. https: //www.who.int/news-room/detail/25-05-2019-world-health-assembly-update. 2019-5-27.

[6] CYRANOSKI D. The big push for Chinese medicine[J]. Nature, 2018, 561: 448-450.

[7] MAIZES V, RAKEL D, NIEMIEC C. Integrative medicine and patient-centered care[J]. Explore, 2009, 5(5): 277-289.

[8] CYRANOSKI D. Why Chinese medicine is heading for clinics around the world[J]. Nature, 2018, 561(7724): 448.

[9] 饶毅，黎润红，张大庆. 中药的科学研究丰碑[J]. 科技导报，2015，33(20)：132-136.

[10] WANG Z Y, CHEN Z. Acute promyelocytic leukemia: from highly fatal to highly curable[J]. Blood. 2008, 111(5): 2505-2015.

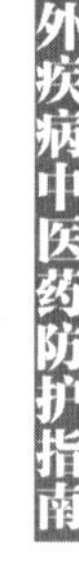

第二章　海外常见病的中医药防治

第一节　海外肺系相关疾病的诊疗

《素问·病能论》说："肺为脏之盖也。"《素问·痿论》说："肺者，脏之长也。"肺覆盖于五脏六腑之上，宣发卫气于体表，可保护诸脏免受外邪侵袭。然而，肺为"娇脏"，外感、内伤、其他脏腑病变皆可累及于肺。因此，肺系相关疾病在日常生活中最为常见。海外人员因气候环境等的变化肺部更易发生各种病变，常见疾病有感冒、咳嗽、喉痹、鼻鼽等。

一、感冒

感冒，俗称"伤风""冒风"，是因感受风邪或时行疫毒，引起肺卫功能失调，以鼻塞、流涕、打喷嚏、头痛、恶寒发热、全身不适为主要症状的外感疾病（图2-1），相当于西医学中的上呼吸道感染、流行感冒等疾病。感冒有普通感冒和时行感冒之分：普通感冒病情轻，全身症状不重，病程短，一般为3~7天；时行感冒与岁时有关，病程长，病情重，全身症状明显，且具有广泛的传染性和流行性。

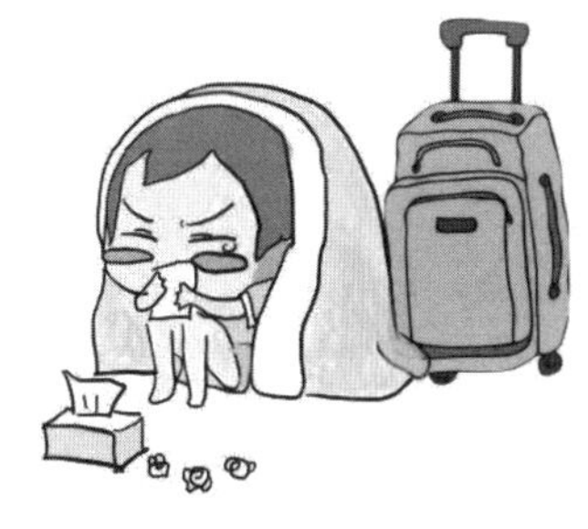

图2-1　感冒

（一）病因病机

感冒多属上呼吸道感染，70%～80%由病毒引起，少部分由细菌、支原体引起。中医学认为感冒是邪客肺卫，肺失宣降所致。

（二）临床诊断

1）症状：鼻塞，流涕，喷嚏，恶寒发热，头身疼痛，肢体酸痛等。

2）病史：以冬春二季多见，受凉或时行感冒流行等。

3）辅助检查：血常规提示白细胞计数、淋巴细胞计数下降为病毒感染，白细胞计数和中性粒细胞升高为细菌感染。

（三）治疗原则

总的原则为多饮水、多休息，提高免疫力以自愈，必要时予退热药。

1. 西医治疗

主要为西药治疗，主要有三类：一是抗病毒药物，如阿昔洛韦等；二是对症治疗药物，如解热镇痛药对乙酰氨基酚、布洛芬等；三是抗生素类药物，主要用于感冒或流感继发的细菌感染。

2. 中医治疗

（1）辨证论治

1）风寒证。

证候表现：恶寒重，发热轻，无汗，全身酸痛，鼻塞流涕，打喷嚏，咳嗽；舌苔薄白，脉浮紧。

治法方药：辛温解表；荆防败毒散加减。

2）风热证。

证候表现：发热重，恶寒轻或恶风，头胀痛，鼻塞，鼻流黄涕，咽喉部红肿疼痛，咳嗽；舌边尖红，脉浮数。

治法方药：辛凉解表；银翘散或桑菊饮加减。

3）暑湿证。

证候表现：身热不扬，微恶风，无汗或少汗，头胀痛，鼻塞流涕；舌苔黄腻，脉濡数。

治法方药：清暑解表；藿香正气散加减。

4）气虚感冒。

证候表现：恶寒发热，形寒肢冷，自汗，声低气怯，倦怠乏力，咳嗽，痰白；舌苔白，脉浮无力。

治法方药：益气解表；参苏饮加减。

5）阴虚感冒。

证候表现：发热，恶寒，无汗或盗汗，头痛心烦，口燥咽干，五心烦热，干咳少痰；舌质红，脉细数。

治法方药：滋阴解表；加减葳蕤汤。

（2）中医特色疗法

1）针刺疗法：以列缺、合谷、风池、大椎、外关为主穴，辨证加减。

2）灸疗法：感冒属风寒证者可加灸风池、风府、翳风任意一穴，灸至头部微微汗出为度，灸10～30min。

3）拔罐疗法：发热者背部两侧膀胱经洒少许温水后行走罐法，亦可取大椎穴刺络拔罐。

4）其他：感冒属风寒者，可用葱白、生姜煮水服用。

（四）预防调护

1. 增强体质

“正气存内，邪不可干”，加强体质锻炼，提高机体免疫力，免受外邪侵袭。

2. 及时添减衣物

感冒与气候变化有关，可通过天气变化预防感冒，国外气候环境与国内大不相同，海外人员更应当密切关注天气预报，根据天气增添衣物。尤其是去俄罗斯等寒冷地区的海外人员尤其应当注意防寒，携带好防寒的衣物。

3. 减少接触

流感暴发时期，尽量避免去人群拥挤的场所，减少与罹患感冒的人接触，注意佩戴口罩。

4. 环境消毒

加强室内通风换气，用燃烧醋酸或者艾叶的方法对室内进行通风消毒。将苍术、香薷煎煮后在室内喷洒也能起到预防的目的。

5. 药物预防

取鱼腥草30g、野菊花60g和忍冬藤30g，加水500mL，煎煮至200mL服用，每次服用40mL，1天3次。

6. 佩戴香囊

将高良姜1 500g、佩兰500g、橘皮500g、冰片165g研磨成粉，拌匀后取5g装入袋中，随身佩戴，每天换药粉1次。

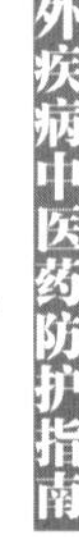

二、咳嗽

咳嗽是以发出咳声、咳吐痰液为主要临床表现的病症（图2-2），可发生于西医学中的咽喉炎、气管支气管炎、支气管哮喘、支气管扩张症、胸膜炎、左心力衰竭等多种疾病。咳嗽发病率极高，据统计慢性咳嗽的发病率为3%～5%。寒冷地区发病率更高，英国流行病学研究中心通过调查发现，欧洲人群中有12%的人受到了周而复始的慢性咳嗽的困扰，其中有7%的人认为咳嗽严重干扰了正常生活。

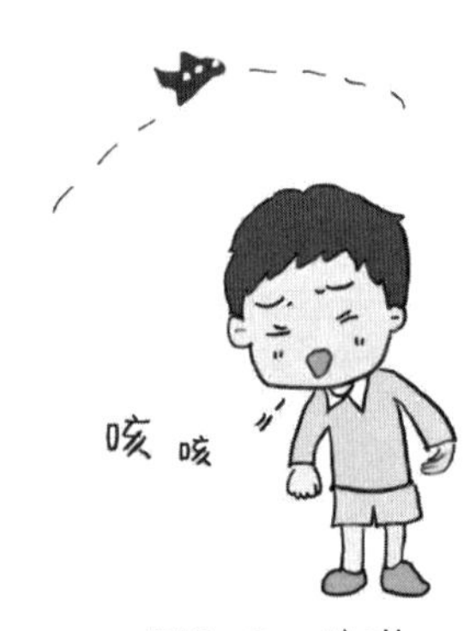

图2-2　咳嗽

（一）病因病机

引发咳嗽的病理因素广泛且复杂，外感六淫、饮食劳倦、情志内伤等均能引起咳嗽。海外人员由于所处地理环境不同，在外感受寒湿、暑湿、风寒、风燥等邪，并在饮食上过食肥甘厚腻之品助湿生痰，或过食辛辣动火之品形成燥热阴虚咳嗽。此外，随着人类的活动与发展，空气污染也成为咳嗽的一大病因，居住在工业区废气及交通废气较多的城市尤其应当防范咳嗽等疾病的侵袭。

（二）临床诊断

1）症状：咳嗽或咳痰。

2）外感引发的咳嗽，起病急，病程短，伴有恶寒发热等表证；咳嗽反复发作造成脏腑功能失调者，起病缓，病程长。

3）辅助检查：依照病史选择相关检查，如影像学检查、肺功能检查、24h食管pH监测等。

（三）治疗原则

咳嗽的治疗当辨清标本虚实，不能见咳止咳。“五脏六腑皆令人咳，非独肺也”，咳嗽本质上是机体的一种防御机制，有助于清除肺和气道内分泌物及有害物质，但频繁剧烈的咳嗽是机体功能异常的表现。

1. 西医治疗

西医治疗分为一般治疗和药物治疗。药物治疗分为祛痰药和镇咳药，前者分为痰液稀释药和黏液溶解液，后者分为中枢性镇咳药和外周性镇咳药物。

2. 中医治疗

（1）辨证论治

1）外感咳嗽（风寒袭肺证）。

证候表现：咳嗽声重，咳痰稀薄色白，恶寒重，发热轻，无汗，鼻塞，鼻流清涕，头痛；舌苔薄白，脉浮紧。

治法方药：宣肺止咳，疏散风寒；三拗汤合止嗽散加减。

2）外感咳嗽（风热犯肺证）。

证候表现：咳嗽频繁且剧烈，音粗或咳声嘶哑，口燥咽痛，痰黏或稠黄，咳吐不爽，伴发热、微恶风，鼻塞，鼻流黄涕，头痛；舌质红，脉浮数或浮滑。

治法方药：宣肺止咳，疏散风热；桑菊饮加减。

3）外感咳嗽（风燥伤肺证）。

证候表现：干咳无痰或少痰，痰黏连成丝，喉痒，咳痰不爽，唇鼻干燥，口渴，伴身热、头痛、微恶寒等表证；舌尖红，苔薄黄，脉小而数。

治法方药：疏风清肺，润燥止咳；桑杏汤加减。

4）内伤咳嗽（痰湿蕴肺证）。

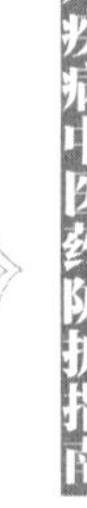

证候表现：咳嗽痰多，反复发作，尤以晨起咳甚，咳声重浊，痰白黏腻或稠厚成块或稀薄，胸闷气憋，因痰而咳嗽，痰出则咳缓，常伴体倦、脘痞胀满、大便时溏、纳差；舌苔白腻，脉濡滑。

治法方药：燥湿化痰，理气止咳；二陈汤合三子养亲汤加减。

5）内伤咳嗽（痰热郁肺证）。

证候表现：咳嗽气息粗且促，或喉中有痰声，痰多，质地黏厚；或为稠厚黄痰，咳吐不爽；或咳引胸痛，面赤；或吐血痰，胸胁胀满；或痰中有热腥味；或有身热，口干欲饮；舌质红，舌苔薄黄腻，脉滑数。

治法方药：肃肺止咳，清热化痰；清金化痰汤加减。

6）内伤咳嗽（肝火犯肺证）。

证候表现：咳时面红目赤，上气咳逆阵作，咳引胸胁胀痛，症状可随情绪波动而增减，咽干，经常感到痰滞咽喉，咯吐难出，痰量少，质地黏稠，或痰如絮条状，咽干口苦；舌质红，苔薄黄，脉弦数。

治法方药：清肝泻火，化痰止咳；黛蛤散合黄芩泻白散加减。

7）内伤咳嗽（肺阴亏虚证）。

证候表现：干咳，咳声短且促，痰少而黏白，或痰中带有血丝，或声音逐渐变得嘶哑，常伴有午后潮热，两颧潮红，夜寐盗汗，口干咽燥，手足心热，日渐消瘦，神疲乏力；舌质红，少苔，脉细数。

治法方药：滋阴润肺，化痰止咳；沙参麦冬汤加减。

（2）中医特色疗法

1）针刺疗法：外感咳嗽，取肺俞、列缺、合谷等穴；内伤咳嗽，取肺俞、中府、太渊、三阴交等穴。

2）拔罐疗法：常规拔罐，取肺俞、风门、大椎等穴。

3）灸疗法：咳嗽属外感风寒者，可选风府、风门、翳风、大椎、肺俞等穴艾灸。

（四）预防调护

1）若出现高热、胸闷喘促等急重症时，请及时就医。

2）保持室内温度适宜，并保持一定湿度，随着天气变化增减衣物，避免外邪的侵袭。

3）吸烟者尽量戒烟，并尽量避免接触二手烟、汽车尾气等有毒气体。加强通风换气，保持室内空气清新。

4）清淡饮食，避免食用肥甘厚腻、辛辣有刺激性的食物。

三、喉痹

喉痹是以自觉咽喉中有异物感、红肿疼痛，伴咽痒、咽干、咽部灼热、吞咽不适等为主要临床表现的病症（图2-3），相当于西医学中的急慢性咽炎。中医学对喉痹的认识比较早，《黄帝内经·素问·阴阳别论》中指出“一阴一阳结谓之喉痹”。

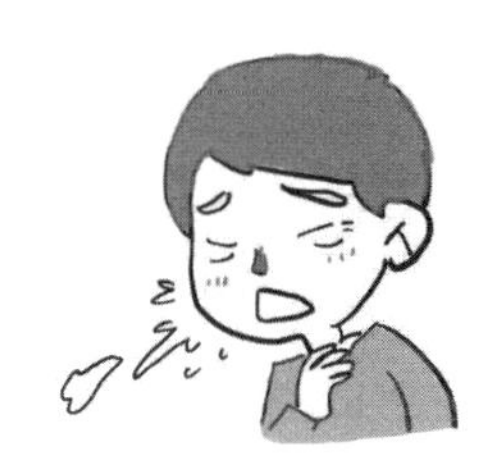

图2-3 喉痹

海外人员尤其是声乐、播音主持等长期用嗓的人员，以及一些需要大量朗读背诵的文史哲等专业的留学生，由于学业压力大，往往不注意保护咽喉，长时间不间断地说话往往会导致慢喉痹的发生。

（一）病因病机

引起喉痹的因素有很多，对于海外人员来说，喉痹多与不良生活习惯有关，如吸烟、喝酒，以及过食辛辣有刺激性的食物都会对咽喉部产生影响。此外，喉痹还与说话过多有关。

（二）临床诊断

1）症状：自觉咽喉中有异物感、灼热、咽痒、干燥、恶心、干呕等。

2）急喉痹起病急，病程短，伴有恶寒、发热等表证；慢喉痹往往有急喉痹病史，起病缓，病程长，迁延反复。

3）辅助检查：局部检查观察咽喉部改变。

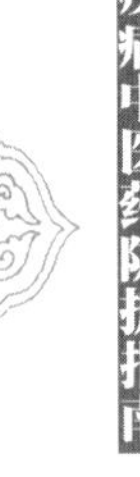

（三）治疗原则

在治疗喉痹方面，中医治疗往往比西医治疗更有效且副作用更小。一些喉痹含片往往成为治疗慢喉痹的常用药物。

1. 西医治疗

急性咽炎：根据实际情况进行抗炎或抗病毒治疗。

慢性单纯性喉痹：用复方硼砂等溶液漱口，保持口腔及咽喉部卫生，必要时可进行超声雾化。

慢行肥厚型喉痹：化学药物法、电凝固法，以及冷冻或激光疗法。

萎缩性及干燥性喉痹：超声雾化，用少量碘剂涂抹局部。

慢性过敏性喉痹：远离过敏原。

慢性反流性喉痹：抑制胃酸的分泌，少吃辛辣食物避免刺激胃酸反流。

2. 中医治疗

（1）辨证论治

1）急喉痹（风热证）。

证候表现：咽干，咽部灼热疼痛，头痛，发热，咳嗽痰黄，咽黏膜颜色鲜红而肿胀；舌尖红，苔薄白，脉浮数。

治法方药：疏风清热；疏风清热汤加减。

2）急喉痹（风寒证）。

证候表现：咽喉痛，口不渴，恶寒，头痛，咳嗽痰薄，咽黏膜颜色淡红而肿；舌质淡红，苔薄而白，脉浮紧。

治法方药：疏风散寒；六味汤加减。

3）急喉痹（肺胃热盛证）。

证候表现：咽喉疼痛，吞咽困难，口渴喜饮，咳嗽，咳痰色黄，便秘尿赤，咽黏膜红且肿，可触及颌下淋巴结肿大，或咽后壁淋巴滤泡肿胀；舌质红，舌苔黄，脉洪数。

治法方药：清热利咽；清热利膈汤加减。

4）慢喉痹（肺肾阴虚证）。

证候表现：咽喉干燥隐痛，午后加重，或咽部不利，干咳少痰，痰稠且厚，或有手足心热，午后颧红，耳鸣，头晕目眩，失眠多梦；舌红，苔薄，脉数。

治法方药：养阴利咽；百合固金汤加减。

5）慢喉痹（气虚咽喉失养证）。

证候表现：咽喉不舒，微痒、微干、微痛，咽喉部有异物梗阻之感，容易感到恶心，倦怠乏力，面色无华或萎黄，少气懒言，纳差食少，大便不调，小便清长；舌质淡胖，舌苔薄白，脉沉细。

治法方药：补气健脾，化痰散结；补中益气汤加减。

6）慢喉痹（脾肾阳虚证）。

证候表现：病程日久，咽部有异物感，且哽噎不利，痰液稀白，咽黏膜色淡，面色白，腹胀食少，大便稀薄，形寒肢冷，腰膝冷痛；舌质淡胖，苔白，脉沉细。

治法方药：温阳利咽；附子理中汤加减。

7）慢喉痹（痰凝血瘀证）。

证候表现：咽部微微作痛，有异物梗阻感，痰黏，咳痰不爽，咽黏膜暗红，或伴有恶心欲吐，胸闷不舒等症；舌质暗红，或有瘀斑瘀点，苔薄白，脉弦滑。

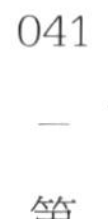

治法方药：祛痰化瘀；贝母瓜蒌散加减。

（2）中医特色疗法

1）针刺运动疗法：取照海，得气后嘱患者做吞咽动作；若未缓解，调整针刺的方向和深度，得气后再次嘱患者做吞咽动作。

2）放血疗法：咽痛属肺热者，取少商；属胃热者，取商阳或足三趾（足二、三、四趾）。

（四）预防调护

1）尽量少说话，减少高声叫喊，尤其是播音主持、声乐等专业人员应当合理安排练习时长。

2）在学习和居住的地方养一些绿色植物，或者安装空气净化器等设备。海外人员选择自己下厨时，要注意保持厨房通风，减少油烟的刺激。

3）忌烟酒，避免食用有刺激性的食物，少吃冷饮。在国外选择饮食时，避免一些不健康的快餐。

4）盐水漱口，药茶润喉。对于需要长时间用嗓的专业，可选用一些药物如胖大海滋润咽喉，清晨用盐水漱口。

四、鼻鼽

鼻鼽是以突然和反复发作的鼻塞、鼻痒、流涕、喷嚏为主要特征的疾病（图2-4），西医学多见于过敏性鼻炎（又称变应性鼻炎）。《素问·脉解》中首次记载了鼻鼽的病名，“所谓客孙脉，则头痛、鼻鼽、腹肿者，阳明并于上，上者则其孙络太阴也，故头痛、鼻鼽、腹肿也”。鼽者，久也，鼻鼽长期流鼻涕，鼻部壅塞不通，故名为“鼻鼽”。

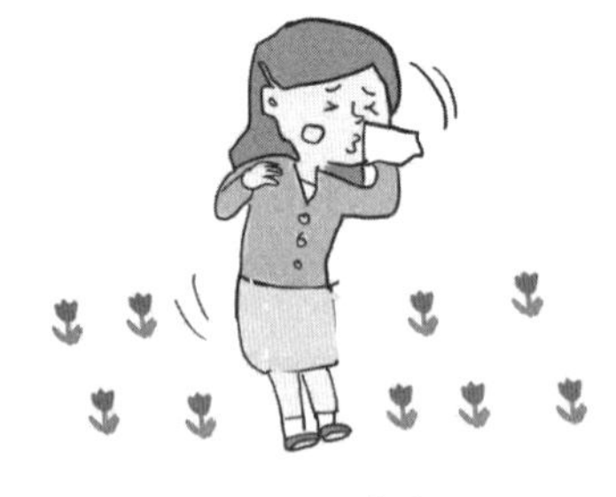

图2-4　鼻鼽

鼻鼽是一种全球性的疾病，患病率较高，世界范围内10%～40%的人患有或轻或重的鼻鼽，近年来还呈现出不断增长的趋势。鼻鼽的过敏原繁多，几乎身边的所有物质都有可能成为过敏原，常年引起鼻鼽发作的过敏原有尘螨、蟑螂、动物皮屑、霉菌等。季节性鼻鼽以花粉为主要过敏原。在不同地区由于海拔、经纬度、温度、湿度不同，花粉的品种、数量也不相同，其导致过敏的程度也有差异。

（一）病因病机

鼻鼽与遗传、大气污染等因素有关。中医学认为本病多与脏腑虚损、正气虚衰、肺卫不固有关。海外人员在海外往往会接触到各种各样的奇花异草，由于人体从未接触过这些物质，往往会引起机体的排异反应，没有过敏史的人群也可能患上鼻鼽。在英国，三月末到九月是空气中花粉含量飙升的时期，且天气温暖、潮湿、有风，有利于花粉四处飞散，故三月到九月也是鼻鼽高发的时节。

（二）临床诊断

1）症状：以突然和反复发作的鼻塞、鼻痒、流涕、喷嚏等为主症，呈季节性、阵发性发作，有过敏史或过敏性家族史的人群高发。

2）辅助检查：免疫学检查如血清IgE检测、皮肤变应原测试等。

（三）治疗原则

1. 西医治疗

1）避开过敏原。

2）药物治疗：药物治疗以抗组胺药和糖皮质激素为主，药物治疗一般不超过7天，长期使用会引起药物性鼻炎，令病情更为复杂。

3）特异性免疫疗法：脱敏疗法。

4）外科手术：等离子低温消融等。

2. 中医治疗

（1）辨证论治

1）肺气虚寒证。

证候表现：发作时鼻痒，喷嚏连连，鼻流清涕，涕如水状，鼻塞，嗅觉减退，或咳嗽痰稀，畏风，自汗，易感冒，少气懒言，声音低怯，面色苍白；舌质淡，舌苔薄白，脉虚弱。

治法方药：温肺散寒，益气固表；温肺止流丹加减。

2）脾气虚弱证。

证候表现：鼻塞，发作性鼻痒，清涕连连，量多，喷嚏连作，面色萎黄无华，消瘦，倦怠乏力，食少纳呆，腹胀便溏，少气懒言；舌淡胖、边有齿痕，舌苔薄白，脉细弱无力。

治法方药：益气健脾，升阳通窍；补中益气汤加减。

3）肾阳不足证。

证候表现：鼻塞，发作性鼻痒，喷嚏连连，清涕量多，嗅觉减退，面色苍白，小便清长，畏寒肢冷，腰膝酸软，神疲倦怠；舌质淡，苔白，脉沉细无力。

治法方药：温补肾阳，固肾纳气；肾气丸加减。

（2）中医特色疗法

1）针刺疗法：常用穴位包括迎香、印堂、风池、风府、足三里等主穴，上星、合谷、肺俞、三阴交等配穴（图2-5）。

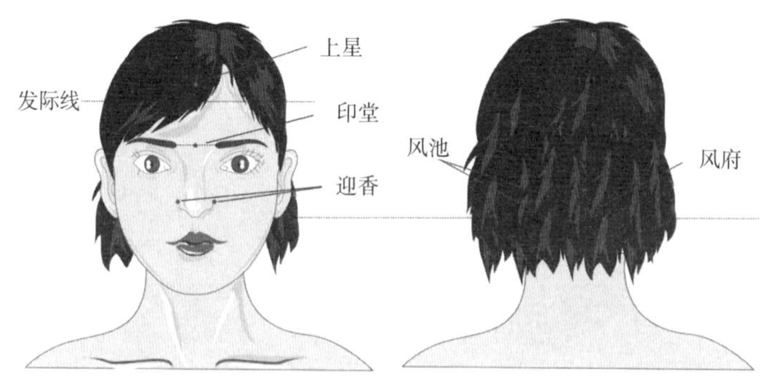

a

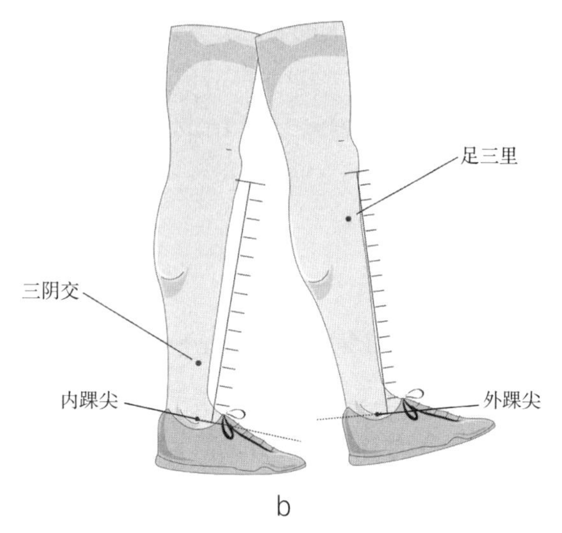

b

图2-5　常用穴位定位

2）灸疗法：足三里、命门、百会、印堂、膻中、气海、肺俞、脾俞、肾俞、定喘、风门、大椎等穴，悬灸或隔姜灸（图2-6、图2-7）。

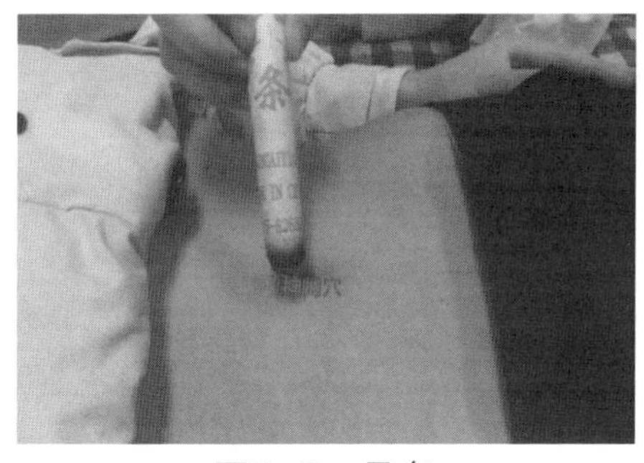

图2-6　悬灸

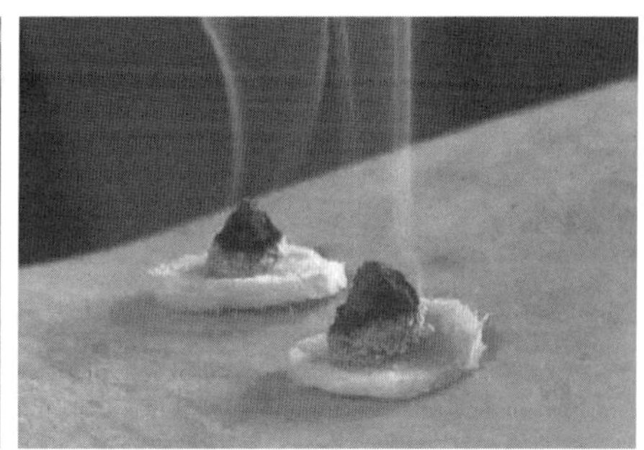

图2-7　隔姜灸

3）穴位贴敷疗法：用白芥子、细辛、延胡索、甘遂共为末，入麝香，姜汁调敷肺俞、膏肓、百劳等穴，多于夏季三伏天入伏当天贴，每次30～60min，连续应用三个夏季。使用时应警惕皮肤烫伤。

4）按摩疗法：患者将双手大鱼际摩擦至发热后贴于鼻梁两侧，自鼻根至迎香穴轻轻摩擦至局部觉热；或者以两手中指于鼻梁两边按摩20～30次。

5）缓解期膏方治疗法：人参30g、炙黄芪50g、五味子30g、防风30g、蝉蜕30g，上药加水1L，煎煮30min滤渣取汁；再加阿胶60g，蜂蜜100g，核桃仁粉100g，冬虫夏草粉20g，中小火继续熬煮20min成流膏状，低温保存，每晚服用2羹匙。

（四）预防调护

1）积极查找过敏原，避免接触。以花粉过敏为例，在花粉含量较高的季节里，尽量减少外出并关好门窗，必要时可安装花粉过滤器。外出时做好防范措施，可选择佩戴包覆性较好的眼镜，防止花粉与眼睛接触。戴好口罩或用凡士林涂抹在鼻孔周围以阻挡花粉与鼻腔接触。外出归来后及时换洗衣物，并将衣物晾晒在室内。

2）加强体育锻炼，提高自身抵抗力。

3）若出现严重的过敏症状，及时就医。

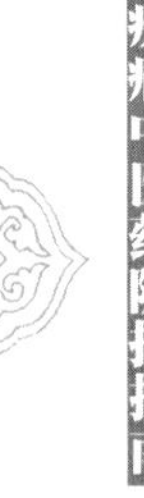

第二节　海外脾胃相关疾病的诊疗

脾胃为“后天之本”“气血生化之源”，五脏六腑、四肢百骸皆赖之所养，历来为医家所重视。随着现代生活节奏的不断加快，脾胃病的危险因素随之增加，脾胃病的发病率不断上升。调理脾胃如同耕种土地，不可随意播种，而要细心打理，避免灾侵。了解脾胃病基本的预防调护，及时就医，及早治疗，远离脾胃病才能带来长久的健康。

一、胃痛

胃痛，又称为“胃脘痛”，指以上腹胃脘部近心窝处疼痛为主要症状的病症（图2-8），可发生于西医学中的急慢性胃炎、胃溃疡、十二指肠溃疡、功能性消化不良等疾病。胃痛是脾胃病中极为常见的疾病之一，大多数人都曾有过胃痛的经历。由于海外人员饮食结构、生活规律的改变，极易发生胃痛。

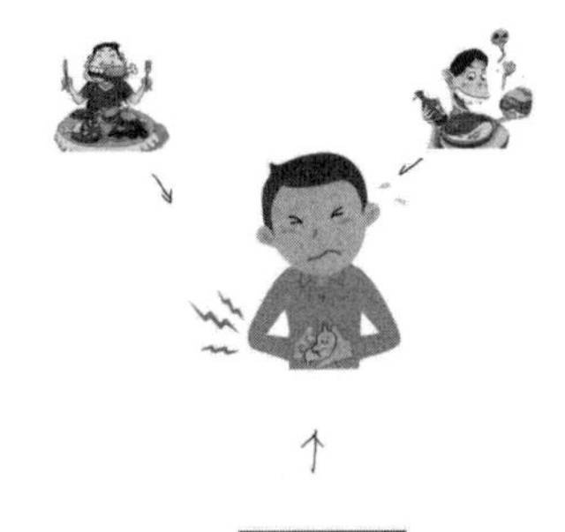

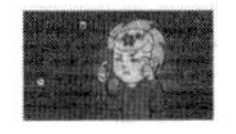

图2-8　胃痛

（一）病因病机

胃痛的发生主要与外邪侵袭、饮食不节、情志不畅和脾胃虚弱有关。基本病机是胃失和降、胃气郁滞、不通则痛。海外饮食各有特点，海外人员已习惯了国内饮食搭配，在接触海外饮食时，饮食结构没有及时调整过来，因饮食偏嗜、饮食不节等原因而导致胃痛。此外由于海外人员远离故乡，思乡心切也会引起胃痛。

（二）临床诊断

1）症状：以上腹部近心窝处疼痛为主症，疼痛性质有胀痛、隐痛、刺痛等，常伴有食欲不振，嘈杂吞酸、恶心呕吐等症状。

2）胃痛不分年龄，以中青年居多，在天气变化、暴饮暴食、恼怒、劳累、饥饿、进食生冷、或服用有损脾胃的药物等诱因的作用下发作。

3）检查：胃镜检查、上消化道造影。

（三）治疗原则

1. 西医治疗

西医中没有将胃痛作为一个独立的疾病，胃溃疡和十二指肠溃疡所导致的疼痛多选用抑酸的药物减缓疼痛；胃肠功能紊乱常伴有焦虑、抑郁的症状，可联合应用抗焦虑、抑郁的精神药物治疗；功能性消化不良多采用增强胃动力的药物；胃癌导致的胃痛多选用抗癌药物及镇痛药。

2. 中医治疗

（1）辨证论治

1）寒邪客胃证。

证候表现：胃疼痛暴作，疼痛与温度有关，得温痛减，得寒加重，食少纳呆，口淡不渴，或兼有恶寒发热等表证；舌质淡，苔白，脉弦紧。

治法方药：温胃散寒，理气止痛；良附丸合香苏饮加减。

2）肝气犯胃证。

证候表现：胃脘胀痛，痛及两胁，嗳气、矢气频作，遇到烦恼疼痛发作或加重，胸闷，喜叹息，大便不畅；舌苔薄白，脉弦。

治法方药：疏肝解郁，理气止痛；四逆散合金铃子散加减。

3）痰饮停胃证。

证候表现：胃脘痞痛，胸腹胀满堵闷，呕吐痰涎，四肢沉重，口淡口黏；舌苔厚腻，脉弦滑。

治法方药：温胃化痰，理气止痛；苓桂术甘汤合二陈汤加减。

4）饮食伤胃证。

证候表现：胃脘痛，脘腹胀满拒按，嗳腐吞酸，恶心呕吐，呕吐物中夹有未消化的食物，气味酸腐，吐后痛减；舌苔厚腻，脉滑。

治法方药：消积导滞，和胃止痛；保和丸加减。

5）湿热中阻证。

证候表现：胃脘疼痛，胸脘痞满灼热，口渴不欲饮，口黏，口干口苦，恶心，身重纳呆，肛门灼热，大便不畅，小便色黄；舌红，苔黄腻，脉滑数。

治法方药：清化湿热，理气和胃；连朴饮合六一散加减。

6）瘀血阻胃证。

证候表现：胃脘刺痛如刀割，疼痛拒按，痛有定处，夜间加重，食后痛重，或可见呕血和黑便；舌质暗红或紫暗，有瘀斑，脉涩。

治法方药：活血化瘀，理气和胃；丹参饮合失笑散加减。

7）胃阴亏虚证。

证候表现：胃脘灼热，隐隐作痛，似饥非饥，不欲食，口干舌燥，五心烦热、烦渴思饮，食少干呕，身体消瘦，空腹症重，大便干；舌红少津，脉细数。

治法方药：养阴生津，益胃止痛；益胃汤合芍药甘草汤加减。

8）脾胃虚寒证。

证候表现：胃凉隐痛，绵绵不休，疼痛与温度及饮食是否有关，遇冷痛重，喜按喜温，空腹痛甚，得食痛减，劳累后加重，倦怠乏力，纳少便溏，手足不温，泛吐清水；舌淡薄白，脉沉细迟。

治法方药：益气健脾，温胃止痛；黄芪建中汤合理中汤加减。

（2）中医特色疗法

1）中药热奄包疗法：采用香附、三七、川芎、当归、血竭、公丁香、吴茱萸、儿茶等药物制作成热奄包，洒水后微波炉加热3～5min，敷于胃脘部，有止痛之效。

2）推拿疗法：按摩内关、合谷、中脘等穴位，以产生酸胀感为度。

3）拔罐疗法：脾俞、胃俞、肝俞、胆俞等处行常规拔罐疗法。

（四）预防调护

1）生活规律。养成良好的生活习惯，早睡早起，按时吃饭，忌暴饮暴食、饥饱失常、饮食不洁。饮食宜清淡、易消化，避免食用生冷、油炸、辛辣刺激之品。

2）饮食调护。了解当地健康的饮食习惯，因地制宜地选择健康的饮食。澳大利亚的食物离不开酵母酱；法国则细腻而美味，餐具华美，堪称艺术；美国的饮食多以健康为原则，做菜少盐、少味精，厨房通风少油烟；英国则比较随意，早餐一杯咖啡，中午吃几块饼干；意大利的饮食朴实，讲究原汁原味。入乡随俗地选择当地健康的美食能有效防治胃痛。不能适应当地食物的海外人员可选择自行烹饪，烹饪时注意油盐含量及荤素搭配，保持厨房通风，减少油烟吸入体内。

3）保持乐观心态。海外人员要保持乐观的情绪，部分地区冬季昼短夜长，外界环境压抑，这时尤其要注意保持乐观向上的情绪，避免过度劳累和紧张。

二、呕吐

呕吐指多以恶心为先兆，以食物、痰涎、水液从胃向上涌，自口而出或干呕无物为主要临床特征的疾病（图2-9），是由于胃失和降，胃气上逆所致，相当于西医学中的神经性呕吐、急性胃炎、急性胰腺炎、急性胆囊炎、幽门梗阻等。海外人员，出行时由于长时间乘坐交通工具，常表现出恶心、腹部不适、呕吐、流涎、面色苍白、眩晕、乏力等，即晕动病，晕动病是乘坐任何交通工具均会出现的普遍问题。此外，海外人员也会因为不卫生的饮食而出现呕吐。

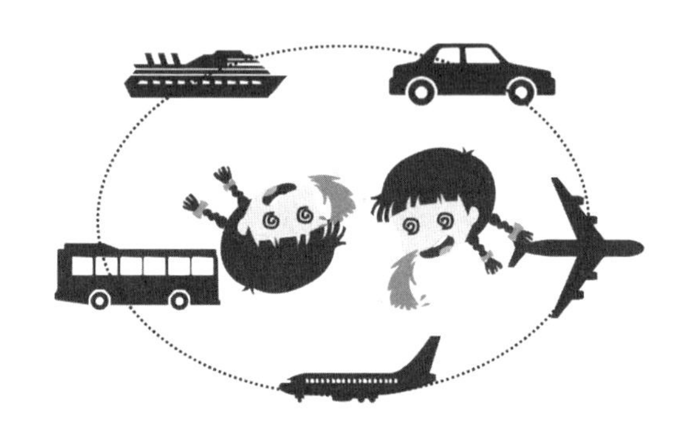

2-9　呕吐

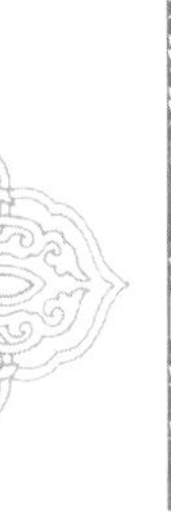

（一）病因病机

呕吐的病机可分为虚实两大类，实证是由感受外邪、饮食不节、痰饮停滞、气郁化火等因素引起；虚证多由气血阴阳亏虚，正气不足，使胃失和降，胃气上逆所致。《济生方》中指出“若脾胃无所伤，则无呕吐之患”，说明脾胃虚与呕吐的关系密切。海外人员的呕吐多与饮食不洁及晕动病有关，对于脾胃素虚者，在海外发生呕吐的风险性更大。

（二）临床诊断

1）症状：以食物、痰涎、水液从胃向上涌，自口而出或干呕无物，常常伴有胃脘胀闷，不思饮食，嗳腐吞酸等为主要症状。

2）起病或缓或急，多以恶心为先兆，有明显的诱发因素如饮食、情志、寒温不适，闻及不良气味等，也有因误食化学药物、毒物所致者。

3）辅助检查：上消化道X线钡餐检查、纤维胃镜检查、呕吐物的实验室检查等。

（三）治疗原则

1. 西医治疗

口服或静脉补液，根据实际情况治疗原发疾病。

2. 中医治疗

呕吐的治疗以和胃、降逆、止呕为主，实证以祛邪为主，根据病理因素的不同，分别采用解表、消食、化痰、理气的治疗方法；虚证以扶正为主，根据气血阴阳虚衰的不同，分别采用益气、温阳、养阴治法。海外人员以实证居多，多突然发生，病程短，呕吐剧烈。

（1）辨证论治

1）实证（外邪犯胃证）。

证候表现：突发呕吐，吐出有力，起病较急，常突然发生，伴有恶寒发热，头痛，胸脘满闷，周身酸楚疼痛，不思饮食；舌苔白，脉濡缓。

治法方药：疏邪解表，和胃降逆；藿香正气散加减。

2）实证（饮食停滞证）。

证候表现：呕吐物酸腐，脘腹满闷，疼痛拒按，吐后稍舒，嗳气厌食，得食痛甚，大便臭秽，或溏或结；舌苔垢腻，脉滑实。

治法方药：消食化滞，和胃降逆；保和丸加减。

3）实证（痰饮内阻证）。

证候表现：呕吐物多为清水痰涎，脘闷不舒，头眩心悸，纳差，或呕而肠鸣；舌苔白腻，脉滑。

治法方药：温化痰饮，和胃降逆；小半夏汤合苓桂术甘汤加减。

4）实证（肝气犯胃证）。

证候表现：胃脘不适，呕吐吞酸，嗳气频作，烦闷不舒，胸胁胀满，每因情志因素而加重；舌边红，苔薄白，脉弦。

治法方药：疏肝理气，和胃止呕；四逆散合半夏厚朴汤加减。

5）虚证（脾胃虚弱证）。

证候表现：易呕吐，饮食稍有不慎即呕吐，面白少华，胃纳不佳，倦怠乏力，四肢不温，口淡不渴，大便溏；舌质淡，苔薄白，脉濡弱。

治法方药：益气健脾，和胃降逆；香砂六君子汤加减。

6）虚证（胃阴不足证）。

证候表现：呕吐反复发作，但呕吐量不多，或仅吐唾涎沫，时作干呕，口燥咽干，胃中嘈杂，似饥而不欲食；舌红少津，脉细数。

治法方药：滋养胃阴，和胃降逆；麦门冬汤加减。

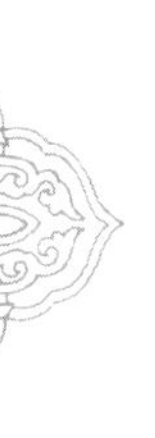

（2）中医特色疗法

尤其是晕动症所导致的呕吐，适合使用中医特色疗法治疗。

1）针刺疗法：主穴为内关、胃俞、足三里、中脘。外邪犯胃，加大椎、外关；饮食停滞，加天枢、梁门；肝气犯胃，加期门、太冲；痰饮内阻，加公孙、丰隆；脾胃虚弱，加公孙、脾俞；胃阴不足，加脾俞、三阴交。

2）灸疗法：适用于脾胃虚寒证，可灸隐白、脾俞。

3）贴敷疗法：生姜贴肚脐。生姜被古人称为“呕家圣药”，具有温胃散寒，降逆止呕的功效，对于晕动病所致的呕吐也有很好的治疗效果。

（四）预防调护

1）呕吐剧烈者，及时就医，卧床休息。

2）避免诱发因素，应避风寒，适起居，避免精神刺激及进食腥秽之物，也不可暴饮暴食，饮食宜清淡，忌生冷、辛辣、香燥之物。海外人员饮食方面要尤其注意，饮食上的不适应常常会带来呕吐等胃肠疾病的困扰。

三、腹痛

腹痛是指从耻骨毛际以上至胃脘处的部位出现胀痛、隐痛或者刺痛等疼痛不适的病症（图2-10）。西医学上的急慢性胃肠炎、胃肠痉挛、急慢性胰腺炎、不完全性肠梗阻、腹膜炎、泌尿系结石、肠道寄生虫、消化性溃疡、肠易激综合征等均可出现腹痛的症状。

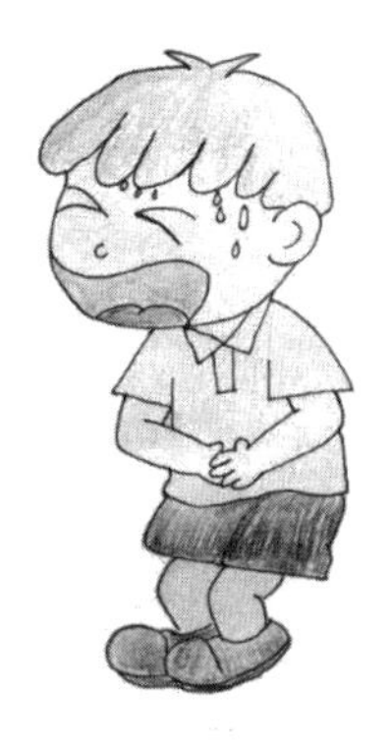

图2-10　腹痛

海外人员在以下情况下容易出现腹痛：如在高强度的工作和学习环境下，情绪紧张容易出现腹痛，又称为肠易激综合征；若工作繁忙，三餐不定时定量也容易发生慢性胃肠炎，严重时还会发生消化性溃疡；或是误食不洁食物之后引起急性胃肠炎也是时有发生。

（一）病因病机

腹痛多因外邪（如湿热、风寒等）侵扰，饮食不节（不洁），或者肠虫滋生，情志抑郁导致的气机阻滞、胃肠失和，经脉闭阻，不通则痛；或者是气血虚损，中阳虚衰，无法濡养脏腑、经脉，不荣则痛。

腹痛只是一种症状，很多疾病都会有腹痛的表现，需要警惕的是腹膜炎、消化道出血、黄体破裂等急危重症。因此，海外人员在发生腹痛时应该首先分辨一下疼痛的时间、程度、性质、部位；如果出现腹部疼痛拒按、腹肌紧张、有明显压痛和反跳痛，伴有发热寒战的即为急腹症，应马上送医院急诊，然后详细描述过往病史如外伤、近期饮食情况，女性尤其要注意月经史，方便医生快速做出判断，及时治疗。切不可自行服用止痛药，以免耽误病情。

（二）临床诊断

1）症状：胃脘以下，耻骨毛际以上部位出现疼痛，急性腹痛，疼痛拒按，慢性腹痛一般为隐隐作痛；外科腹痛出现腹肌紧张，板状腹，明显压痛和反跳痛，内科腹痛腹部平软，压痛较轻，无肌紧张和反跳痛。

2）辅助检查：血常规、尿常规、大便常规检查，血尿淀粉酶测定、电子胃镜、肠镜、腹部X线、CT、B超等检查有助于明确诊断。

（三）治疗原则

1. 西医治疗

外科腹痛，如急性阑尾炎、胰腺炎、消化性溃疡等；或者妇科急腹症，如异位妊娠、黄体破裂等有手术指征的，及时进行手术治疗。排除急腹症后，一般使用西药对症治疗。

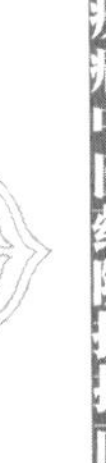

1）消化不良引起的上腹痛，多用抑酸护胃药（雷尼替丁、奥美拉唑等）、促胃肠动力药（枸橼酸莫沙必利、多潘立酮片）、胃黏膜保护药（硫糖铝、枸橼酸铋钾）。

2）伴有恶心、呕吐、腹泻等的急慢性胃肠炎以消炎止痛为治法，常用止泻药（蒙脱石散、小檗碱片等）、肠道益生菌（双歧杆菌、枯草菌等）、抗生素（莫西沙星、左氧氟沙星等）治疗。

2. 中医治疗

（1）辨证论治[1]

1）寒邪内阻证。

证候表现：腹痛急剧，遇寒加重，得温痛减，周身寒冷，口淡不欲饮；大便溏薄，小便清长；舌苔白腻，脉沉紧。

治法方药：温中散寒，理气止痛；良附丸合正气天香散加减。

2）湿热壅滞证。

证候表现：腹痛胀痛，按之如石，大便秘结或溏滞；身热汗出，小便短赤，烦躁，口干口苦；舌苔黄腻或黄燥，脉滑数。

治法方药：通腑泄热，行气止痛；大承气汤加减。

3）饮食停滞证。

证候表现：腹脘部饱胀疼痛，厌食呕吐，嗳腐吞酸；腹痛欲泻，泻后痛减；舌苔黄腻，脉弦滑。

治法方药：消食导滞，理气止痛；枳实导滞丸加减。

4）气机郁滞证。

证候表现：脘腹胀痛，痛处不定，攻窜胁肋、少腹；嗳气或矢气后可缓解，遇忧思烦怒可加重；舌苔薄白，脉弦。

治法方药：疏肝解郁，理气止痛；柴胡疏肝散加减。

5）瘀血阻滞证。

证候表现：腹部剧痛，痛处固定不移，针刺样疼痛，甚则腹痛拒按，按之有包块，久治不愈；舌紫暗或有瘀斑，脉细涩。

治法方药：活血化瘀，和络止痛；少腹逐瘀汤加减。

6）中脏虚寒证。

证候表现：腹痛绵绵，喜温喜按，遇冷及劳累、饥饿加重，进食休息后可缓解，神疲乏力，气短懒言，食少纳呆，大便溏薄，面色无华；舌淡苔白，脉沉细。

治法方药：温中补虚，缓急止痛；小建中汤加减。

（2）中医特色疗法

1）针刺疗法：以足三里、内关、中脘、胃俞为主穴辨证加减。

2）灸疗法：中脏虚寒者加灸肾俞、气海、关元，每穴灸10～30min。

3）刺络放血疗法：饮食积滞，伴有胃火者可点刺内庭、少商放血泻热。

4）穴位贴敷疗法：虚寒型的腹痛可选用温性药物贴敷于中脘、关元、天枢、三阴交等穴位，常用的中药有丁香、延胡索、白芍、桂枝、高良姜、吴茱萸、木香等，烘干后研磨成粉，生姜汁调成糊状用胶布贴于穴位，每次贴4～6h。

（四）预防调护

注意规律饮食，定时定量，避免食用不洁食物，切勿贪凉、过食辛辣刺激和肥甘厚味。注意调整心态，避免精神过度紧张。

四、腹泻

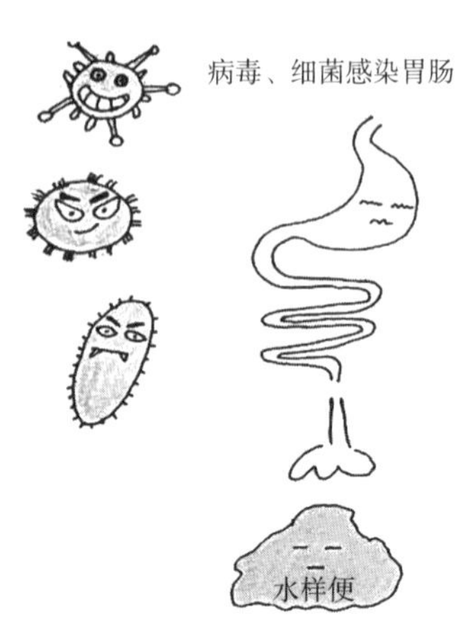

图2-11　腹泻

腹泻，是以排便次数增多，粪质稀溏或完谷不化，甚至出现水样便为主要症状的病症（图2-11）。西医学上的急慢性肠炎、胃肠功能紊乱、肠易激综合征、肠结核、吸收不良综合征、肠道肿瘤等肠道疾病，出现腹泻时均可参照本病治疗。

旅居海外的人员在路途中接触的物品与原先熟悉的生长环境大不相同，自身缺乏相关的抗体会出现一些肠道菌群不耐受的情况，或是途经地区的卫生条件较差，细菌、病毒滋生，感染后容易腹泻，便质稀烂如水样，同时可伴有腹痛、恶心、呕吐、发热等症状，这类腹泻有个很特别的名字——旅行者腹泻。这类腹泻多是因细菌感染引起的，最常见的细菌是肠产毒性大肠杆菌（ETEC），其次是弯曲杆菌、志贺杆菌。常见的病毒腹泻是由于感染诺如病毒和轮状病毒，多是因为卫生条件欠佳，饮用水不净或水资源供应不足，无法及时洗手清洁，或是食物不洁，导致细菌、病毒从口而入，影响肠道。旅行者腹泻感染率很高，为30%～70%，在不同的旅游地，感染率不同，一般是发展中国家高于发达国家，亚洲大部、中东、非洲、中美洲和南美洲，以及墨西哥，为高风险地区，需要到这些地区或国家工作或学习的人员应做好预防措施并了解相关的应对措施。

（一）病因病机

泄泻多因感受外邪（以湿邪多见），暴饮暴食或误食不洁食物，或情志失调，忧郁恼怒，土虚木乘，使脾失健运；或久病体虚，脾肾阳虚，不能受纳腐熟水谷，导致泄泻。“湿盛则濡泄”，脾虚湿盛是本病的关键病机。

海外人员除了注意旅行者腹泻外，旅居海岛国家或海滨城市的人们，嗜食海鲜，海鲜性质寒凉，食用过多，肠道不适应也很容易引起腹泻，需引起重视。

（二）临床诊断

1）症状：排便次数增多，每天3～5次，甚至十余次，粪质稀溏或完谷不化，或如水样；常伴有腹痛、腹胀、肠鸣等。

2）病史：暴泻者多有暴饮暴食或者误食不洁食物的病史，久泻者可因气候变化、情志、饮食因素影响诱发或加重。

3）辅助检查：大便常规、肠镜、腹部B超、CT、X线检查、血糖、肾功能检查有助于本病的诊断。

（三）治疗原则

1. 西医治疗

西医治疗腹泻以对症治疗为主，常用止泻药（蒙脱石散、小檗碱片等）、肠道益生菌（双歧杆菌、枯草菌等）、抗生素（莫西沙星、左氧氟沙星等）以消炎止泻，调节肠道菌群。腹泻次数较多者予补液支持，以防脱水。

2. 中医治疗

（1）辨证论治

1）暴泻（寒湿内盛证）。

证候表现：排便次数突然增多，日行数次甚至十余次，粪质清稀，甚至如水样，腹痛肠鸣，脘闷食少，或兼有外感风寒，则伴有发热恶寒，鼻塞头痛，肢体酸痛；舌苔薄白或白腻，脉濡缓。

治法方药：散寒化湿；藿香正气散加减。

2）暴泻（湿热伤中证）。

证候表现：泄泻腹痛，泻下急迫，或泻而不爽，粪色黄褐而臭，肛门灼热，烦热口渴，小便短赤；舌苔黄腻，脉濡数。

治法方药：清热利湿；葛根芩连汤加减。

3）暴泻（食滞胃肠证）。

证候表现：腹痛肠鸣，泻下臭秽，完谷不化，泻后痛减，脘腹痞满，嗳腐酸臭，不思饮食；舌苔垢浊或厚腻，脉滑。

治法方药：消食导滞；保和丸加减。

4）久泻（脾胃虚弱证）。

证候表现：大便时溏时泻，水谷不化，纳呆食少，食后脘腹胀闷不舒，稍进油腻之食，则大便次数增多，面色萎黄，倦怠乏力；舌淡苔白，脉细弱。

治法方药：健脾益气，化湿止泻；参苓白术散加减。

5）久泻（肝气乘脾证）。

证候表现：素有胸胁胀闷，嗳气食少，每因抑郁恼怒或焦虑紧张时，发生腹痛泄泻，肠鸣如雷，攻窜作痛，矢气频作；舌淡红苔白，脉弦。

治法方药：抑肝扶脾；痛泻要方加减。

6）久泻（肾阳虚衰证）。

证候表现：多在黎明之前腹痛泄泻，肠鸣即泻，完谷不化，泻后则安，形寒肢冷，腰膝酸软，腹部喜温；舌淡苔白，脉沉细。

治法方药：温肾健脾，固涩止泻；四神丸加减。

（2）中医特色疗法

1）针刺疗法：暴泻选用天枢、上巨虚、阴陵泉、水分等穴；久泻选用神阙、天枢、足三里、公孙等穴。

2）灸疗法：脾胃虚弱和肾阳虚衰者可加灸肾俞、中脘、天枢、足三里，每穴灸10～30min。

3）穴位贴敷疗法[2-3]：可用止泻贴、丁桂儿脐贴贴于神阙穴（肚脐）、中脘穴，每24h更换1次；也可自制中药敷贴，用茯苓、白术、延胡索、木香、乌药、防风、白芍等中药烘干后研磨成粉末，温水或生姜汁调成糊状用医用胶布贴敷于神阙、中脘、足三里、脾俞等穴，每次4～6h。

4）推拿：小儿推拿对小儿腹泻疗效极好，虚性腹泻可推三关、揉板门、补大肠、捏脊（见图2-12、图2-13）；如果是食积引起的腹泻，可选择清大肠、退六腑、清天河水、清板门，每穴2～5min，频率约200次/min，推至皮肤微红。成人的腹泻可以肚脐为圆心摩腹5min，揉按足三里和上巨虚，每次5～10min。

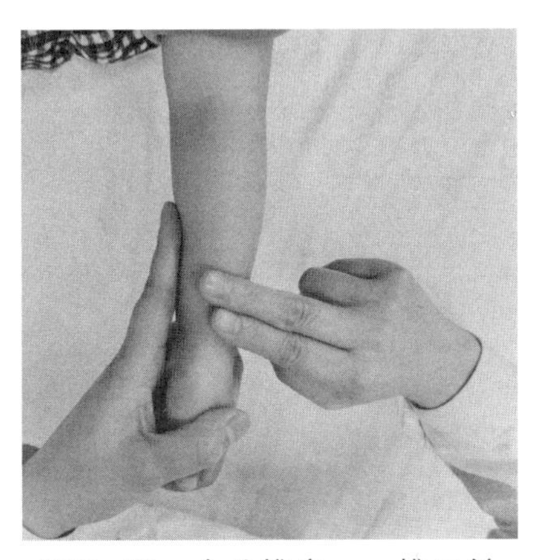

图2-12　小儿推拿——推三关

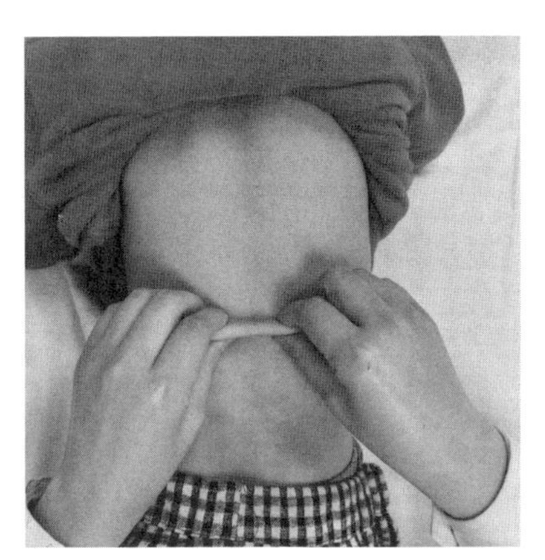

图2-13　小儿推拿——捏脊

（四）预防调护

1）养成良好的卫生习惯，起居有常，调畅情志，保持乐观情绪，顺应四时节气，谨防风寒湿邪侵袭。

2）注意规律饮食，以清淡、营养丰富、易消化的食物为主，可适当服用山药、莲子、芡实、白扁豆等健脾助消化的食物。避免进食不洁食物或清肠润滑的食物。

3）急性腹泻，予流质或半流质饮食。耗伤胃气者，予淡盐水、白米汤或者米粥以养胃气。虚寒泄泻者，可予淡姜汤，以温煦脾胃，振奋胃气。对于重度泄泻者，防止耗竭津液，要及时补充体液。痊愈后还要注意饮食调养，调节情绪，适当运动，防止复发。

4）针对旅行者腹泻，建议到高风险的国家工作的人员要勤洗手，饮用水要煮沸后再使用，食物要完全煮熟，注意砧板的生熟分开，切蔬果和肉食的刀具要分开，做好食物的分区和保存。

五、便秘

便秘是指排便困难，排便周期延长（每周少于3次）；或排便周期不长，但排便时间延长，粪便干硬；或便后不畅为主要表现的胃肠道疾病（图2-14）。西医学上的功能性便秘、肠易激综合征、直肠及肛门疾病，以及肌力减退所致的排便困难等均可参考本病辨证施治。

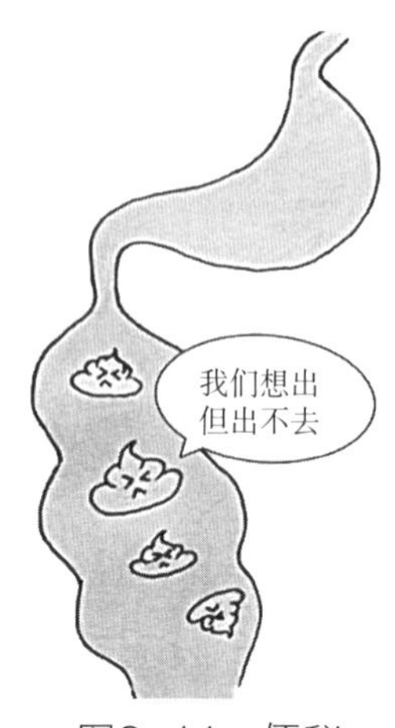

图2-14　便秘

（一）病因病机

便秘可由饮食不节，过食辛辣刺激、肥甘厚味或生冷食物，刺激肠道；或忧思过度，气机不畅，传导失常；或年老、体虚之人，气血两亏，传导无力；或外感寒邪，凝滞胃肠，或热病之后，余热留恋胃肠，影响大肠的传导。

海外人员由于生活环境的变化，饮食习惯也随之改变，如欧美国家多以肉食蛋奶为主，蔬果食用较少，食物纤维摄入不足很容易引起便秘。对于需要频繁海外出差的人员，由于生活节奏变化太快，饮食不规律，排便时间不固定，会在出差期间或出差回来后出现排便困难。

（二）临床诊断

1）症状：排便次数减少，排便周期延长；或者粪质干硬，排便艰难；或排便无力，常伴有腹胀、腹痛、纳呆、嗳气等胃肠道症状。

2）辅助检查：大便常规、直肠指检、肠镜、钡餐等检查有助诊断。

（三）治疗原则

旅居海外的人员由于饮食习惯和生活环境的改变，出现水土不服，胃肠道疾病比较普遍，尤其是便秘，必须要掌握相关的应对措施，必要时自我救助。如果通过调节饮食和运动习惯、多食用纤维丰富的食物后，便秘

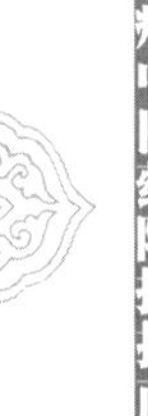

仍然没有改善可向医生求助。

1. 西医治疗

西医治疗便秘的方法主要有两种：一是灌肠；二是口服致泻药。灌肠多选用油滑性药物，软化大便，使粪便易于排出，如石蜡和甘油。口服致泻药可分为三类：一是刺激性泻药，如酚酞，可刺激肠道，增加肠道蠕动，促进排便；二是容积性泻药，如乳果糖，可在肠道内形成高渗液，增大肠道内容物的容积，从而刺激肠道蠕动；三是膨胀性泻药，如梭甲基纤维素颗粒，可使大肠内容物变软、富含水分而体积增大，刺激肠壁，反射性增加肠蠕动而排便。

2. 中医治疗

（1）辨证论治

1）实秘（肠胃积热证）。

证候表现：大便干结，腹部胀满疼痛，口干口臭，面红身热，烦渴汗出，欲饮冷饮，小便短赤；舌质红干，苔黄燥，或有芒刺，脉滑数或弦数。

治法方药：润肠通便，泻热导滞；麻子仁丸加减。

2）实秘（气机郁滞证）。

证候表现：大便干结，欲便不出，脘腹痞满，嗳气呃逆，不思饮食，肠鸣矢气；舌苔薄白或薄腻，脉弦。

治法方药：顺气导滞，降逆通便；四磨汤加减。

3）虚秘（气虚便秘证）。

证候表现：有便意，临厕努挣无力，难以排出，便后无力感，气短汗出，面色苍白，疲倦；舌淡胖，或有齿痕，苔薄白，脉细弱。

治法方药：益气健脾，润肠通便；黄芪汤加减。

4）虚秘（血虚便秘证）。

证候表现：大便干结，努挣难下，面白无华，头晕心悸，气短，唇甲淡白，或心烦口渴，耳鸣；舌淡苔白，或舌红少苔，脉细或细数。

治法方药：养血润燥，滋阴通便；润肠丸加减。

5）虚秘（阳虚便秘证）。

证候表现：大便秘结，艰涩难出，腹中冷痛，面色㿠白，形寒肢冷，喜温怕寒，小便清长，或腰膝酸冷；舌淡苔白或薄腻，脉沉迟。

治法方药：温阳通便；济川煎加减。

（2）中医特色疗法

1）针刺疗法：以天枢、支沟、归来、大肠俞、上巨虚为主穴辨证加减。

2）灸疗法：虚秘者可加灸肾俞、血海、肺俞，每穴灸10～30min。

3）拔罐疗法：背部两侧膀胱经留罐10min。

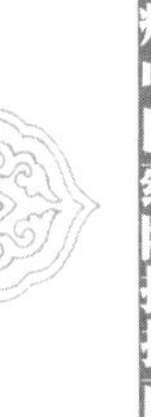

（四）预防调护

1）多进食果蔬，增加食物纤维摄入；避免过食辛辣、油炸、寒凉或生冷之品；可于每天早晨饮用一杯淡盐水、蜂蜜水或牛奶，有助于排便。

2）针对频繁出差的海外人员出现的短暂性便秘，首先是尽量养成固定时间排便，人体肠道有几个时间段大肠蠕动会明显增加，是排便的好时机，一是每天早上八九点钟，二是三餐后40～50min内会引发胃-结肠反射产生便意，可选择这些时间段养成排便习惯。

3）建议保持良好的运动习惯，增加胃肠动力。

4）注意排便时应避免过度用力努挣，以防引起痔疮、肛裂；亦不可滥用泻药，使用不当，反而会加重便秘。

第三节　海外心脑相关疾病的诊疗

一、失眠

失眠在中医又称“不寐”，是以经常不能获得正常睡眠为特征的一类病症（图2-15），或入睡困难，或睡眠不深，或睡眠时间不足，严重者甚至彻夜不眠。本病多见于西医的神经衰弱、焦虑症、抑郁症等多种疾病中。患者无法通过睡眠获得身体和心理上的休息，会导致日常生活多方面受到影响。

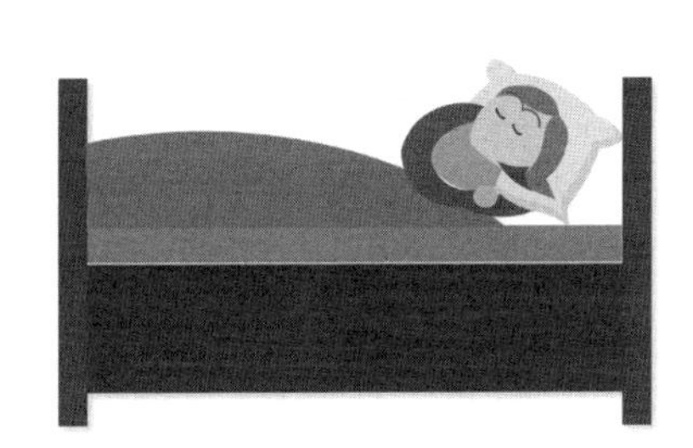

图2-15　失眠

（一）病因病机

失眠的发生常与饮食不节、情志失常、劳逸失调、病后体虚等因素有关，因心神不安、神不守舍而致。

（二）临床诊断

1）症状：常伴有头痛、头昏、心悸、健忘、神疲乏力、心神不宁、多梦等症。

2）病史：轻者入睡困难或寐而易醒，醒后不寐，连续3周以上，重者彻夜难眠。

3）辅助检查：实验室检查未发现有妨碍睡眠的其他器质性病变。

（三）治疗原则

1. 西医治疗

西医对失眠的治疗选用非苯二氮卓类药物，如唑吡坦、右佐匹克隆等；或者选用褪黑素受体激动剂，如雷美替胺；其次可以选择苯二氮卓受体激动剂，如阿普唑仑、氟西泮、氯硝西泮等；如果患者存在焦虑抑郁等情况，选择有镇静作用的抗抑郁剂，如草酸艾司西酞普兰片、米氮平、黛力新等。注意应在医师指导下服用。

2. 中医治疗

（1）辨证论治

1）肝火扰心证。

证候表现：不寐多梦，甚则彻夜不眠，急躁易怒，伴头晕头胀，目赤耳鸣，口干而苦，不思饮食，便秘尿赤；舌红苔黄，脉弦而数。

治法方药：疏肝泻热，镇心安神；龙胆泻肝汤加减。

2）痰热扰心证。

证候表现：心烦不寐，胸闷脘痞，泛恶嗳气，伴头重，目眩；舌偏红，苔黄腻，脉滑数。

治法方药：清化痰热，和中安神；黄连温胆汤加减。

3）心脾两虚证。

证候表现：不易入睡，多梦易醒，心悸健忘，神疲食少，伴头晕目眩，四肢倦怠，腹胀便溏，面色少华；舌淡苔薄，脉细无力。

治法方药：补益心脾，养血安神；归脾汤加减。

4）心肾不交证。

证候表现：心烦不寐，入睡困难，心悸多梦，伴头晕耳鸣，腰膝酸软，潮热盗汗，五心烦热，咽干少津，男子遗精，女子月经不调；舌红少苔，脉细数。

治法方药：滋阴降火，交通心肾；六味地黄丸合交泰丸加减。

5）心胆气虚证。

证候表现：虚烦不寐，触事易惊，终日惕惕，胆怯心悸，伴气短自汗，倦怠乏力；舌淡，脉弦细。

治法方药：益气镇惊，安神定志；安神定志丸加减。

（2）中医特色疗法

1）针刺疗法：以焦氏头针血管收缩舒张区、尺泽、内关、合谷、足三里、三阴交、太溪、太冲、照海为主穴加减。

2）拔罐疗法：从项部至腰部，沿督脉和足太阳膀胱经第1、2侧线，自上而下走罐，以背部潮红为度（图2-16）。

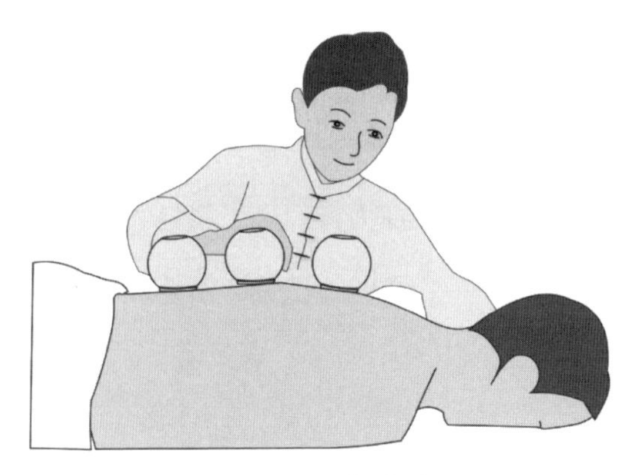

图2-16　走罐法

3）耳穴压豆疗法：皮质下、心、神门、肝、肾、脾、垂前、交感，每次选3～5穴，双耳交替使用。

4）皮肤针疗法：从项部至腰部，沿督脉和足太阳膀胱经第1侧线，用皮肤针自上而下扣刺，以皮肤潮红为度。

（四）预防调护

1）海外人员常因时差失眠，调整时差，养成规律的作息习惯，从事适当的体力活动或体育健身活动，增强体质。

2）调畅情志，做到喜怒有节，保持精神舒畅。

3）规律饮食，晚餐要清淡，不宜过饱，忌喝浓茶、喝咖啡及吸烟等刺激性物质，睡前少饮水。

4）睡前避免从事紧张和兴奋的活动，定时就寝。注意睡眠环境的安宁，尽量减少噪音，可以采用隔音耳罩、眼罩等确保安静的睡眠，去除各种可能影响睡眠的外在因素。

5）放松训练。这种训练最适宜思虑紧张的患者，包括肌肉放松训练、腹式呼吸训练、意象训练等。

二、面神经炎

面神经炎，中医称为“面瘫”“口僻”，是以一侧口眼歪斜为主要临床表现的病症。西医称为特发性面神经炎，又叫特发性面神经麻痹或贝尔麻痹，系茎乳孔内面神经管内段的一种急性非化脓性炎症。

（一）病因病机

中医认为，头为诸阳之会，百脉之宗，由于外邪侵袭容易损伤阳经，风邪散发易侵犯人体的头面部，从而导致气血功能失调、经筋阻滞，筋肉失于约束，出现口僻。《诸病源候论》曰：“风邪入足阳明、手太阴之经，遇寒则筋急引颊，故使口僻。”由于正气不足，脉络空虚，风寒、风热之邪侵袭面部，致使经气阻滞，经脉失于濡养，筋肉纵缓不收而发病。

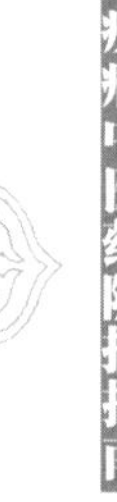

（二）临床诊断

1）症状：患者发病后眼睛不能自主闭合，口角下垂明显。面部神经控制力度减弱，发病一侧的眼泪、口水等不受控制流出。无法完成吞咽动作，部分患者可出现舌头味觉、耳朵听觉丧失的情况。

2）病史：患者发病前毫无征兆，且往往伴随有受寒史或病毒感染史。

3）辅助检查：常规检查，肌电图、脑CT等均正常，排除心脑血管疾病的影响。

（三）治疗原则

1. 西医治疗

西医以药物治疗为主，包括糖皮质激素、抗病毒药物和营养神经剂。糖皮质激素是机体应激反应最重要的调节激素，临床上常被广泛用来抗炎和免疫抑制，糖皮质激素对减轻面神经炎后遗症也发挥着重要作用，代表药物有泼尼松、地塞米松等；伴有病毒感染的面神经炎患者可联合使用阿昔洛韦抗病毒治疗；B族维生素可以营养神经，促进神经髓鞘恢复，代表药物有维生素B_1、B_{12}注射液、甲钴胺等。

2. 中医治疗

（1）辨证论治

中医治疗面瘫患者，多采用针药结合的方式。中医辨证分型如下。

1）风寒袭络证。

证候表现：突然口眼歪斜，面紧拘急，僵滞不舒，或瞬目流泪，畏风无汗，或耳后疼痛，多有受凉吹风史；舌淡红，苔薄白，脉浮紧或浮缓。

治法方药：祛风散寒，温经通络；麻黄附子细辛汤加减。

2）风热袭络证。

证候表现：突然口眼歪斜，面部松弛无力，有耳后疱疹，或耳后乳突疼痛、压痛，或咽喉疼痛，或见耳鸣，舌木无味；舌红，苔薄黄，脉弦细。

治法方药：清风清热，活血通络；大秦艽汤加减。

3）风痰阻络证。

证候表现：面部抽搐，眼睛无法完全闭合，舌体肿大、痰涎增多，部分患者可出现胸闷等；舌淡苔薄白，脉浮数。

治法方药：祛风化痰，通络止痉；牵正散加减。

4）气虚血瘀证。

证候表现：口角歪斜2个月以上，闭眼无力及露白，患侧面肌虚胀无力，患侧口颊滞留少许食物或漏水；舌淡红，苔薄白，脉沉细弱。

治法方药：益气活血，通络止痉；补阳还五汤加减。

（2）中医特色疗法

1）针刺疗法：以阳白、颧髎、颊车、地仓、翳风、合谷为主穴，风寒证配风池、列缺，风热证配外关、曲池，气血不足配足三里、气海。

2）艾灸疗法：在针刺穴位上配合艾条温灸增强疗效。

3）皮肤针疗法：阳白、颧髎、地仓、颊车。皮肤针扣刺，以局部潮红为度，每天或隔天1次，适用于恢复期。

4）面部闪罐疗法：患侧阳白、颧髎、地仓、颊车。拔罐，每处闪罐

5～8次。

5）穴位贴敷疗法：太阳、阳白、颧髎、地仓、颊车，将马钱子锉成粉末约0.3～0.6g，撒于胶布上，然后贴于穴位处，5～7天换药1次；或用蓖麻仁捣烂加少许麝香，取绿豆大小一粒，贴敷穴位上，每隔3～5天更换1次；或用白附子研细末，加少许冰片做面饼，穴位贴敷，每天1次。

（四）预防调护

1）劳累、情绪激动、运动大汗后避免受风受凉，尤其是面部，可用温热毛巾外敷面部。

2）面瘫患者，眼睑闭合不全者可戴眼罩防护，或点眼药水，以防感染，外出时佩戴墨镜或防风镜，避免强光直射及烟尘刺激。

3）鼓励患者尽量进易消化的食物，少食多餐，细嚼慢咽，咀嚼时将食物放在健侧舌后方，咀嚼困难者可将多种蔬菜水果加工成匀浆。

4）鼓励患者早期进行患侧面肌的主动运动，如鼓腮、龇牙、缩唇、皱眉、闭眼、吹气球等，医护人员协助患者制定训练计划，并定期督导。

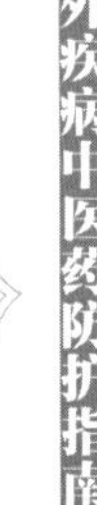

三、焦虑/抑郁

焦虑是指预感到有危险或不利的事情发生时，烦躁、急切、紧张不安的一种不愉快的心境。抑郁是指受到某些事件打击，持续性闷闷不乐或悲伤欲绝的一种情感障碍。总的来说，焦虑是对未来的担心与恐惧，抑郁是对过去的悔恨与感伤。在中医学中，并无焦虑抑郁的病名，常归属于郁证、脏躁、百合病等。早在《黄帝内经》中就有关于焦虑和抑郁症状的描述，如“令人惕然，欲有所为，起而忘之”“令人心中欲无言，惕惕如人将捕之”等。现代研究表明，焦虑/抑郁与心血管疾病关系密切，具有焦虑/抑郁人格的人群更容易发生高血压、心脏病等心血管疾病，患有心血管疾病的人群也常常有焦虑/抑郁的情绪[4]。

耶鲁大学的一项研究发现，中国留学生已经成为焦虑抑郁的高发人群，《耶鲁大学中国留学生的精神健康报告》中显示，受调查的130名耶鲁大学中国留学生中，45%的留学生有抑郁的症状，29%的留学生有焦虑的症状（图2-17）。海外留学生除了学业压力以外还要面临思想、文化震撼、语言障碍、经济困难、种族歧视、移民需求等外界压力[5]。

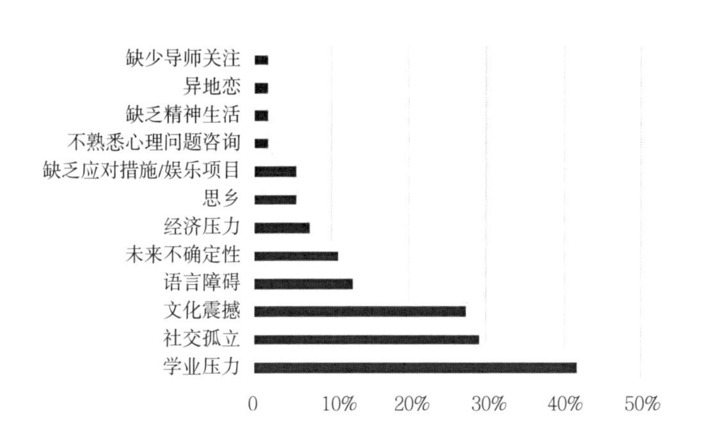

图2-17　耶鲁大学中国留学生的精神健康报告

（一）病因病机

焦虑/抑郁的病因较为复杂，与遗传因素、社会环境因素、生物学因素等均有关系，中医认为焦虑与抑郁是由恼怒、忧思、恐惧、悲伤等情志因素导致，使气机不畅，脏腑功能失调。

海外人员与国内亲人朋友分离，受到情志因素的影响较大，思虑过深。加之陌生的海外生活无法完全适应，语言障碍、文化冲击都会成为焦虑/抑郁的诱因。内伤情志，肝气郁结，忧思疑虑而伤脾，发为本病。此外，海外留学人员学业压力大，也容易出现考前焦虑等情志疾病。

（二）临床诊断

1）症状：以焦虑或抑郁为主要临床表现。以中青年女性居多。

2）病史：有愤怒、忧愁、悲伤、恐惧等情志内伤病史。

3）辅助检查：焦虑量表、抑郁量表。

（三）治疗原则

焦虑/抑郁的西药治疗副作用较大，且具有较强的依赖性，过量服用可导致意识不清，昏迷，血压降低等症状，是严格控制的处方药，需要在医生的指导下按时按量服用。相对来说，中医治疗副作用小，药物可为非处方药，获取简单，辨证施治的情况下也能取得很好的疗效。

1．西医治疗

焦虑/抑郁治疗以药物治疗和认知行为治疗为主。认知行为疗法是指通过改变思维模式和行为方式来改变不良的认知，达到消除心理疾病的目的。焦虑的药物治疗可分为短效药物治疗和长效药物治疗。间歇发作者（如考前焦虑）可选用短效药物，如劳拉西泮、阿普唑仑等。对于焦虑持续者则选用长期药物，如地西泮、氟西泮、硝西泮等。如果焦虑与抑郁相关，那么则应服用抗抑郁的药物。抗抑郁的药物治疗可选用氟西汀、舍曲林、帕罗西汀、氟伏沙明、西替林等，用药宜足量足疗程，不可自行停药[7]。

2．中医治疗

（1）辨证论治

1）抑郁（肝郁脾虚证）。

证候表现：悲观厌世，多愁善感，情绪不稳定，喜太息，胁肋胀满疼痛，身倦纳呆，腹胀腹泻；舌质淡红，舌苔薄白，脉弦细。

治法方药：疏肝解郁，养血健脾；逍遥散加减。

2）抑郁（气滞血瘀证）。

证候表现：情绪抑郁，甚至有自杀倾向，烦躁不安，思维迟钝，运动迟缓，胁肋胀痛，面色晦暗；舌质紫暗或有瘀斑瘀点，舌苔白，脉沉弦。

治法方药：疏肝理气，活血化瘀；柴胡疏肝散加减。

3）抑郁（阴虚火旺证）。

证候表现：情绪不宁，烦躁易怒，伴有心悸，不寐，多梦，口干咽燥，五心烦热，两颧潮红；舌红少苔，脉细数。

治法方药：疏肝解郁，养血健脾；归芍地黄丸加减。

4）焦虑（心虚胆怯证）。

证候表现：心悸，易惊恐，坐卧不安，失眠多梦；舌质淡，脉细弱。

治法方药：安神定志；安神定志丸加减。

5）焦虑（肝郁化火证）。

证候表现：情绪不宁，急躁易怒，失眠，易惊醒，噩梦多，口渴喜饮，不思饮食，伴目赤口苦，口舌生疮，大便秘结，小便短赤；舌红苔黄，脉弦数。

治法方药：清热泻火；龙胆泻肝汤加减。

6）焦虑（阴虚火旺证）。

证候表现：心悸不宁，心烦少寐，伴头晕目眩，五心烦热，手足心热，耳鸣，腰膝酸软；舌红苔少，脉细数。

治法方药：滋阴养血安神；天王补心丹加减。

（2）中医特色疗法

1）针灸疗法。

焦虑：可以取双侧太冲、神门。

抑郁：可以取印堂、百会、前顶、风池、合谷、四神聪、太冲。

2）情志相胜疗法（图2-18）。

以喜胜悲；以怒胜思。利用中医情志相胜的原理，通过音乐、佩香、心理疏导等方法进行心理调摄。

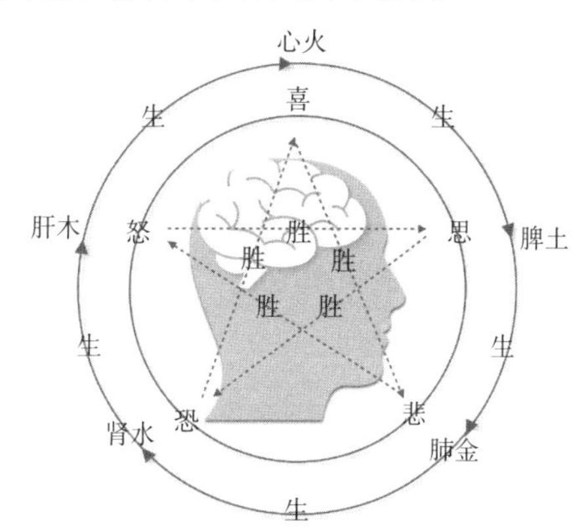

图2-18 情志相胜

（四）预防调护

1）调摄精神：焦虑/抑郁属于心神病变，重视精神调摄对预防焦虑/抑郁有重要意义。树立正确的人生观和价值观，克服精神方面不良因素。《黄帝内经》中指出“外无劳形于事，内无思想之患”，“思想之患”即焦虑/抑郁等情志疾病，强调恬淡虚无的精神调摄法。海外人员要注意调摄精神，不要给自己施加过大的压力。

2）适宜运动：练习太极拳、五禽戏、八段锦等有助于调动注意力。

3）规律生活：饮食清淡，早睡早起，保持有规律的生活。

第四节 海外肝肾相关疾病的诊疗

一、痹病

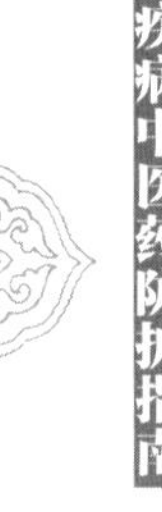

痹病是以肢体筋骨、关节、肌肉等处发生疼痛、酸楚、重着、麻木，或关节屈伸不利、僵硬、肿大、变形及活动障碍为主要表现的疾病，常见于西医学中肩颈腰腿疼痛、痛风、风湿性关节炎、类风湿关节炎等，其中痛风在当下日常生活中愈来愈常见。痛风的发生除了与性别和年龄有关，还与种族、地区、饮食习惯等密切相关，沿海国家常吃海鲜，欧美国家常吃高嘌呤的食物、喝啤酒类饮料，痛风风险较高。

（一）病因病机

痹病的发生主要与禀赋不足、外邪入侵、饮食不节、年老久病、劳逸不当等有关；或素体亏虚，卫外不固；或风寒湿热，阻滞经络；或痰热内生，痰瘀互结；或肝肾不足，筋脉失养；或精气亏损，外邪乘袭，导致经络痹阻，气血不畅，发为痹病。

其中痛风是由于持续过量高嘌呤食物的摄入，导致嘌呤代谢紊乱及尿酸代谢减少引起高尿酸血症相关，国外如俄罗斯、德国、韩国及澳大利亚等高嘌呤饮食的国家，海外出行人员在这些国家生活时需要对这种疾病引起高度重视。其中痛风患者经常会出现一个或者多个关节重度疼痛，尤其以双脚的拇趾、跖趾关节好发，也为本病的发病信号。

（二）临床诊断

1）症状：临床主要表现为肢体关节、肌肉疼痛，酸楚麻木，或关节屈伸不利、僵硬、肿大、变形及活动障碍。

2）病史：有感受风、寒、湿、热邪史或有运动外伤史。

3）辅助检查：抗溶血性链球菌“O”试验、红细胞沉降率、C反应蛋白、类风湿因子、血清抗核抗体等检查常有助于本病的诊断；X线和CT等影像学检查有助于了解骨关节疾病的病变部位与损伤程度；心电图、心脏彩超、肺功能等检查有助于诊断本病是否累及脏腑，具体应以医生指示为准。

（三）治疗原则

西医对痹病的治疗上多以对症治疗和对因治疗为主。中医学认为痹病的治疗应以祛邪通络为基本原则。

1. 西医治疗

西医治疗此病以药物治疗为主。药物主要有三类：①抗感染药物类，如青霉素、红霉素、螺旋霉素等；②非甾体抗炎药类，如布洛芬、阿司匹林等；③糖皮质激素类，长期糖皮质激素类药物具有向心性肥胖、消化性溃疡、骨质疏松及肝功能损害的副作用，须在医师指导下使用。

2. 中医治疗

（1）辨证论治

1）风寒湿痹证（行痹）。

证候表现：肢体关节、肌肉疼痛，屈伸不利，可累及多个关节，疼痛呈游走性，初起可见恶风、发热等表证；舌质淡，苔薄白或薄腻，脉浮或浮缓。

治法方药：祛风通络，散寒除湿；防风汤加减。

2）风寒湿痹证（痛痹）。

证候表现：肢体关节疼痛，痛势较剧，痛有定处，关节屈伸不利，局部皮肤或有寒冷感，遇寒痛甚，得热痛减；口淡不渴，恶风寒；舌质淡，苔薄白，脉弦紧。

治法方药：温经散寒，祛风除湿；乌头汤加减。

3）风寒湿痹证（着痹）。

证候表现：肢体关节酸楚、重着、疼痛，关节活动不利，肌肤麻木不仁，或有肿胀，手足困重；舌质淡，苔白腻，脉濡缓。

治法方药：除湿通络，祛风散寒；薏苡仁汤加减。

4）风湿热痹证。

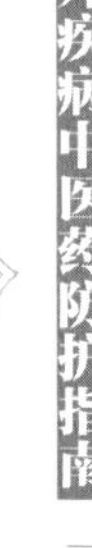

证候表现：肢体关节疼痛，活动不利，局部灼热红肿，得冷则舒，可有皮下结节或红斑，多兼有发热，恶风，汗出，口渴，烦闷不安，尿黄，便干；舌质红，苔黄腻或黄燥，脉滑数或浮数。

治法方药：清热通络，祛风除湿；白虎加桂枝汤加减。

5）痰瘀痹阻证。

证候表现：病程日久，肢体关节肿胀刺痛，痛有定处，夜间痛甚；或关节肌肤紫暗、肿胀，按之较硬，肢体顽麻或重着；或关节僵硬变形，屈伸不利甚则肌肉萎缩，有硬结，瘀斑，面色暗黧，肌肤甲错，眼睑浮肿，或痰多胸闷；舌质暗紫或有瘀点瘀斑，苔白腻，脉弦涩。

治法方药：化痰祛瘀，蠲痹通络；双合汤加减。

6）肝肾两虚证。

证候表现：痹病日久不愈，关节肿大，僵硬变形，屈伸不利，肌肉瘦削，腰膝酸软；或畏寒肢冷，阳痿遗精；或头晕目眩，骨蒸潮热，面色潮红，心烦口干，失眠；舌质红，少苔，脉细数。

治法方药：补益肝肾，舒筋活络；独活寄生汤加减。

（2）中医特色疗法

1）针灸疗法：选穴以病痛局部穴为主，结合循经选穴及辨证选穴。行痹的患者配膈俞、血海；痛痹的患者配肾俞、腰阳关；着痹的患者配阴陵泉、足三里；热痹的患者配大椎、曲池；寒痹、湿痹可加灸法，大椎、曲池可点刺出血，局部穴位可加拔罐，亦可用电针。

2）艾灸疗法：对于风寒痹病疗效颇佳，最常用的穴位是阿是穴，其次也可以艾灸足三里、血海、曲池等穴位。

3）热熨疗法：用于治疗寒湿痹疼痛。可用川乌、生草乌、生附子、生半夏、生南星、生姜、樟脑、桂枝、红花等中药。将上述药研磨成细末后，和酒混合装在布袋里，覆盖在关节局部，外用热水袋热敷30min，每天3～4次。

（四）预防调护

1）应防风、防寒、防湿，避免长久居住潮湿之地。

2）应注意保暖，可在痛处加护套，避免风寒湿之邪侵入人体。

3）不宜直接吹风，劳动或运动后不可趁身热汗出入水洗浴等。

二、中风

中风，又称卒中，是以半身不遂、口舌歪斜，甚至不省人事为主要表现的疾病，多发于中老年人。相当于西医学中的缺血性脑卒中和出血性脑卒中。据报道，中风是导致中国人死亡的头号杀手，其发病率、病死率、致残率均处于很高的水平。中风的危害触目惊心，中风后遗症可伴随其终生，海外人员尤其应当预防中风的发生，及时了解国外急救流程，避免错过抢救的黄金时间。

（一）病因病机

中风的发生与多种因素有关，主要有内伤积损、饮食不节、劳逸过度、情志过极等因素有关。援外出国人员及去海外旅行的人员有三分之一以上是中老年人，而中老年人又是中风的高危人群，在援外或旅行途中，过度劳累，以及时差反应、水土不服等因素，给身体增加了额外的负担，就容易引起中风等疾病。

（二）临床诊断

1）症状：半身不遂，口眼歪斜，神志昏蒙，甚至突然昏扑，不省人事。或伴有头晕目眩，步态不稳，呛咳等症状。起病急，发展迅速，发病以中老年人居多，症状持续24h以上。

2）辅助检查：头颅MRI或CT。

3）注意典型的中风预警信号（图2-19）。

F
Face is uneven
面瘫

A
Arm is weak
肢体无力

S
Speech is strange
言语不清

T
Time to call
迅速求救

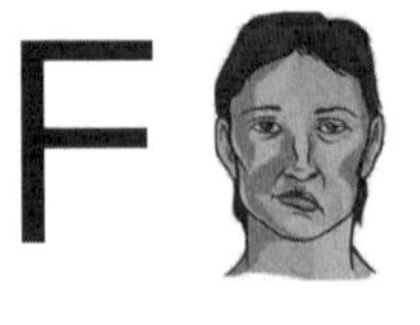

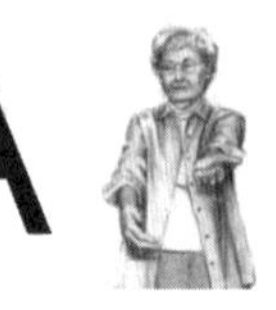

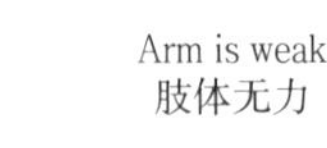

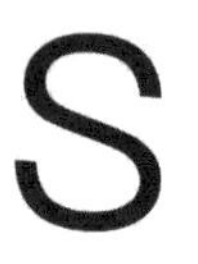

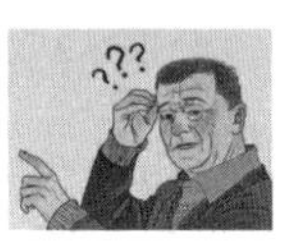

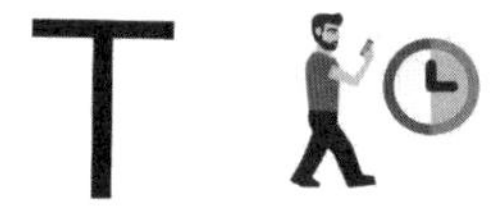

图2-19　典型的中风预警信号

F：面瘫，感觉一侧面部无力，微笑时两边不对称。

A：肢体无力，感觉一只手没有力气，上手举平时，一侧上肢易下落。

S：语言不清，说话困难，语言含糊不清。

T：迅速求救，记住发病时间。

（三）治疗原则

中风的治疗以急则治其标，缓则治其本为基本原则。急性期以祛邪为主，常用平肝息风、活血通络、祛痰散结等治疗方法；恢复期以扶正为主，常用育阴息风，益气活血为主。

1. 西医治疗

对于短暂性缺血性中风一般采用抗凝治疗。静脉性脑梗死主要采用抗凝和对症治疗，必要时可行介入治疗。急性缺血性脑梗死宜在4.5h内抢救，进行溶栓治疗，并在6～8h内行血管内支架治疗。

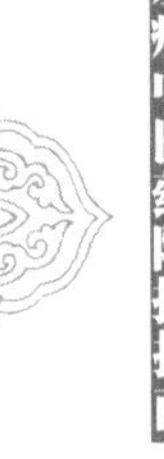

2. 中医治疗

（1）辨证论治

1）中经络（风阳上扰证）。

证候表现：半身不遂，口舌歪斜，语言謇涩，伴急躁易怒，面红目赤，咽干口苦，小便黄，大便干；舌红少苔，脉弦。

治法方药：清肝泻火，息风潜阳；天麻钩藤饮加减。

2）中经络（风痰阻络证）。

证候表现：阵发性眩晕，肌肤麻木不仁，甚则半身不遂，口舌歪斜，语言謇涩，头晕目眩，或伴有胸闷痰多，肢体困重；舌质暗淡，舌苔白腻，脉弦滑。

治法方药：息风化痰，活血通络；半夏白术天麻汤加减。

3）中经络（痰热脏实证）。

证候表现：肌肤麻木不仁，半身不遂，口舌歪斜，语言不利，或謇涩或不语，半身麻木，头晕目眩，腹胀，便干便秘，吐痰或痰多；舌质暗红或暗淡，舌苔黄或黄腻，脉弦滑。

治法方药：清热化痰，通腑泻浊；星蒌承气汤加减。

4）中经络（气虚血瘀证）。

证候表现：肌肤麻木不仁，半身不遂，口舌歪斜，语言不利，或謇涩或不语，口角流涎，自汗出，心悸气短，大便溏薄，面色无华，手足肿胀；舌质暗淡或有瘀斑瘀点，舌苔薄白或腻，脉沉细，细缓或细弦。

治法方药：益气扶正，活血化瘀；补阳还五汤加减。

5）中经络（阴虚风动）。

证候表现：半身不遂，口舌歪斜，一侧手足沉重麻木，烦躁失眠，舌强语謇，头晕目眩，双目干涩，手足心热，腰酸腿软，咽干舌燥；舌质红绛或暗红，或舌体红瘦，少苔或无苔，脉细弦或细弦数。

治法方药：滋养肝肾，潜阳息风；镇肝熄风汤加减。

6）中脏腑（阳闭）。

证候表现：神昏，不省人事，半身不遂，牙关紧闭，口噤不开，两手握固，手足厥冷，大小便闭，频繁抽搐，项强身热，气粗口臭，躁扰不宁，或有呕血；舌苔黄腻或干腻，脉弦滑而数。

治法方药：清热化痰，开窍醒神；羚羊角汤加减，鼻饲安宫牛黄丸。

7）中脏腑（阴闭）。

证候表现：神昏，不省人事，半身不遂，口舌歪斜，牙关紧闭，口噤不开，大小便闭，肢体强痉，四肢松懈瘫软，静卧不烦；舌质紫暗，舌苔白腻，脉沉滑。

治法方药：温阳化痰，开窍醒神；涤痰汤加减。

8）中脏腑（脱证）。

证候表现：神昏，不省人事，四肢松懈瘫软，呼吸微弱，目合口张，手撒尿遗，周身湿冷，汗多不止，四肢冰冷，二便失禁；舌痿不伸，脉沉微欲绝。

治法方药：回阳固脱；参附汤加减。

（2）中医特色疗法

1）针灸疗法：中经络者，可选用手足阳明经穴；中脏腑者，以任脉穴位为主。

2）熏洗疗法：复方通络液（川乌、草乌、当归、川芎、桑枝、红花）将药液煎汤，蒸汽熏洗病侧。

3）康复训练：在病后7～14天开始康复训练，包括被动关节活动度维持训练、体位变化的适应性训练等（图2-20）。以“松”“静”为主要原则。

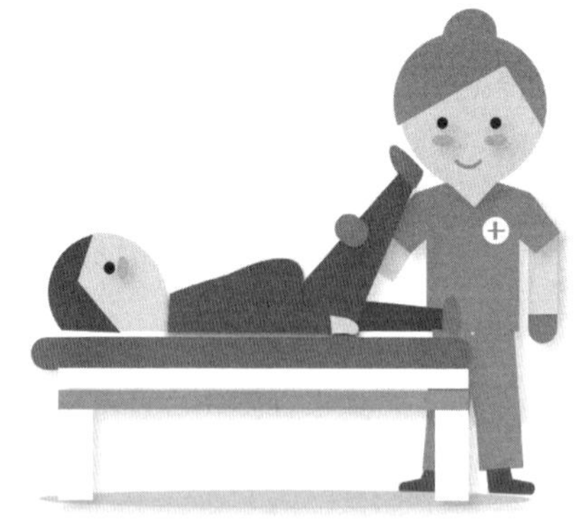

图2-20　康复训练

（四）预防调护

1）及时就医。如果中风在发病3h内抢救，存活率比较高，后遗症也相对较少。援外人员应当做好目的地国家的就医攻略，提前调查目的地国家的急救电话、费用、医疗制度，发病后及时联系救援。急救电话：美国911；英国999；意大利118；法国15。

2）准备病历。有其他基础疾病的人群应该在出国之前准备好采用国际标准书写的英文诊断书、英文病历。便于其他国家医生诊断与治疗。

3）坚持控制血糖、血压、血脂、尿酸，调治肥胖、冠心病、动脉硬化等疾病。

三、精浊

精浊是精室在邪毒或其他致病因素作用下产生的一种疾病，常见症状是尿频、尿急、尿痛，偶见尿道溢出少量乳白色液体，并伴有会阴、腰骶、小腹、腹股沟等部位隐痛不适等。多因肾虚、湿热、瘀滞所致，好发于中青年男性。西医学中的急慢性前列腺炎、精囊炎等病可具有精浊表现（图2-21）。该病多见于青壮年。一般手淫、包皮过长等是最常见病因，对于长期出行海外的人来说，尤其是青壮年处于生理需求高峰，在海外容易因过度手淫等不良癖好导致精浊的发生，容易罹患前列腺炎。

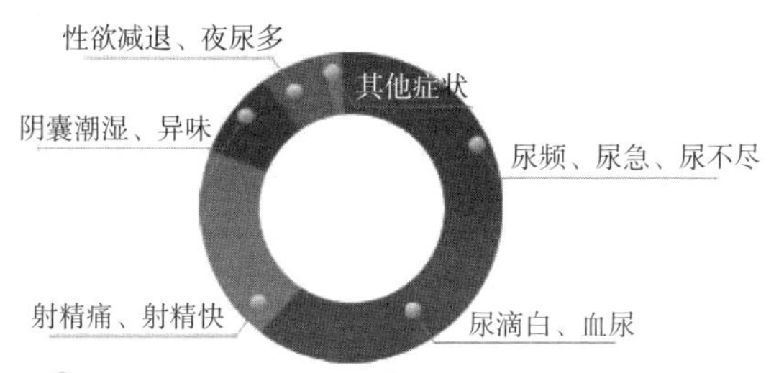

图2-21　前列腺炎症状分布分析报告

（一）病因病机

《证治要诀·白浊》记载：“如白浊甚，下淀如泥，或稠黏如胶，频逆而涩痛异常，此非是热淋，此是精浊室塞窍道而结。”认为此病多因酒色无度，败精瘀阻；或肾精亏损，相火妄动，败精挟火而出；或湿热流注精室而成。本病病位虽在前列腺，但涉及肝、脾、肾、三焦等脏腑，病情多变化多端，以正气不足为主，或邪气未尽，正气已伤，形成虚实夹杂的病证。

前列腺炎是男性慢性疾病，中青年男性容易罹患此疾病，当下发病率也逐渐升高，海外出行或者海外人员应忌烟酒、辛辣刺激性食物 ，忌久坐，注意此疾病的发生，并及早预防。

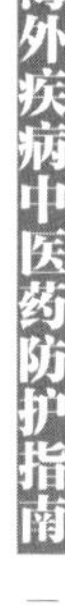

（二）临床诊断

1）症状及病史：急性者，发病急骤，寒战高热，腰骶部及会阴部疼痛，常有尿频、尿痛及直肠刺激症状。形成脓肿时常发生尿潴留。直肠指检发现前列腺饱满肿胀，压痛明显，局部温度增高。慢性者，包括慢性细菌性前列腺炎、非细菌性前列腺炎、前列腺痛，三者中除慢性细菌性前列腺炎可能有尿路感染症状外，其余临床症状几乎没有差异，主要症状为尿频，排尿后尿道口有白色分泌物溢出。此外，部分患者因病程过长而忧虑，常出现头昏目眩，神疲乏力，腰膝酸软，性功能障碍，早泄、阳痿等症状。

2）辅助检查：尿直肠指诊、尿常规检查、前列腺液检查、前列腺细菌培养加药敏、B超检查等有助于疾病的诊断。

（三）治疗原则

1. 西医治疗

针对病因选择治疗方法，一是抗菌治疗：多主张喹诺酮类药物如氧氟沙星或左氧氟沙星；二是消炎、止痛药：非甾体抗炎药可改善症状；三是物理治疗：前列腺按摩可排空前列腺管内浓缩的分泌物及引流腺体梗阻区域的感染灶；四是手术治疗等。

2. 中医治疗

（1）辨证论治

1）湿热蕴结证。

证候表现：小便频数，灼热涩痛，腰骶及会阴部胀痛，阴囊及会阴部潮湿、臊臭，或见恶心呕吐；舌红苔黄腻，脉濡数。

治法方药：清化湿热；八正散或龙胆泻肝汤加减。

2）气滞血瘀证。

证候表现：小便淋漓或滞涩，淋漓不畅，胁腹胀满，或会阴及少腹部刺痛、胀痛，精神烦躁、抑郁，或见早泄，阳事不举；舌质紫暗或有瘀点，脉沉涩。

治法方药：活血化瘀，利尿通淋；前列腺汤加减。

3）肾气不固证。

证候表现：肾气不固。病程日久，耗气伤肾，临床见小便频数而清，夜间尤甚，尿后余沥，或小便淋漓如膏脂，涩痛不显，或早泄，滑精，腰膝酸软；舌淡苔薄腻，脉沉细无力。

治法方药：补肾固涩；菟丝子丸加减。

4）肾阳不足证。

证候表现：尿频清冷，会阴部及小腹冷痛，得暖缓解，腰骶酸冷，畏寒喜暖，面色苍白，精神萎靡，或阴冷、勃起功能障碍；舌淡白，脉沉细。

治法方药：温补肾阳；金匮肾气丸加减。

（2）中医特色疗法

1）针灸推拿按摩治疗：常用的穴位有会阴、血海、足三里、关元、秩边、中髎、次髎、阴陵泉、肾俞、中极、气冲、冲门、曲骨等，可以选用针刺、艾灸、点线灸等治疗形式。

2）熏洗坐浴疗法：对充血性前列腺炎疗效肯定。温水坐浴和药物可促进盆腔的血运，改善局部微循环，促使炎症消退。

3）前列腺按摩：慢性前列腺炎时按摩可改善局部血运，排出腺体内炎性分泌物，每周1次，动作宜轻柔，切忌暴力挤压。

4）其他疗法：中药保留灌肠疗法等。

（四）预防调护

1）充足休息：急性期患者需卧床休息，保证充足睡眠，有利于炎症早日消退；禁止按摩前列腺。

2）保持清洁：注意个人卫生，勤洗澡，勤更换内衣裤。

3）坚持正确治疗方式：对慢性患者应指导行前列腺按摩，并每周进行1次理疗及热水坐浴，可减少局部炎症，促进吸收，改善血液循环。

4）居室宜整洁、安静、舒适，以及阳光充足、空气流通、温湿度适宜。

5）多饮水可增加尿液，冲淡尿中毒素，有利于湿热毒邪外泄；保持大便通畅。

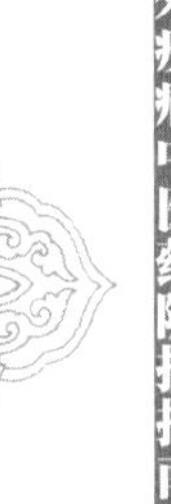

四、痛经

痛经是指女性正值经期或经行前后，出现周期性小腹疼痛，或伴腰骶酸痛，甚至剧痛晕厥，影响正常工作及生活的疾病。痛经是临床常见病，亦称“经行腹痛”。在西医学中，痛经可分为原发性和继发性痛经两类，原发性痛经见于月经初潮后的未孕或产后女性，继发性痛经多见于子宫内膜异位症、急慢性盆腔炎、子宫颈口狭窄及阻塞等。

（一）病因病机

痛经病因有素体亏虚、生活所伤、情志不和、六淫为害，痛经的病位在冲任与胞宫，其发生与冲任、胞宫的周期性生理变化密切相关。病因病机可概括为“不荣则痛”或“不通则痛”，其证重在明辨虚实寒热。若素体肝肾亏损，气血虚弱，经期前后，血海满而溢泄，气血骤虚，冲任、胞宫失养，故“不荣则痛”；若由于肝郁气滞、寒邪凝滞、湿热郁结等因素导致的瘀血阻络，客于胞宫，损伤冲任，气血运行不畅，故“不通而痛”。西医认为，原发性痛经的病因与机制尚未完全明确，可能与激素、神经递质因素、遗传和心理因素等关系密切。

（二）临床诊断

1）症状：腹痛多发生在经行前1～2天，行经第1天达高峰，疼痛多呈阵发性、痉挛性，或呈胀痛或伴下坠感。疼痛常可放射至腰骶部、肛门及阴道等。

2）病史：既往有经行腹痛史；精神过度紧张，经期产后冒雨涉水、过食寒凉等情况。诊断时需排除与妊娠和内、外及其他妇科疾病有关的腹痛疾患。

3）检查：①妇科检查，功能性痛经者检查多无明显异常；子宫内膜异位症者多有痛性结节，或伴有卵巢囊肿；子宫腺瘤病者子宫多呈均匀性增大，或伴有压痛。②辅助检查，盆腔B超、血液检查、腹腔镜、宫腔镜、子宫输卵管造影等检查有助于明确痛经的病因。

（三）治疗原则

1. 西医治疗

目前痛经的治疗多采用前列腺素合成酶抑制剂、非甾体抗炎药、避孕药、钙通道阻滞剂等。前列腺素合成酶抑制剂可降低子宫张力和收缩力，达到镇痛效果。非甾体抗炎药物是常用药物，如布洛芬、吲哚美辛等。抑制排卵反应对痛经有较好的疗效，可降低子宫内压和子宫痉挛，低剂量避孕药可以起到理想的疗效。钙离子通道阻滞剂可以松弛平滑肌，扩张血管，缓解子宫肌层收缩痉挛，减轻疼痛，临床上常应用硝苯地平等治疗原发性痛经，疗效佳。

2. 中医治疗

（1）辨证论治

1）寒凝血瘀证。

证候表现：经前或经期小腹冷痛拒按，得热痛减，经血量少，色暗有块，畏寒肢冷；舌暗，苔白，脉浮紧。

治法方药：温经散寒，化瘀止痛；少腹逐瘀汤加减。

2）气滞血瘀证。

证候表现：经前或经期小腹胀痛拒按，月经量少，经行不畅，色紫暗有块，块下痛减，胸胁、乳房胀痛；舌紫暗，或有瘀点，脉弦涩。

治法方药：行气活血，化瘀止痛；膈下逐瘀汤加减。

3）气血虚弱证。

证候表现：经期或经后小腹隐痛喜按，月经量少，色淡质稀，神疲乏力，头晕心悸，面色苍白，失眠多梦；舌质淡，苔薄，脉细弱。

治法方药：益气养血，调经止痛；圣愈汤加减。

4）肝肾亏损证。

证候表现：经期或经后小腹绵绵作痛，喜按，伴腰骶酸痛，月经量少，色淡暗质稀，头晕耳鸣，失眠健忘，或伴潮热；舌质淡红，苔薄白，脉沉细。

治法方药：补养肝肾，调经止痛；益肾调经汤加减。

（2）中医特色疗法

1）针刺疗法：实证以中极、三阴交、地机、次髎、十七椎为主穴，寒凝血瘀配关元、归来，气滞血瘀配太冲、血海；虚证以关元、足三里、三阴交、次髎、十七椎为主穴，肾气亏损配太溪、肾俞，气血不足配气海、脾俞。

2）艾灸疗法：可配合针刺穴位加灸（图2-22、图2-23）。

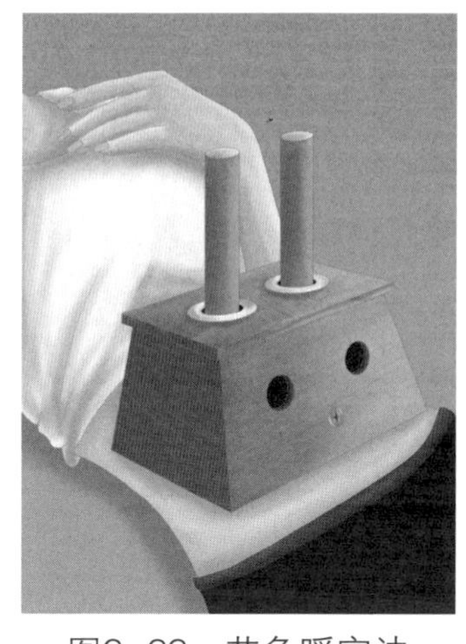

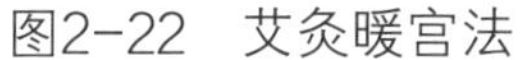

图2-22　艾灸暖宫法

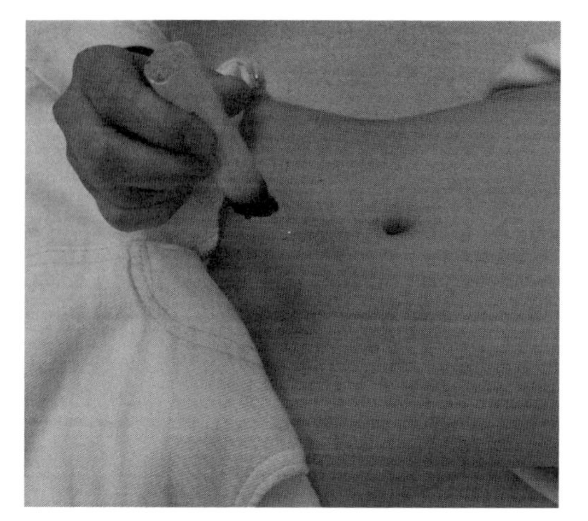

图2-23　艾灸关元穴

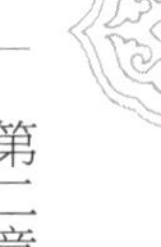

3）耳穴压豆疗法：内生殖器、内分泌、神门、交感、皮质下、肾、骶腰椎，每次选2～4穴，双耳交替使用。

4）皮肤针疗法：选背腰部夹脊穴或背俞穴，下腹部任脉、肾经、脾经、胃经，用皮肤针叩刺，中等刺激至局部皮肤潮红，隔天1次。

（四）预防调护

1）月经期要注意外阴卫生，月经纸、月经垫要干净清洁。可以热水淋浴，但禁止盆浴，以防引起逆行感染。

2）月经期机体全身及局部抵抗力降低，性生活易造成上行性感染，引起子宫内膜炎或输卵管炎症，故月经期应禁止性生活。

3）月经期时若遇到寒冷可引起痛经。故月经期应避免接触冷水，注意腰和腹部保暖，以防寒邪侵袭，而引起痛经、闭经等病症。

4）饮食应丰富营养、易消化。月经期不宜过食辛辣食物，应避免剧烈活动和重体力劳动。

5）月经期女性情志容易波动，可加重月经期的不适感，或导致月经不调，故应保持心情舒畅，消除紧张烦闷或恐惧心理。

五、闭经

闭经一词首见于《黄帝内经》，古称“不月”“月事不来”“经闭”“经水不通”等。原发性闭经是指女子年过16周岁而月经尚未来潮，或年过14周岁，第二性征尚未发育。继发性闭经是指月经周期已建立后又中断3个周期或6个月以上者。

（一）病因病机

闭经的病因病机首分虚实两类。虚者多因精血匮乏，冲任不充，血海空虚，无血可下，实者多为邪气阻隔，冲任瘀滞，脉道不通，经不得下。其发生常与禀赋不足、七情所伤、感受寒邪、房事不节、过度节食、产育或失血过多等因素有关。本病病位主要在胞宫，与肝、肾、脾、胃有关。西医学中，经闭多见于下丘脑、垂体、卵巢、子宫等功能失调，或甲状腺、肾上腺等疾病中，消耗性疾病、过度节食导致的营养不良也会引起闭经。特别需要关注的是，在海外工作、留学人员因意外怀孕而导致的闭经，应及时检查。

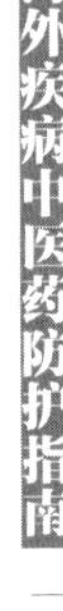

（二）临床诊断

1）症状：除月经停闭外，应观察有无厌食、恶心，有无体重改变（肥胖或消瘦），有无痤疮、烘热汗出、烦躁、失眠、畏寒肢冷等症状。

2）病史：性生活史，或反复刮宫、产后出血史，或有不当节食减肥病史，或环境改变等相关病史。

3）检查：包括全身检查、妇科检查、辅助检查。辅助检查如尿妊娠试验、B超、基础体温测定等排除怀孕情况，各种激素测定，必要时可行CT、MRI检查，诊断性刮宫，宫腔镜、腹腔镜检查等明确病情及排除其他器质性病变。

（三）治疗原则

1. 西医治疗

子宫内膜保护可以单纯运用孕激素或者运用以孕激素为主的复合型口服避孕药。多囊卵巢综合征患者首选治疗方法是生活方式的调整，尤其是肥胖患者。黄体酮、己烯雌酚等调节体内激素水平。病情必要时可使用手术治疗，如采用探针分离宫颈粘连及宫腔粘连。

2. 中医治疗

（1）辨证论治

1）肾虚（肾气虚证）。

证候表现：月经初潮来迟，或月经后期量少，渐至闭经；头晕耳鸣，腰膝酸软，小便频数，性欲降低；舌淡红，苔薄白，脉沉细。

治法方药：补益肾气，养血调经；大补元煎加减。

2）肾虚（肾阴虚证）。

证候表现：月经初潮来迟，或月经后期量少，渐至闭经；头晕耳鸣，腰膝酸软，或足跟痛，手足心热，甚则潮热盗汗，心烦少寐，颧红唇赤；舌红，苔少或无苔，脉细数。

治法方药：滋肾益阴，养血调经；左归丸加减。

3）肾虚（肾阳虚证）。

证候表现：月经初潮来迟，或月经后期量少，渐至闭经；头晕耳鸣，腰痛如折，畏寒肢冷，小便清长，夜尿多，大便溏薄，面色晦暗，或目眶暗黑；舌淡，苔白，脉沉弱。

治法方药：温肾助阳，养血调经；十补丸加减。

4）脾虚证。

证候表现：月经停闭数月，神疲肢倦，食少纳呆，脘腹胀满，大便溏薄，面色淡黄；舌淡胖有齿痕，苔白腻，脉缓弱。

治法方药：健脾益气，养血调经；参苓白术散加减。

5）精血亏虚证。

证候表现：月经停闭数月，头晕眼花，心悸少寐，面色萎黄，阴道干涩，皮肤干枯，毛发脱落，生殖器萎缩；舌淡，苔少，脉沉细弱。

治法方药：填精益气，养血调经；归肾丸加减。

6）气滞血瘀证。

证候表现：月经停闭数月，小腹胀痛拒按，精神抑郁，烦躁易怒，胸胁涨满，嗳气叹息；舌紫暗或有瘀点，脉沉弦或涩而有力。

治法方药：行气活血，祛瘀通经；膈下逐瘀汤加减。

7）寒凝血瘀证。

证候表现：月经停闭数月，小腹冷痛拒按，得热则痛缓，形寒肢冷，面色青白；舌紫暗，苔白，脉沉紧。

治法方药：温经散寒，活血通经；温经汤加减。

8）痰湿阻滞证。

证候表现：月经停闭数月，带下量多，色白质稠，形体肥胖，胸脘满闷，神倦肢疲，头晕目眩；舌淡胖，苔白腻，脉滑。

治法方药：豁痰除湿，活血通经；丹溪治痰方加减。

（2）中医特色疗法

1）针刺疗法：以关元、足三里、归来为主穴治血枯经闭；中极、血海、三阴交、合谷为主穴治血滞经闭。

2）耳穴压豆疗法：内分泌、内生殖器、皮质下、肝、肾、脾。每次选2～4穴，以王不留行籽贴敷耳穴，按压至耳郭潮红。

3）皮肤针疗法：腰骶部相应背俞穴及夹脊穴，下腹部任脉、肾经、胃经、脾经、带脉等。皮肤针从上而下，用轻刺激或中等刺激，循经每隔1cm扣刺1处，反复扣刺3遍，隔天1次。

（四）预防调护

1）有性生活者要注意安全避孕，一旦发生闭经，应尽早查明原因，及时排除怀孕情况。如果不是怀孕引起的闭经，应尽早治疗，以防病程过

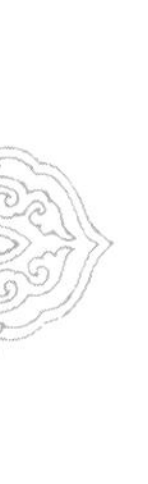

长引起子宫萎缩。做好计划生育，避免多次人工流产。

2）保持乐观开朗的情绪，避免精神刺激，尤其要避免过度的悲伤、忧愁、焦虑及恼怒。

3）合理安排工作和生活，注意休息，锻炼身体，提高健康水平。体形肥胖者要采用多种措施减肥。

4）注意寒温变化，防止感受寒凉，不要下冷水游泳。

5）哺乳超过1年半而引起闭经者，应停止哺乳。

六、淋病

淋病是淋菌性尿道炎的简称，是由淋病双球菌所引起的泌尿生殖系感染的性传播疾病，好发于青壮年，为国内外性传播疾病中发病率最高的疾病（图2-24）。主要通过性交传染，极少数也通过污染的衣物等间接传染。以尿道刺痛、尿道口排出脓性分泌物为主要特征。

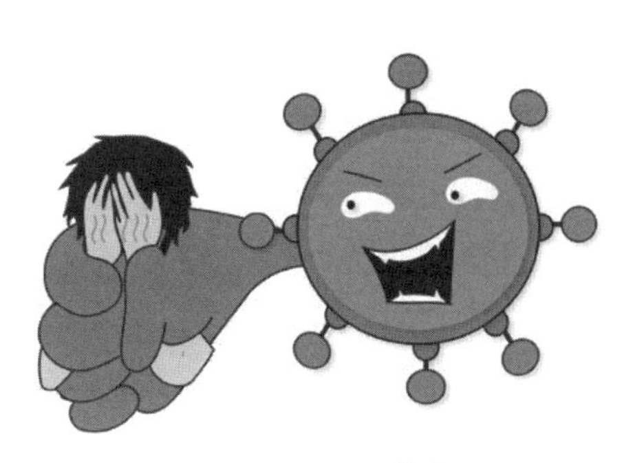

图2-24　淋病

（一）病因病机

本病的病原体为淋球菌，系革兰氏阴性球菌，多寄生在淋病患者的泌尿生殖系统。中医认为本病是因为发生不洁性关系或误用污染的器具，湿热秽浊之气由前阴入侵，阻滞于膀胱及肝经，造成局部气血运行不畅，湿热熏蒸，气化失司而成。日久及肾，导致肾精亏虚，瘀热内阻，形成虚实夹杂之证。

（二）临床诊断

1）症状：尿道刺痛、尿道口排出脓性分泌物。

2）病史：有不洁性交史或间接接触传染史。

3）辅助检查：采取病损处分泌物或穿刺液涂片作革兰氏染色，在多形核白细胞内找到革兰氏染色阴性的淋球菌，可作初步诊断。经培养及免疫学方法鉴定即可确诊。

（三）治疗原则

1. 西医治疗

治疗原则：应用足量抗菌药物。如：阿莫西林、头孢曲松，罗红霉素等，保持排尿通畅，处理诱发尿路感染的病因。

2. 中医治疗

（1）辨证论治

1）湿热毒蕴（急性淋病）。

证候表现：以尿急，尿频，尿痛，淋漓不止，或见尿液混浊如脂为主；舌红、苔黄腻、脉滑数。

治法方药：清热利湿，解毒化浊；龙胆泻肝汤酌加土茯苓、红藤、草薢等。热毒入络者，合清营汤加减。

2）阴虚毒恋（慢性淋病）。

证候表现：小便不畅，短涩，淋漓不尽；腰酸腿软，五心烦热，酒后或疲劳易发，食少纳差，女性带下多；舌红，苔少，脉细数。

治法方药：滋阴降火，利湿祛浊；知柏地黄丸酌加土茯苓、败酱草等。

（2）中医特色疗法

1）针刺疗法：以关元、肾俞、足三里、次髎为主穴辨证加减。

2）外洗法：可选用土茯苓、地肤子、苦参、芒硝各30g，煎水外洗局部，每天3次。

七、非淋菌性尿道炎

非淋菌性尿道炎成人主要通过性接触传播，新生儿则由母亲生殖道分

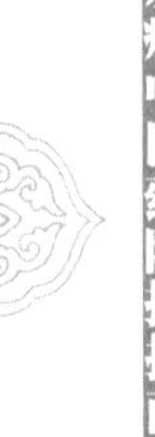

娩时感染。本病的病原体主要是衣原体和支原体，另有10%～20%由阴道毛滴虫、单纯疱疹病毒、类杆菌等微生物引起。男性主要表现为尿道炎，可有尿频、尿急、尿痛、尿道刺痒、尿道口潮红，有清稀的黏液性分泌物，亦可并发附睾炎和前列腺炎。女性尿道炎症状常轻微，甚至无症状，可有宫颈炎、宫颈充血水肿、糜烂、分泌物增多，还可并发前庭大腺炎、阴道炎、子宫内膜炎等。

（一）病因病机

中医认为，非淋菌性尿道炎是由下焦湿热、肝郁气滞、脾肾亏损，致脾、肾、膀胱功能失调，三焦水道通调失常所致。

（二）临床诊断

1）症状：症状与淋球菌性尿道炎类似，少数出现尿频或尿痛，尿道口轻度红肿，尿道口排出脓性分泌物但程度较轻。尿道刺痒、有灼烧感或坠胀感。

2）病史：患者多有不洁性接触。

3）辅助检查：实验室检查包括尿道、宫颈分泌物涂片革兰氏染色，高倍显微镜视野下多形核白细胞数大于5个；淋球菌检查及培养阴性，有条件可分离培养衣原体、支原体等病原微生物。

（三）治疗原则

1．西医疗法

口服抗生素。可酌情选用阿奇霉素、罗红霉素、氧氟沙星、环丙沙星等内服。病程较长，抵抗力弱者，应全身支持，增进营养。

（1）大环内酯类

阿奇霉素，1g，顿服；红霉素，500mg，口服，每天4次，连续1～2周；罗红霉素，300mg，口服，每天1次，连续1周；克拉霉素，500mg，口服，每天2次。

（2）喹诺酮类

左氧氟沙星，100mg，每天2次，连续1～2周。

所用药物需在专业医师指导下正规使用。

2. 中医治疗

（1）辨证论治

1）下焦湿热证。

证候表现：尿道外口或宫颈口微红肿，分泌物色黄而少，小便短赤，灼热刺痛，伴口苦；舌质红，苔黄腻，脉数。

治法方药：利湿清热，分清泌浊；萆薢分清饮加减

2）肝郁气滞证。

证候表现：小便涩痛，排尿不畅。小腹或胸胁胀满，隐痛不适，情志抑郁，或多烦善怒，口苦；舌质红，苔薄，脉弦。

治法方药：疏肝解郁，理气通淋；丹栀逍遥散加减。

3）脾肾亏损证。

证候表现：久病缠绵，小便淋漓不尽，分泌物清稀。伴遇劳则发，神疲纳呆，面色无华，形寒肢冷；舌质淡，边有齿痕，苔白，脉沉细无力。

治法方药：健脾温肾，利湿化浊；金匮肾气丸加减。

（2）中医特色疗法

1）针刺疗法：可选用肾俞、关元、三阴交、阴陵泉、太溪等穴，平补平泻手法有助于改善症状。

2）药浴疗法：鱼腥草、败酱草、白花蛇舌草、紫花地丁草各30g，野菊花20g。上药加清水2 000mL，煮沸后待温洗患处。每天2次，每次30min。

（四）预防调护

1）杜绝不洁性交，避免接触患者的分泌物、血液及排泄物。

2）积极治疗，不要讳疾忌医。

第五节　外伤与急救

一、晕厥与休克及心肺复苏

（一）晕厥

因各种原因导致一过性脑供血不足引起的意识障碍，中医可称为厥证，其病机是由于气机突然逆乱，气血运行失常；病因可分为气厥、血厥、痰厥、食厥。现代医学认为晕厥是短暂性意识丧失，不伴其他系统、器官并发症的意识丧失。可分为心源性、神经源性和其他系统原因引起的几种类型，大部分是由心源性引起。

1. 引起晕厥的原因

（1）心源性因素

多见于持续缓慢心律失常、恶性心律失常、心脏停搏。急性心脏泵血功能障碍，例如急性心肌梗死、心源性休克；血管迷走神经性晕厥，疼痛引起一过性迷走神经兴奋导致血压下降、心率下降出现晕厥，颈动脉窦压迫综合征、严重贫血、缺氧后都会造成晕厥。

（2）神经源性因素

包括短暂性脑缺血发作，卒中、脑震荡、颅内出血。

（3）其他系统因素

包括缺氧、一氧化碳中毒、低血糖、高血糖及过度换气者。

2. 晕厥处理原则

立即将患者置于平卧位，取头低脚高位，松开衣物，保暖，饮温水，同时可按压患者合谷或人中穴，通过疼痛刺激使患者清醒。清醒后不要急于起床，以避免引起再次晕厥。如明确病史可对症治疗，比如是否由糖尿病引起的低血糖，并及时送医进一步治疗。

（二）休克

人体遭受体内外各种强烈刺激后的严重全身性综合征，以急性周围循环血量减少为特点，组织器官血流灌注显著减少，发生一系列代谢紊乱，引起恶性循环，严重威胁生命安全，无论何种休克，均应积极处理。外伤中休克常见的类型有失血性休克和创伤性休克，症状早期可见精神兴奋，脉搏增快、血压增高，随之面色苍白、四肢湿冷、气促、血压下降。处理原则是输血输液、吸氧、予镇静及血管活性药物。现场急救包括迅速使患者平卧、安静、饮水，注意保暖，维持呼吸道通畅，镇静和镇痛，有伤口者包扎固定，现场止血，监测生命体征，并及时送医。

（三）心肺复苏

因各种原因造成的循环骤停，为防止造成重要器官不可逆的损害，须立即现场进行心肺复苏。步骤如下：

1）判断：评估现场环境、判断患者是否循环骤停、意识不清。用双手拍患者肩膀，呼喊其名字看有无反应，观察患者胸部起伏判断有无呼吸，用手指放在颈部判断有无颈动脉搏动，大声呼喊路人报警，证实患者心跳停止后立即予以心肺复苏。

2）保持体位，畅通呼吸道，患者去枕平卧，将其安放在硬的地面上便于胸外按压有力，原地抢救减少搬动患者。抬额举颌法，一手置于患者前额使其后仰，另一手置于下颌骨抬起下颌，清理口腔内分泌物。

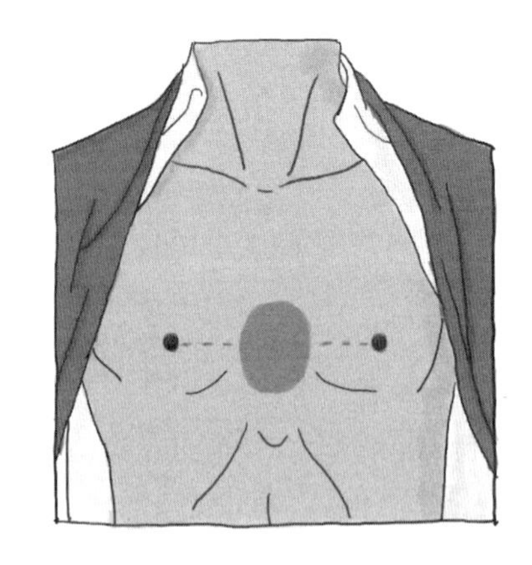

图2-25　心肺复苏（胸外按压定位）

3）胸外按压，此为抢救重点，按压部位位于两乳头连线中点或胸骨中下1/3处（图2-25），用掌跟紧贴按压部位，两手平行重叠，手指交叉握住抬起脱离胸壁，双臂伸直，利用上半身体重和肩臂部肌肉力量垂直向下按压，使胸骨下陷4～5cm（5～13岁者下陷3cm，婴幼儿下陷2cm），按压应持续、平稳、规律进行，不能冲击式猛压或跳跃式按压，放松时手掌根不要离开按压点，频率维持在100～120次/min较好。

4）人工呼吸，可采用口对口呼吸，方法如下：保持呼吸道通畅，将患者仰头抬颏，捏闭患者鼻孔，术者深吸一大口气，深而快地向患者口中吹气，以患者胸廓向上抬起为准。人工呼吸以30：2的比例进行，操作5次为一个周期，吹气时停止胸外按压，之后判断复苏效果，包括患者是否有呼吸，是否触及颈动脉搏动。如无效果，则持续上述过程，至急救人员到来。需要注意的是，心肺复苏中，胸外按压尤为重要，如只是普通施救者，重点需放在胸外按压上，保证按压频率及深度。

二、烧烫伤、冻伤、毒蛇咬伤

（一）烧烫伤

一般指热力，包括高温液体、气体或固体所引起的组织损害，病理改变取决于热源温度、受热时间和患者机体条件，主要伤及皮肤和黏膜，严重者伤及肌肉、骨、关节甚至内脏。烫伤是由热液、蒸汽等所引起的组织损伤，是热力烧伤的一种。烧伤深度采用三度四分法，即Ⅰ度烧伤、浅Ⅱ度烧伤、深Ⅱ度烧伤、Ⅲ度烧伤。

1. 烧伤的程度分级

1）Ⅰ度烧伤：仅伤及表皮浅层，生发层健在，增殖再生能力强，表面红斑状、干燥、灼热感，常于3～7天脱屑愈合，短期有色素沉着，不留瘢痕。

2）浅Ⅱ度烧伤：伤及表皮生发层，真皮乳头层，局部红肿明显，可形成水疱，创面红润、潮湿、疼痛明显。上皮的再生有赖于汗腺及毛囊的上皮增殖。如无继发感染，一般1～2周愈合，不留瘢痕，多数有色素沉着。

3）深Ⅱ度烧伤：伤及皮肤真皮层，深浅不一，可有水疱，创面微湿，红白相间，痛觉较迟钝，如不感染，一般需3～4周可融合修复，常留有瘢痕。

4）Ⅲ度烧伤：全皮质的烧伤甚至达到皮下、肌肉和骨骼，创面无水疱，痛觉消失，局部温度低，皮质凝固坏死后形成焦痂，创面修复依赖于手术植皮或皮瓣修复。

2. 烧烫伤处理原则

迅速脱离热源、不要奔跑呼叫，以防烧伤头、面部及呼吸道；避免双手直接扑打火焰；保护受伤部位，避免再次损伤和污染；稳定伤员情绪；对吸入性损伤者，维持呼吸道通畅；及时送医进行创面处理及抗感染治疗。烫伤者应立即除去衣物，将无破损创面用流动冷水冲洗或浸洗0.5h，严重者不能用冷水冲洗或者浸泡伤口，否则会引起肌肤溃烂，加重伤势，应用干净纱布包住创面并及时送医，不要用牙膏或其他物质涂抹烫伤处，防止烫伤处感染。

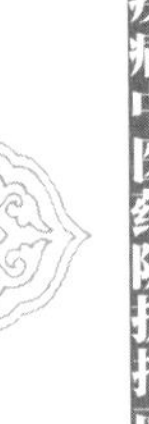

（二）冻伤

冻伤指机体长时间处于低温和潮湿环境时所引起的局部和全身性损伤，低温可使血管发生痉挛，血流量减少，造成组织缺血缺氧，尤其是肢体远端血液循环较差的部位更易受损。处理原则：迅速脱离低温环境，积极复温，可用衣物或用温热物体覆盖使之保持温度，以维持足够的血运。可用水浴复温，水浴温度应为37～43℃，适用于多种冻伤。改善局部微循环，禁止局部摩擦，可能会加重损伤和导致感染。冻伤后可局部使用冻疮膏，已破溃者需进行抗菌治疗。

（三）毒蛇咬伤

毒蛇咬伤时，首先区分无毒蛇还是有毒蛇咬伤的。大部分有毒蛇头呈三角形，咬伤时可在前排留下一对较深的齿痕（毒牙所致），局部出现组织疼痛及全身严重中毒症状。无毒蛇头呈椭圆形，咬伤后留下细小齿痕，局部稍痛，可起水疱，无全身反应。处理原则：切忌奔跑，立即用衣物或布带捆绑伤口近心端，阻断淋巴、静脉回流。去除毒牙、清洗伤口，不要随意用嘴吸取污物，防止口腔溃疡引起加速传播。可切开伤口使用真空罐吸取污物，或燃烧空气制造真空玻璃瓶抽吸。记住毒蛇特征后及时送医，注射抗毒血清，常规使用破伤风抗毒素及抗菌药物治疗。

三、软组织损伤

软组织损伤指肌肉、肌腱、韧带、关节和骨膜等软组织受到直接或间接暴力，或过度运动而引起的慢性微小积累损伤。机体受创后出现微循环障碍、炎症，致使局部出现瘀血、肿胀、疼痛，后期可出现组织肌肉粘连、挛缩，关节周围炎，对生活产生重要影响。软组织损伤的康复任务如下：进行合理科学治疗，防止因停止运动产生肌肉萎缩和挛缩，避免因受伤动作引起的再伤。

（一）软组织损伤的分类

1. 急性软组织损伤

软组织损伤一般包括肌肉、肌腱、韧带、关节囊、神经、血管的暴力损伤、牵拉压迫、强力扭转，多有明确外伤史，包括扭伤、撕裂伤、挫伤，症状表现有疼痛肿胀、瘀血、压痛、畸形、活动功能障碍等。

处理原则：初期重点是止血、镇痛、减小渗出，防止肿胀。处理方法为POLICE原则，包括protection（保护），optimal Loading（适当负重），ice（冰敷），compression（加压），elevation（抬高）。首先，及时采用适当的工具或姿势进行防护，避免二次伤害。其次，冰敷患处防止组织的肿胀，并可以减轻疼痛，可以和加压包扎同时使用，用适当厚度的棉布、海绵或冰块使用绷带加压包扎患处，需注意冰敷时间，可间隔进行，防止发生冻伤。抬高患肢的重点是高度超过心脏，可加速血液和淋巴液回流，减轻患肢水肿。适当负重，适当的力学负载可以促进软组织的愈合，重点是寻找一个平衡、动态递增的负重——保护点，既不能过度负荷导致损伤加重，亦可以促进康复训练。伤者需针对自身特点、肌肉功能的要求，进行平衡、力量、协调性训练。软组织急性损伤期，不可进行按摩，否则会加重出血和组织液渗出，使肿胀加重。

2. 慢性软组织损伤

慢性软组织损伤是由于急性损伤治疗不彻底或不适当，或单一运动姿势、长期慢性劳损引起的一大类软组织损伤。病理表现为组织受创后出现微循环障碍、无菌性炎症，致使局部肿胀疼痛，加之环境潮湿寒冷、引起软组织增生、变性、粘连的病理改变。治疗原则包括调整平时运动量的大小，改变错误的练习动作，加强患处肌力的练习，进行改善肌力协调性和关节活动性的训练。因慢性损伤导致技术动作受限者，可改变训练内容，发展代偿性功能的练习。

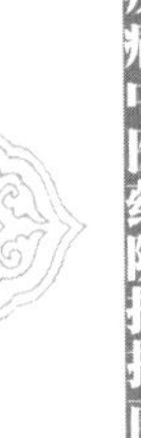

（二）软组织损伤的康复治疗

软组织损伤的康复治疗包括物理治疗、推拿按摩、超声波、牵引、支具辅具、药物治疗等。其中运动手段包括主动运动和被动运动，主动运动可分为静力运动和动力练习。静力运动是指锻炼时使肌肉收缩，但相应关节并不运动，可以避免软骨损伤和滑膜炎的关节磨损。动力练习包括渐进抗阻运动、向心收缩运动、离心运动、等速运动、助力运动等，另外还有解痉运动、传递神经冲动的肌肉抽动、姿势训练、反馈练习等，具体可查阅相关资料。

四、踝关节扭伤

踝关节扭伤常见的是外侧副韧带损伤，其中以间接暴力损伤较为常见，比如下楼梯时不慎摔倒、高低不平路面崴脚，首先需区分韧带部分断裂还是完全断裂，可做踝关节前抽屉试验：一手固定胫骨下端，一手握住足跟向前用力，如前移超过5mm则表明距腓前韧带完全断裂。内翻加压试验：一手固定胫骨下端，一手内翻踝关节，如错位超过5mm即为阳性，表明距腓前韧带和跟腓韧带断裂。核磁共振检查可对韧带损伤进行全面准确评估。

踝韧带的扭伤通常局部冰敷压迫止血，抬高患肢，促进静脉、淋巴回流，减少肿胀。如无断裂，可在伤后两天在支持带保护下尝试踝关节主动活动，逐渐负重行走，并进行肌力练习，疼痛消失后可进行慢跑练习。韧带断裂、关节脱位、陈旧性损伤所致的关节不稳均应手术治疗。术后石膏固定期即可开始股四头肌、腘绳肌的力量训练。一周后可以带石膏下地行走，防止关节僵直和肌肉萎缩。4～6周后拆除石膏，进行踝关节主、被动屈伸练习，增加静蹲、抗阻的肌力训练，站立、平衡及协调性训练。两个月后对三头肌、跟腱进行牵伸，主动活动，使用弹力带进行等张抗阻练习。踝关节扭伤的中医治疗：前期可使用冰敷加压方式消肿止痛；后期可使用中药熏洗法促进康复，方用双柏散，大黄、薄荷、黄柏、泽兰、侧柏叶等药物按照1：1的比例煎汤熏洗或浸泡，每次30min，每天1次；或用推拿手法进行治疗，可采用揉、按、抖法治疗，以舒筋活血、防止粘连、调节经络。

五、外伤的急救与处理

（一）软组织伤

根据皮肤黏膜完整程度，外伤分为开放伤和闭合伤。开放伤有擦伤、撕裂伤、切割伤、刺伤，闭合伤有肌肉挫伤、韧带损伤、关节损伤等。

开放伤由于与外界接触污染，可引起继发感染，特别是刺伤，由于位置较深，易被破伤风杆菌等厌氧菌感染或发生气性坏疽。简单的擦伤可用生理盐水清洗后消毒包扎，关节附近的擦伤尤其要注意防止感染。撕裂伤、穿刺伤由于位置较深，可有不同程度不规则裂口，需进行清创缝合及注射破伤风疫苗，并排除深方肌腱和神经的损伤，需特别注意除去伤口中的污物。挫伤，皮内及皮下出血，包括皮下组织血肿大部分后期可吸收消除。下肢挫伤可抬高患肢，加压包扎和冰敷，以减少出血肿胀，少数病例可出现继发深层次组织感染。严重挫伤可致血液循环障碍引起筋膜间隔综合征，导致肢体末端肿胀、麻木、运动障碍。上肢挫伤可行吊带休息，下肢特别是股四头肌和腓肠肌挫伤常伴有出血，需警惕血肿形成情况。

（二）出血

外出血者可用压迫法、止血带法、填塞法。

（1）压迫法

压迫法是最简单、有效的方法，指直接按压出血点，主要适用于头部和四肢的出血。具体操作方法是压迫创伤近端的动脉，使血管闭塞、血流中断，产生防御性血栓或血块。此类方法找准按压部位很关键，重要的压迫止血点有以下几个：前额、颞部出血时，可用手指垂直压迫伤侧颞浅动脉；眼、颌上出血时可压迫颌外动脉；颈部、口部、咽喉出血可压迫颈总动脉；上臂及肩部出血可压迫锁骨上窝的锁骨下动脉；前臂出血时压迫上方肱动脉，可在肱二头肌内侧向肱骨压迫，寻找肱动脉；手部破裂出血时，在腕横纹上方两侧桡动脉压迫；足部的动脉破裂出血时，可分别压迫足背动脉进行止血。上述方法主要用于小动脉、静脉、毛细血管的出血，可用指压，或纱布、毛巾、衣物进行加压包扎。见图2-26、图2-27。

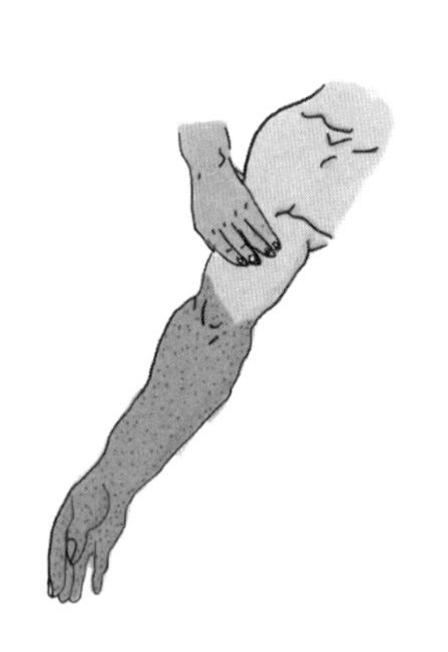

图2-26　肱动脉压迫止血

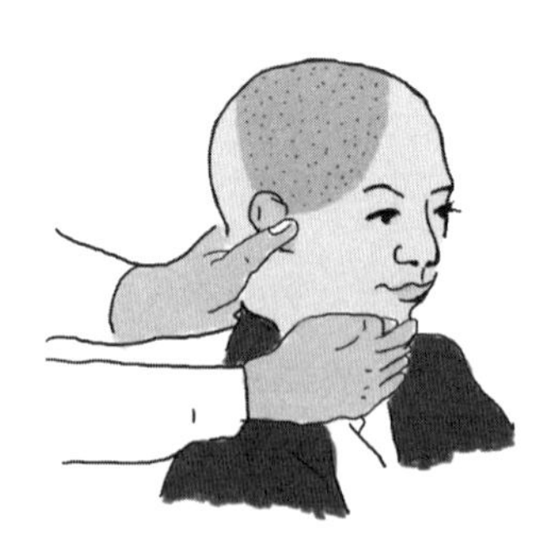

图2-27　颞浅动脉压迫止血

（2）止血带法

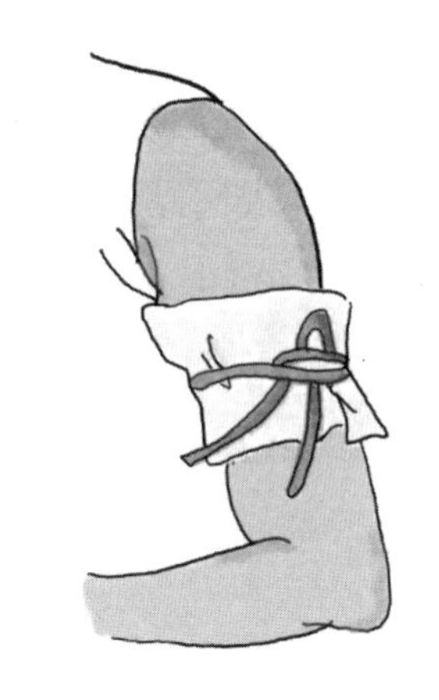
图2-28 止血带止血

止血带法（图2-28）可使用专用止血带或皮带、毛巾带等有弹性的物品，位置应位于出血点近心端，上臂为防止损伤桡神经可选择上1/3段，下肢可在大腿中段，不要选择无弹性的铁丝和电线。此法是四肢大动脉破裂大出血时的救命方法，应给予足够的压力。绑扎止血带时，可将患肢抬高，隔垫毛巾等松软物体后进行结扎，结扎后以出血停止或远端动脉搏动消失为度，肢端皮肤发白，不能有暗红色，如压力不够，只压迫了静脉，动脉血正常流通会导致出血的增加。注意使用止血带的时间：上肢止血带不超过0.5h放松1次，下肢不超过1h放松1次，以恢复远端肢体的暂时血供，总的绑扎时间不要超过3h。此法缺点较多，难度较大，不到大出血时应慎用。

（3）填塞法

填塞法可用于躯干大伤口出血者，多用于鼻出血较大量者，用纱布清水浸湿后，塞入鼻腔进行压迫止血。内出血多发生严重休克，如有面色苍白、出虚汗等症状，需立即采取半卧位，送往医院进行输血或手术治疗。

（三）骨折

根据骨折端是否与外界相通可分为闭合性骨折和开放性骨折，还有一种是骨折后，骨折断端刺伤重要脏器和血管的复杂性骨折，可出现如下症状：疼痛，动则加重；肢体发生肿胀、畸形，失去功能；轻微动作可闻及断端摩擦音。

如疑似骨折，需按照骨折应急处理后用X线确诊。骨折后，抢救生命、注意休克是首要原则，早期即制动固定，可予以平卧、保暖、吸氧等措施防止血压降低和休克。对急性大出血者必须尽快止血，及时运往医院救治。对于轻度无伤口的骨折，冷敷骨折部位，防止肿胀，注意防止冻伤。骨折固定时需牵引后再用夹板制动，不宜过紧，夹板与肢体之间垫松软物品，长度要超过受伤部位，上肢可固定在胸壁上，下肢固定可同健侧一起。开放性骨折者，应先清洗伤口，再用消毒纱布包扎，以免感染。若遇到暴露在外的骨折端，未经处理不要放回体内，以防深部感染，包扎固定后送医治疗。脊柱、腰部骨折需用担架运送，以免造成二次伤害。颈椎损伤者，转运过程中需注意固定好头部，转运时需多人同时搬动，不可发生患者肢体扭转。

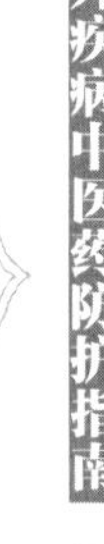

（四）火器伤

火器伤包括枪弹伤和爆炸伤，前者是如子弹、弹片等造成的机体损伤，后者是火药爆炸直接作用于机体所产生的损伤，子弹击中机体后不仅能产生直接损伤，还会冲击周围组织器官导致间接损伤。损伤程度主要与以下几个方面有关：子弹的初速度，子弹的口径及类型，进入身体的位置，子弹在体内运行的距离，受创伤器官的类型。由于子弹可以损伤弹道经过的任何器官、组织，具体治疗方案相对复杂。在火器造成的组织创伤中，尤以腹部火器伤较常见，腹部火器伤造成的创伤大多数波及多个脏器，主要的并发症为失血性休克和意识障碍，需及时入院手术探查、控制出血和抗休克治疗。同时，几乎所有火器造成的损伤均是污染的，贯通道内经常聚积有大量坏死的组织、血块、异物和细菌。因此，早期的充分清创、减压和引流是治疗的关键，并可预防性使用抗生素治疗。

对于院前急救来说，控制出血、防止休克尤为重要，急救措施包括：防止窒息，止血，包扎，固定，转运。对于颌面部或呼吸道受损患者，可能会发生通气障碍，需重点关注，对伤口的包扎，既可起到压迫止血的作用，还可以防止伤口二次污染，搬运过程中，尽量固定患者，防止搬运中错位。在处理过程中需密切观察失血性休克表现，比如：颜面苍白、口渴、大汗、四肢湿冷、神志不清、血压低、脉细速或不能触及、心率快、尿少等。止血法包括：①手压止血法，用手指、拳头压迫出血区域近侧动脉干，压迫点尽量位于动脉路径上，例如颈部出血压迫颞动脉、颌动脉、上肢出血压迫腋动脉、肱动脉、尺桡动脉，下肢出血压迫股动脉、胫动脉。②加压包扎止血法，使用厚敷料覆盖伤口，外加绷带缠绕。③屈关节止血法，如前臂和小腿动脉出血不止者，排除骨折和脱位后，可屈肘、膝关节后用绷带固定。④填塞止血法，深层软组织创伤出血、腹股沟或腋窝处活动性出血者，可用灭菌纱布填塞伤口，后绷带包扎。

参考文献

[1] 黄欢欢. 中医治疗腹痛的研究进展[J]. 临床合理用药杂志, 2020, 13(1): 169-171.

[2] 徐丹, 杨家耀, 石拓. 针刺联合穴位贴敷治疗腹泻型肠易激综合征的临床研究[J]. 中国中西医结合消化杂志, 2015, 23(5): 332-334.

[3] 王红平, 孙秋华, 戴燕波, 等. 推拿联合中药敷脐治疗小儿腹泻的研究[J]. 中华中医药杂志, 2015, 30(2): 617-619.

[4] 袁勇贵. 焦虑和抑郁障碍与躯体疾病[J]. 中国民康医学, 2003(3): 186-191.

[5] HAN X, HAN X, LUO Q, et al. Report of a mental health survey among Chinese international students at Yale University[J]. Journal of American College Health J of Ach, 2013, 61(1): 1-8.

[6] 郭成, 赵小云. 心理学经典理论应用书系: 健康心理学[M]. 杭州: 浙江教育出版社, 2016.

[7] 李大魁. 临床药学[M]. 北京: 中国协和医科大学出版社, 2018.

第三章　海外地方病的中医药防治

地方病，即在某些特定地区多发或流行的疾病，常与当地的地理环境和人们的生活方式等因素密切相关。每个国家和地区都有其独特的地理环境、气候和饮食生活习惯，这些因素有时可导致该地区某些特定疾病的流行。海外留学或工作人员刚刚进入新环境，对这些因素往往更加敏感，也使得此类地方性疾病对他们的健康产生较大的影响。因此本章列举了一些典型的地方性疾病，对其预防和治疗进行介绍，同时还介绍了这些疾病的中医特色疗法，希望能对海外留学及工作人员有所帮助。

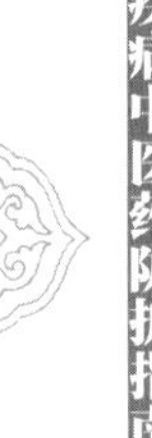

第一节　亚洲常见疾病

一、花粉症

在日本，花粉症被称为“国民病”，流行病学调查显示，大约有30%的日本民众对花粉过敏，在春季花粉期，会出现打喷嚏，眼睛、皮肤发痒，眼泪、鼻涕齐流等症状，严重者甚至影响睡眠[1]。因此，在日本学习和工作时，需重视花粉症的预防与治疗。

（一）发病原因

日本在战后的植树运动中，种植了大量日本特有的柳杉，这是花粉症的罪魁祸首。

（二）临床表现

花粉为可吸入颗粒物，可黏附在皮肤、鼻咽部黏膜等部位，临床表现为鼻塞、流涕、打喷嚏等鼻炎症状，也可见反复发作的喘息、气急、胸闷或咳嗽等哮喘表现[2]。

（三）辅助检查

花粉症的辅助检查主要为变应原特异性诊断测量，包括体内检测，如点刺试验、皮内试验、激发试验等，以及体外检测，如血清sIgE检测、嗜碱性粒细胞脱颗粒试验[3]。

（四）临床诊断

花粉症的诊断步骤包括病史、变应原特异性诊断测量，以及病史与检测结果是否相关[3]。

（五）治疗原则

1. 西医治疗

花粉症的治疗包括：①对因治疗，包括变应原回避及变应原特异性免疫治疗。②对症治疗，常用药物有糖皮质激素如内舒拿和雷诺考特、H1抗组胺药物如氯雷他定、白三烯受体拮抗剂如顺尔宁等。非药物疗法包括花粉阻隔剂和鼻腔冲洗。

2. 中医治疗

花粉症为病因学诊断，可影响多个系统，涉及变应性鼻炎、过敏性哮喘等疾病。根据其临床表现，变应性鼻炎可归属于中医“鼻鼽”范畴，而过敏性哮喘则属于“哮病”范畴[4]。变应性鼻炎，即鼻鼽的临床表现及治疗前章已有详细介绍，本章仅对过敏性哮喘进行论述。

过敏性哮喘，发作时喉中哮鸣有声，自觉呼吸困难，不能平卧，甚至面色苍白、唇甲青紫，约数分钟或数小时后缓解，严重者在大发作持续时会出现喘脱等危重证候。过敏性哮喘多呈反复发作，发作前可有鼻痒、喷嚏、胸闷等征兆。中医早在《黄帝内经》中就有类似哮喘特征的相关记载，在病因方面，也已认识到过敏性哮喘与外邪有关。隋代巢元方《诸病源候论》明确论述本病的发生与痰有直接关系。宋代许叔微《普济本事方》指出本病有家族遗传性。元代朱丹溪首创哮喘病名，提出了“未发以扶正气为主，既发以攻邪气为急”的治疗原则。

（1）辨证论治

中医认为，哮病多因先天禀赋异常，痰浊内伏，每遇诱因发作，痰随气升，气随痰阻，痰气搏结于气道，肺失肃降，而致喘息哮鸣发作。缓解期多表现为肺、脾、肾等脏气不足之症，出现肺脾气虚或肺肾两虚之象。

1）发作期。

A. 冷哮。

证候表现：喉中哮鸣有声，呼吸困难，兼见痰少、色白、多泡沫，怕冷，受寒易发作，口不渴或喜热饮；舌苔白滑，脉弦紧或浮紧。

治法方药：温肺散寒，化痰平喘；射干麻黄汤加减。

B. 热哮。

证候表现：喉中哮鸣有声，呼吸困难，兼见痰黄黏稠，口苦，口渴喜饮，面红身热等；舌质红，苔黄腻，脉滑数或弦滑。

治法方药：清热宣肺，化痰定喘；麻杏石甘汤加减。

C. 风痰哮。

证候表现：发作时喉中哮鸣有声，呼吸困难，无明显寒热倾向，起病急，忽发忽止，起病前有鼻、咽、眼痒；舌苔厚浊，脉滑实。

治法方药：疏风宣肺，解痉止哮；黄龙舒喘汤加减。

D. 喘脱危证。

证候表现：病情危重，烦躁，意识不清，手足冰冷等。

治法方药：化痰开窍，回阳固脱；回阳急救汤加减。

2）慢性持续期。

A. 痰哮。

证候表现：痰多易咳出；舌苔厚浊，脉滑。

治法方药：健脾化痰，降气平喘；麻杏二三汤加减。

B. 虚哮。

证候表现：持续喘哮，咳痰无力；舌质淡或偏红，或紫暗，脉沉细或细数。

治法方药：补肺纳肾，降气平喘；平喘固本汤加减。

3）缓解期。

A. 肺脾气虚证。

证候表现：气短，语声低微，怕风，易感冒，疲乏无力，饮食减少等；舌质淡，苔白，脉细弱。

治法方药：健脾益肺，培土生金；六君子汤加减。

B. 肺肾两虚证。

证候表现：气短，腰膝酸软，不耐劳累，或五心烦热，颧红，口干；舌质红少苔，脉细数，或畏寒肢冷，面色苍白；舌苔淡白，质胖，脉沉细。

治法方药：补肺益肾；补肺散合金水六君煎加减。

（2）中医特色疗法

1）针灸疗法：实证常用大椎、身柱、风门、肺俞、丰隆、膻中、曲池、合谷、外关、商阳、鱼际等穴位。虚证常用肺俞、璇玑、膻中、天突、气海、关元、膏肓、神阙、三阴交、肾俞、复溜、命门等穴位。

2）穴位贴敷疗法：炒白芥子、延胡索各20g，细辛、甘遂各10g，共研细末，用生姜汁调成糊状贴敷于穴位上（双侧定喘、双侧肺俞、天突、膻中、双侧中府）。贴敷时注意防止出现明显的皮肤损伤。

3）穴位埋线疗法：常用穴位有定喘、肺俞、脾俞、肾俞、哮喘、膻中、丰隆、足三里等。

（六）预防调护

1）远离过敏原，出门做好防护措施，如戴口罩、眼镜，回家刷牙、洗脸、漱口、洗澡、洗头、更衣等，以减少接触花粉等过敏原的机会。

2）调畅情志，规律起居，适当锻炼。

3）清淡易消化饮食，多食新鲜蔬菜水果，忌食辛辣刺激食物及海鲜类食物。

4）过敏性鼻炎发作时，如已知过敏原，立即脱离该过敏原为首；可常备内舒拿或雷诺考特喷鼻，口服氯雷他定和顺尔宁等药物缓解症状；平时可口服玉屏风散以增强免疫力。

5）过敏性哮喘急性发作时，立即使用合适剂量的哮喘剂喷雾；注意调整患者体位，最好能够采取坐立位的姿势，身体微微向前倾斜，有条件可吸氧；注意通风良好，并做好保暖工作。此外，还可以通过按摩双侧合谷、风池等穴位来缓解症状。

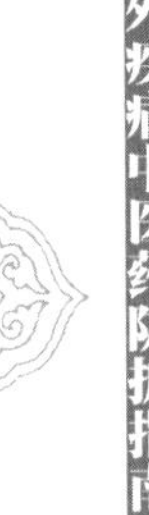

二、食源性寄生虫病

日本国土四面环海且海岸线曲折复杂；与日本隔海相邻的韩国，三面环海。这些特殊的地理环境让日本和韩国人民养成了生食蔬菜和肉类的习惯，这种饮食习惯使食源性寄生虫病问题日渐突出[5-6, 12]。因此身处日本、韩国的海外人员，需重视寄生虫病的预防和治疗。

（一）发病原因

日本、韩国临海的优越地理位置，使得生鲜产品丰富，加上当地人喜食生凉的传统饮食习惯，是近年食源性寄生虫病问题突出的主要原因[7-8]。

（二）临床表现

食源性寄生虫病是对一大类寄生虫病的概括，引起的症状较多、较为复杂，但主要以腹痛、恶心、消化不良、腹泻等消化道症状为主，严重者可出现发热、体重减轻等全身症状，由于寄生虫侵袭部位不同还可能出现肝脏肿大、剧烈头痛等其他症状体征[9-10]。

（三）辅助检查

主要的辅助检查包括：①病原学检查，粪便、痰液、脑脊液等检测寄生虫成虫或虫卵。②血液检查，嗜酸性粒细胞计数。③血清免疫学实验，检测患者血清、脑脊液、穿刺液等体液中是否有寄生虫抗体。④胸部X线、B超、CT等影像学检查。

（四）临床诊断

诊断依据包括流行病学史、临床症状、体征、实验室检查、影像学检查及相关抗体检查结果[11]。

（五）治疗原则

1. 西医治疗

西医治疗包括：①药物治疗以消灭寄生虫为主，多选用高效、广谱驱虫药，例如左旋咪唑、噻嘧啶等。②在感染较重而寄主较衰弱时，可给予支持疗法。③如遇寄生虫穿孔等外科并发症时，应及时进行外科处理。

2. 中医治疗

寄生虫属中医病因的一种，又称为虫邪。隋代巢元方在《诸病源候论》中有关于寄生虫的详细记载，并对其发病进行阐述："此诸虫根据肠胃之间，若腑脏气实，则不为害，若虚则能侵蚀，随其虫之动而能变成诸患也。"即虫邪居于体内，在人体脏腑功能旺盛时，不会出现症状，而在脏气衰弱、正气亏虚时，则变生各种疾病。同时虫邪久居，耗伤人体精血，可导致正气进一步损伤。

（1）中医内治法

中医对寄生虫病无统一的辨证分型，临证时根据患者症状及舌脉进行辨证，随证治之。治疗时，既要祛除虫邪，也要兼顾扶正。

1）常用驱虫方药包括使君子散、乌梅丸、贯众汤、下虫汤等。使君子散主要用于驱蛔杀虫。乌梅丸主要用于脏寒蛔厥，以安蛔止痛，驱蛔杀虫；贯众汤用于钩虫病的治疗；下虫丸用于驱除绦虫。

久病患者往往伴气血耗伤、正气不足，治疗上可用香砂六君子汤、八珍汤等健脾化湿，益气养血。香砂六君子汤适用于轻症患者驱虫后调理。八珍汤适用于重症患者驱虫后调理。

2）常用驱虫单药有：①槟榔60g，打碎，用清水500mL浸泡1夜，浓煎1h，晨起空腹1次服下，连服2～3天，用于驱除绦虫、姜片虫。②使君子仁6～9g，最大剂量不超过20粒，早晨空腹服，文火炒黄嚼服，连服2～3天，用于驱除蛔虫。③香榧子每次2粒，文火炒熟，嚼细烂，每天3次，连服1周用于驱除蛔虫、绦虫。④雷丸10～15g，槟榔30～60g，水煎2次，不少于100mL，清晨空腹服用，用于驱除绦虫。⑤南瓜子仁粉30～60g，早晨空腹服用，2h后服槟榔煎剂（生槟榔30～40g水煎），若无腹泻，0.5h后冲服玄明粉5～10g，用于驱除绦虫，一般服用后3h可见效。

3）常用驱虫中成药包括化虫丸、使君子丸、肥儿丸等。

（2）中医特色疗法

1）针刺疗法：如出现腹痛，针刺天枢、中脘、足三里、内关、阳陵泉等穴位；出现蛔厥，先刺迎香透四白、胆囊穴，后刺内关、足三里、中脘、人中等穴位；虫证后期气血亏虚等证候可用揿针贴敷于足三里等穴位。揿针即皮内针，是以特制的小型针具固定于皮内或皮下，进行较长时间埋藏的一种方法，适合对寄生虫后期气血亏虚等证候的调理。

2）保留灌肠疗法：百部煎剂保留灌肠，有杀虫止痒功效。用百部30g，浓煎至30mL，于22:00—23:00保留灌肠，10～12天为1个疗程。

（六）预防调护

1）对于寄生虫病而言，预防大于治疗，改变不良的卫生和饮食习惯，如不喝生水、不吃不熟的食物。

2）服药后注意虫体排出情况。

3）注意患病期间饮食情况，及时补充富有营养及易消化的食物。

第二节　欧洲常见疾病

许多欧洲国家属于温带海洋性气候，纬度较高，全年盛行西风，受海洋暖湿气流的影响，终年湿润，阴雨天多见。故海外人员到欧洲易诱发或加重骨关节疾病及湿疹等皮肤病。

一、骨关节疾病

（一）发病原因

许多欧洲国家受地理环境影响，阴雨天气多见，尤其在英国，骨关节疾病的发生与加重与此有关。此外，欧洲畜牧业发达，欧洲人酷爱乳制品和牛羊肉，高脂食物在体内氧化分解过程中产生的代谢产物会对骨关节产生较强的刺激作用，饮食习惯改变也是海外人员到欧洲后骨关节病发生与加重的主要原因之一。

（二）临床表现

骨关节疾病包括退行性骨关节病、风湿性关节炎、类风湿性关节炎、强直性脊柱炎等多种疾病，临床表现主要为关节疼痛、肿胀、增生、活动受限等（图3–1），常在天气变化后症状加重。同时各个疾病又有其特殊表现，如退行性骨关节病好发于负重较大的膝关节、髋关节、脊柱等，休息后可缓解。类风湿性关节炎多表现为关节疼痛伴晨僵，最常见于指间关节等小关节，病程长者可出现关节脱位或半脱位，同时可见其他系统受累。

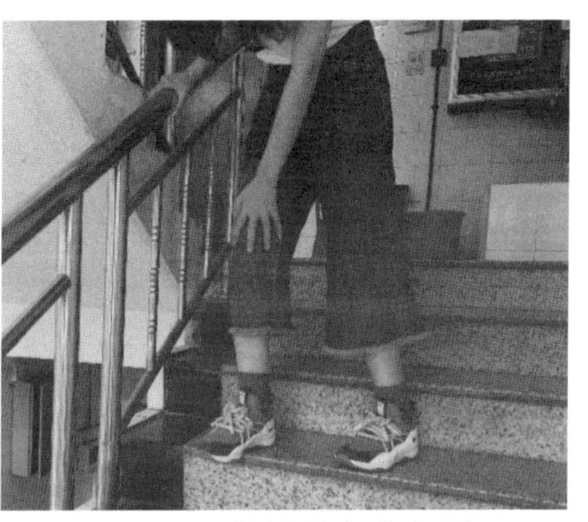

图3–1　骨关节病发作期

（三）辅助检查

实验室检查包括抗溶血性链球菌“O”试验、红细胞沉降率、C反应蛋白、类风湿因子、血清抗核抗体等；X线和CT等影像学检查有助于了解骨关节疾病的病变部位与损伤程度；心电图、心脏彩超、肺功能等检查有助于诊断本病是否累及其他脏器。

（四）临床诊断

骨关节疾病的诊断主要以临床表现、实验室检查和影像学检查为依据。

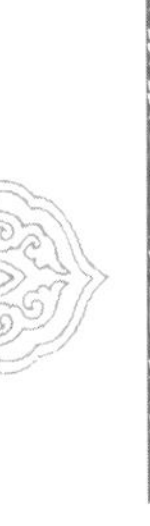

（五）治疗原则

1. 西医治疗

不同的骨关节疾病，其治疗方案也有所不同。退行性骨关节病的药物治疗包括非甾体抗炎药、镇痛药物及关节腔内注射药物等；病情较重者可行手术治疗。类风湿性关节炎治疗以药物治疗为主，包括非甾体抗炎药、糖皮质激素、抗风湿药物、生物制剂等。

2. 中医治疗

骨关节疾病，属中医“痹病”范畴，临床表现为肢体关节肌肉突然或逐渐疼痛、酸楚、麻木、重着、屈伸不利及活动障碍。具体治疗方法及预防调护见第二章第四节“痹病”。

二、湿疹

（一）发病原因

湿疹是一种多病因协同致病的疾病。潮湿的气候、饮食习惯及春季空气中含量飙升的花粉，均与欧洲地区湿疹的高发病率有关。此外，海外人员初到欧洲，在适应新环境中出现的过度疲劳、孤独感，以及考试或就业前出现的紧张、失眠等精神因素也与湿疹的发病相关。有过敏史的海外人员尤其应当注意防范湿疹的侵害。

（二）临床表现

湿疹临床表现可以分为急性、亚急性及慢性三期[13]。

1）急性期湿疹：皮损呈多形性，常表现为红斑基础上的针尖至粟粒大小丘疹、丘疱疹，严重时可出现小水疱，常融合成片，边界不清，皮损周边丘疱疹逐渐稀疏，常因搔抓形成点状糜烂面，有明显浆液性渗出。自觉瘙痒剧烈。如继发感染则形成脓疱、脓痂、淋巴结肿大，可出现发热等症。

2）亚急性期湿疹：表现为红肿及渗出减轻，但仍可有丘疹及少量丘疱疹，皮损呈暗红色，可有少许鳞屑及轻度浸润，仍自觉有剧烈瘙痒。

3）慢性期湿疹：表现为患部皮肤浸润性暗红斑上有丘疹、抓痕及鳞屑，局部皮肤肥厚、表面粗糙，有不同程度的苔藓样变、色素沉着或色素减退，亦自觉有明显瘙痒，常呈阵发性。病情时轻时重，延续数月或更久。

（三）辅助检查

湿疹的辅助检查主要用于筛查可能的病因和鉴别诊断。常用辅助检查包括血常规、血清嗜酸性阳离子蛋白、血清IgE检测、血清免疫球蛋白、变应原检查、斑贴试验、真菌检查、皮损细菌培养等；必要时应行皮肤组织病理学检查。

（四）临床诊断

主要根据病史、皮疹形态及病程进行诊断。本病男女老幼皆可发病，无明显季节性，病程不规则，呈反复发作，冬季常复发。

（五）治疗原则

1. 西医治疗

（1）内服法

以抗炎、止痒为目的，选用抗组胺药、镇静剂，如氯苯那敏与氯雷他定等。泛发性湿疹可口服或注射糖皮质激素，但不宜长期使用。

（2）外治法

急性期无渗液者用氧化锌油，渗出多者用3%硼酸溶液湿敷；当渗出减少时，可用糖皮质激素霜剂与油剂交替使用。急性期还可选用钙剂、维生素C、硫代硫酸钠等静脉给药，或采用普鲁卡因静脉封闭疗法达到止痒与缓和病情作用。

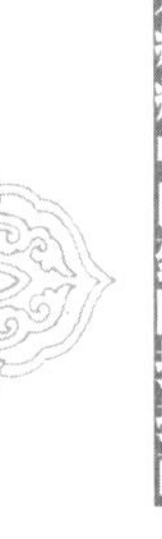

2. 中医治疗

湿疹，属中医“湿疮”范畴[14]，以皮肤呈丘疹、疱疹、渗出、肥厚等多形损害并反复发作为临床表现。根据皮损形态、发病部位的不同，名称各异。

（1）辨证论治

中医认为，本病多因于禀赋不耐，饮食失节，或过食辛辣刺激荤腥动风之物，脾胃受损，失其健运，湿热内生，又兼外受风邪，内外两邪相搏，风湿热邪侵扰肌肤所致。治疗上以清热利湿止痒为主。

1）湿热蕴肤证。

证候表现：发病快，病程短，皮损部位潮红，有丘疱疹，灼热瘙痒无休，抓破渗液流脂水；伴心烦口渴，身热不扬，大便干，小便短赤；舌红，苔薄白或黄，脉滑或数。

治法方药：清热利湿止痒；龙胆泻肝汤合萆薢渗湿汤加减。

2）脾虚湿蕴证。

证候表现：发病较缓，皮损部位潮红，有丘疹，瘙痒，抓后糜烂渗出，可见鳞屑；伴纳少，腹胀便溏，易疲乏；舌淡胖，苔白腻，脉濡缓。

治法方药：健脾利湿止痒；除湿胃苓汤或参苓白术散加减。

3）血虚风燥证。

证候表现：病程久，反复发作，皮损部位色暗或色素沉着，或皮损部位粗糙肥厚，剧痒难忍，遇热或肥皂水洗后瘙痒加重；伴有口干不欲饮，纳差，腹胀；舌淡，苔白，脉弦细。

治法方药：养血润肤，祛风止痒；当归饮子或四物消风饮加减。

（2）中医特色疗法

1）针刺疗法：常选取曲池、阴陵泉、血海、风市等为主穴，并根据病情部位选取相应配穴，如肘、膝窝配以尺泽及委中，面部配风池、颧髎等。或采用皮肤针法，叩刺大椎、大杼至白环俞，叩至皮肤潮红为度。或采用火针法，针刺皮疹部位，针后若出血，待血自止或以干棉棒擦拭血迹。

2）铺棉灸疗法：湿疹发作时可采用铺棉灸法，在患处铺上薄薄一层棉花后点燃，施灸3次，灸完后涂上一层万花油。需谨防烫伤。

3）刺络拔罐疗法：碘伏消毒后以梅花针轻叩刺大椎、曲池及皮疹部位，以皮肤微微出血为度，并在刺血点处加拔火罐，留罐8min[15]。

4）中药熏蒸疗法：使用地肤子、白鲜皮、苦参、蛇床子、大黄各30g，加清水煮成2～3L，再放入枯矾30g、冰片10g，趁热熏蒸患处。后泡洗全身，或局部浸泡。急性发作无法及时就医时可取苦参20g、白鲜皮20g，放入锅中煎煮约30min，取汁，擦洗患处。

5）中药外敷法：初起选用清热止痒的中药苦参、黄柏、地肤子、荆芥等煎汤湿敷；若水疱糜烂、渗出明显时，可选用黄柏、生地榆、马齿苋、野菊花等煎汤，或用10%黄柏溶液，或2%～3%硼酸水冷敷。渗出减少时可使用麻油调青黛散搽患处。

（六）预防调护

1）应注意忌食鱼虾及鸡蛋、牛肉、羊肉等欧洲常用食材，尽量保持原有的饮食习惯，平日尽可能食用熟悉的中餐，减少自身排异反应。

2）远离过敏原，如部分海产品、毛织品、化纤尼龙织物、化妆品及猫狗等。

3）急性湿疹患者忌用热水烫洗，湿疹患者忌用肥皂等刺激物洗患处。冬季海外人员需入乡随俗，尤其在俄罗斯等冬季较长的国家需减少洗澡次数，每周1～2次为宜。

4）湿疹患者应避免搔抓，以防感染。避免精神紧张，防止过度劳累。房间保持一定的温度与湿度。

5）急性湿疹或慢性湿疹急性发作期间应暂缓注射各种疫苗。

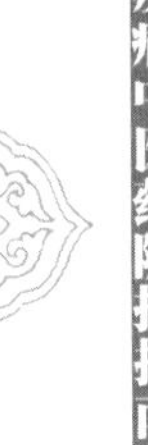

第三节　北美洲常见疾病

一、肥胖症

肥胖症是一种慢性代谢性疾病，指机体脂肪总含量过多和/或局部含量增多及分布异常的代谢症群。世界卫生组织将肥胖列为影响健康的第五大危险因素。高糖、高热量的饮食习惯使得肥胖症在北美洲国家的发病率极高。与肥胖密切相关的糖尿病、高血压病和高尿酸血症等发病率也随之上升，给人们的健康造成极大的影响。根据发病机制及病因，肥胖症可分为单纯性和继发性两类，本节主要阐述单纯性肥胖症。

（一）发病原因

肥胖症是由于能量代谢失调，热量摄入多于消耗而引起的。高热量饮食、高糖饮食、缺乏运动等不良生活方式均可导致脂肪过度堆积，增加肥胖症的患病风险。

（二）临床表现

肥胖症临床表现为体重异常增加，身体肥胖，可同时伴有胸闷气急、腹胀便秘、关节肌肉酸痛和易疲劳等多种症状。常合并血脂异常、脂肪性肝病、高血压、糖耐量异常和糖尿病等。

（三）辅助检查

实验室检查包括血尿皮质醇水平、皮质醇节律及小剂量地塞米松抑制试验、甲状腺功能检测、垂体及靶腺激素测定、必要的内分泌功能试验、头颅（鞍区）MRI等，以区别由皮质醇增多症、甲状腺功能减退、下丘脑或垂体疾病等导致的继发性肥胖。

（四）临床诊断

1）以体质指数（BMI）诊断肥胖：是判断人是否超重的重要指标。BMI=体重（kg）/身高（m）^{2}。25.0≤BMI＜28.0为超重，BMI≥28.0为肥胖。

2）以腰围诊断中心型肥胖：测量方法为被测者取立位，测腋中线肋弓下缘和髂嵴连线中点的水平位置处体围的周径。男性≥90cm，女性≥85cm，即为中心型肥胖。

根据以上诊断标准，并除外继发性肥胖，即可诊断为单纯性肥胖症。

（五）治疗原则

1. 西医治疗

包括药物疗法和手术治疗。药物如奥利司他等，均有不同程度的副作用；手术治疗则包括胃肠道手术和局部吸脂术，都有严格的适应证并伴随术后并发症[16]。

2. 中医治疗

中医虽无“肥胖”的病名，但根据其临床表现，当属于“肥人”“脂人”“膏人”“肥满”等范畴。中医认为，肥胖病因包括先天禀赋、过食肥甘、好逸少动等，其病机主要与脾虚痰湿相关，治疗上多以健脾化痰祛湿为主。

（1）辨证论治

1）胃热滞脾证。

证候表现：形体肥胖，伴多食易饥，面色红润，口干口苦，胃脘部烧灼；舌红，苔黄腻，脉弦滑。

治法方药：清胃泻火，佐以消导；小承气汤合保和丸加减。

2）痰湿内盛证。

证候表现：形体肥胖，伴身体沉重，疲倦乏力，胸膈满闷；舌苔白腻或白滑，脉滑。

治法方药：燥湿化痰，理气消痞；导痰汤加减。

3）脾虚不运证。

证候表现：形体肥胖，伴乏力，肢体轻度浮肿，饮食减少，小便量少；舌淡胖边有齿痕，苔薄白或白腻，脉濡细。

治法方药：益气健脾，利水渗湿；参苓白术散合防己黄芪汤加减。

4）脾肾阳虚证。

证候表现：形体肥胖，伴颜面虚浮，疲倦，下肢水肿，夜尿频；舌淡胖，苔薄白，脉沉细。

治法方药：温补脾肾，利水化饮；真武汤合苓桂术甘汤加减。

（2）中医特色疗法

1）针灸疗法：选穴多取足阳明胃经及相关穴位。常用穴位有中脘、关元、带脉、丰隆、足三里、三阴交、天枢等，用针刺或灸法。

2）电针疗法（图3-2）：电针是指在针刺得气的基础上，应用电针仪输出脉冲电流，通过毫针作用于人体穴位以防治疾病的方法，属针刺的一种，是毫针与电生理效应的结合。常用穴位同针灸选穴。

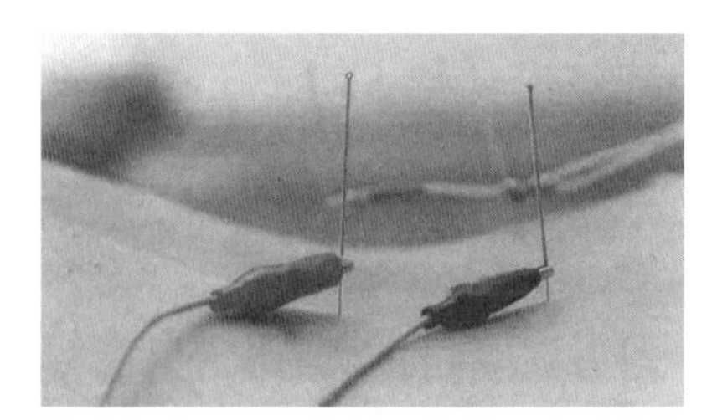

图3-2　电针疗法

3）穴位埋线疗法：穴位埋线是指将羊肠线埋入穴位，利用其对穴位的持续性刺激作用治疗疾病，对于多种慢性疾病具有良好的疗效。常用穴位

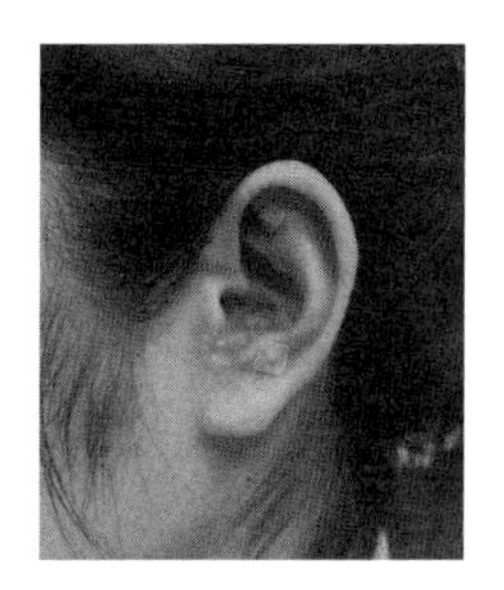
图3-3　耳穴疗法

有足三里、中脘、天枢、关元、水分、丰隆等，频率为每2周1次。不良反应包括术后1～5天内埋线局部出现红肿热痛等炎症反应，反应严重者局部可有少量渗出液，一般不需特殊处理。

4）耳穴疗法（图3-3）：常用穴位有内分泌、脾、胃、大肠、三焦、神门、饥点等，以王不留行籽贴压。

5）推拿疗法：于背部双侧膀胱经施以㨰法，拇指按揉沿经腧穴，胸腹部的脾、肾经施以一指禅推法；再用拇指按揉中脘、下脘、天枢、关元、腹结等腹部穴位[17]。

（六）预防调护

1）饮食上以低盐、低脂、高维生素饮食为主，每天主食不超过300g，禁酒，多进食新鲜蔬菜水果及适量优质蛋白质。

2）运动以有氧运动为主，包括慢跑、打羽毛球、骑自行车、打太极拳等，每周参加有氧运动3～5次，每次1h左右。

二、皮肤干燥症

皮肤干燥症是指皮肤出现超出正常的干燥状态，主要表现为皮肤表皮层的干燥，而不伴有瘙痒和炎症表现。任何年龄人群均可受累，目前临床上皮肤干燥症的患者日益增多，可能与社会发展和生活方式的改变有关。海外工作人员及留学生初到异地环境，可能会因气候变化、水质差异、洗涤剂等出现皮肤干燥。

（一）发病原因

皮肤干燥症可由多种因素引起，包括：①理化因素，主要包括频繁洗浴、日晒等。②季节因素，皮肤暴露在干燥的环境中，容易出现干燥。

③年龄因素，随着年龄增长，皮肤代谢减慢，皮肤萎缩，脂质合成减少，乳酸、尿素等天然保湿因子减少等，均可导致皮肤干燥。

（二）临床表现

皮肤干燥症主要表现为皮肤表皮层干燥，外观暗淡无光泽，皮肤粗糙，厚度增加，严重者可出现皮肤表面裂纹和裂缝，甚至出血性皲裂，引起继发性的皮损和皮肤感染。

（三）临床诊断

临床常用的评估方法包括简易视觉评分法、干燥度整体评分法、特定症状总评分法。其中最常用的是干燥度整体评分法。0分：无干燥症状；1分：有轻微起皮现象，皮肤外观稍显粗糙和灰暗；2分：皮肤表面附着细小皮屑或少量大块皮屑，外观轻度粗糙发白；3分：皮屑均匀分布，皮肤外观明显粗糙、轻度发红且有少量裂纹；4分：大量皮屑脱落，皮肤外观粗糙、泛红伴有湿疹样改变和皲裂。大于1分即可确诊为皮肤干燥症。

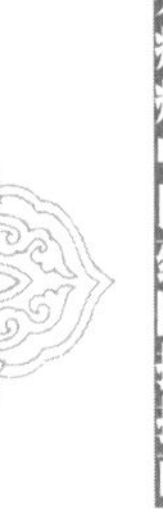

（四）治疗原则

1. 西医治疗

治疗皮肤干燥症的主要药物是保湿剂，其主要成分包括尿素、乳酸、乙醇酸、甘油和丙二醇等，可增加皮肤水分，减少水分流失。多磺酸黏多糖是天然的有机肝素类化合物，可增加皮肤水合作用，抑制皮肤降解酶，延缓皮肤早衰[18]。

2. 中医治疗

中医认为，以皮肤干燥、咽干、口干等为主要表现者，均属“燥”的范畴，如《黄帝内经》云“燥胜则干”，其病因包括自身津液不足或因气滞、血瘀、阳虚、湿阻等导致的津液输布障碍，皮肤失于濡养。治疗上以滋阴、养血、润燥为基本治疗原则。

（1）辨证论治

1）阴虚血亏证。

证候表现：全身或局部皮肤干燥、脱屑、皲裂或出血，双目干涩，口干，便秘，或伴腰膝酸软、头晕耳鸣等；舌红少苔，脉细。

治法方药：滋阴，养血，润燥；滋燥养荣汤加减[19]。

2）湿邪停滞证。

证候表现：局部皮肤干燥与流水泛湿兼见；舌苔厚腻，脉滑。

治法方药：淡渗利湿；麻黄加术汤或五苓散加减[20]。

3）瘀血阻络证。

证候表现：皮肤粗糙肥厚，鳞屑较多，肌肤甲错，遇冷加重，遇热则缓；舌质紫暗或有瘀斑，脉弦涩。

治法方药：益气养血，活血通络；补阳还五汤加减。

4）阳虚失运证。

证候表现：皮肤干燥、瘙痒，无力搔抓，伴形寒肢冷、腰膝酸冷、五更泄泻、面色㿠白、双下肢水肿；舌淡，苔白，脉沉弱。

治法方药：温通阳气，行气活血；肾气丸加减[21]。

（2）中医特色疗法

1）食疗。

沙参麦冬糖水：沙参、麦冬、竹叶、甘草、天冬，浸泡20min，放入适量冰糖，水开后小火煎20min。

莲子百合冬瓜汤：莲子、百合、冬瓜，加水煲汤。

养生粥：红枣、莲子、绿豆、薏苡仁、扁豆、枸杞子、黄芪，黄芪浸泡20min后，倒入砂锅煮15min，倒出备用。将红枣、莲子、绿豆、薏苡仁、扁豆倒入砂锅，加入黄芪水，煮开后小火煮40min，放入枸杞子，熬煮10min。

生地桑枣茶：生地黄、桑叶、红枣，开水冲泡。

鲜石斛茶：鲜石斛，搅拌机打碎后，开水冲泡。

黄精排骨汤：黄精、当归、排骨，加水，煮汤食用。

养颜老鸭汤：人参、白术、熟地黄、当归、麦冬、鸭肉，加水焖煮后食用。

2）穴位按摩疗法：常用穴位包括印堂、太阳、迎香、阴陵泉、三阴交、太溪、足三里等。

（五）预防调护

1）忌食肥甘厚味及辛辣之品，宜进食生津养阴润燥的食物，如雪梨、荸荠、百合、桑椹、西瓜、苹果、藕、枸杞子、银耳等。多进食富含维生素A的食物，如胡萝卜、油菜、禽肉、蛋等，及时补充饮水。

2）居住环境保湿，室温保持在18～20℃，不宜过于干热。

3）适度运动，如散步、骑车、慢跑、跳绳等，至皮肤微微出汗。

4）避免使用清洁力过强的碱性香皂，沐浴时不宜使用过热的水，减少沐浴次数和时间，改用滋润性较强的浴液。沐浴后涂抹滋润的沐浴乳。

5）注意防晒，除物理防晒外，还可选用防晒系数稍低的防晒霜。

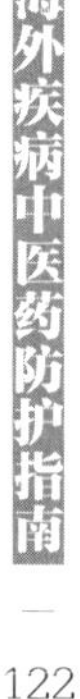

第四节　大洋洲常见疾病

日光性皮炎

日光性皮炎是指皮肤受到紫外线过度照射后出现的急性炎症反应，又称为日晒伤，多发于面部、颈前三角区、手背、前臂、背部等常见的日光照射部位。臭氧层空洞使得澳大利亚紫外线异常强烈，同时澳大利亚人喜爱的户外运动如登山、浮潜、游泳等都容易导致晒伤，这些导致该地区的皮肤癌发病率极高。

（一）发病原因

紫外线过度照射是引起日光性皮炎的主要原因。

（二）临床表现

日晒部位的皮肤出现弥漫性红斑，色鲜红，严重者可出现丘疹、水疱、结节等，可伴有破溃、抓痕、血痂等，自觉灼热、瘙痒、刺痛，触之更痛。随病情进展，病变处逐渐变为暗红色或红褐色，脱屑，逐渐消退，可遗留色素沉着。

（三）辅助检查

光敏感实验可出现异常红斑反应或光激发试验阳性，自身抗体阴性。可行组织病理学检查以除外系统性红斑狼疮；血、尿、粪便卟啉检查以排除卟啉病。

（四）临床诊断

有日光暴晒史，日光照射部位出现典型皮损，自觉灼热、瘙痒、刺痛等症状。辅助检查排除其他紫外线相关疾病。

（五）治疗原则

1. 西医治疗

主要为外用药物治疗。2.5%吲哚美辛溶液外擦用以减轻皮肤红、热和疼痛，外用炉甘石洗剂或激素类药膏以消炎止痒抗过敏。如严重晒伤超过3天仍不能好转，或出现恶化迹象，可服用或外用抗组胺、抗菌消炎药物。有明显全身症状时可口服小剂量泼尼松[22]。

2. 中医治疗

日光性皮炎属中医“日晒疮”范畴。本病的发生多与热邪外袭密切相关。禀赋不耐，腠理不密，加之过度日光照晒，使热毒侵袭肌肤，灼伤营血，发为本病[23]。

（1）辨证论治

1）热毒炽盛证。

证候表现：曝光部位皮肤出现红斑、肿胀、丘疹，自觉灼热、刺痛、瘙痒，伴口干欲饮，大便干结，小便短黄；舌红，苔薄黄，脉数。

治法方药：清热，解毒，消斑；黄连解毒汤加减。

2）湿毒蕴结证。

证候表现：曝光部位皮肤出现红斑、水疱或大疱，破后流滋、糜烂结痂，自觉灼热、刺痛、瘙痒，伴身热，口不渴或渴不多饮；舌红，苔薄黄或腻，脉滑数。

治法方药：清热，利湿，解毒；五皮饮加减。

（2）中医特色疗法

1）中药塌渍疗法：仅有红斑，无水疱者，蒲公英、野菊花或生地榆、马齿苋，煮水取汁，纱布浸入药水敷于局部，每天4～5次；有水疱、渗出者，用板蓝根、马齿苋、黄连、牡丹皮等量水煎，冷湿敷，每天2～3次，每次30min；或用等份黄柏、青黛研细末，香油调成糊状，涂患处，每天2次。

2）针刺疗法：取天柱、风池、风门、肺俞、足三里等穴，平补平泻法，不留针；取百会、足三里、尺泽，补法，留针20min，每天1次。

3）耳穴疗法：取肾上腺、神门、肺、大肠、内分泌等耳穴，将王不留行籽贴在穴位上，每天按压穴位数次，每次10min。

（六）预防调护

1）避免日光暴晒，紫外线强烈时应缩短室外劳作时间。

2）外出注意防晒，戴遮阳帽、打遮阳伞、穿长袖衣裤，皮肤暴露部位擦防晒霜。

3）进食如芹菜、香菜、菠菜、油菜、柑橘、柠檬等光敏性食物后，减少或避免外出；忌食辛辣刺激食物。

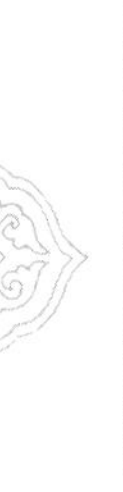

4）多食富含番茄红素、β-胡萝卜素、维生素E、维生素C类食物。

5）避免使用过烫的水清洗，避免长久待在干燥环境中，避免摩擦干燥部位皮肤。

6）出现脱皮、水疱等，避免搔抓，防止继发感染。

7）晒伤后如不能及时就医，可用清洁冷水或生理盐水沾湿纱布，于晒伤处敷20min左右，可有效减缓刺激不适。

第五节　非洲、南美洲常见疾病

一、疟疾

疟疾是严重危害人类健康的全球性虫媒传染病，最集中分布于非洲、东南亚和西太平洋地区，在非洲热带地区属于高发病，加上非洲炎热的气候和卫生环境影响，非洲疟疾大多数是恶性疟疾，甚者危及生命，对在外人员的身体健康造成极大威胁。因此，了解疟疾及其预防和治疗十分重要。

（一）发病原因

疟疾的发病主要是经雌性蚊虫叮咬或输入带疟原虫的血液而感染疟原虫导致。

（二）临床表现

疟疾患者临床主要表现为畏寒、发热、寒热往来。非洲疟疾患者多有持续不规律发热和寒战表现。

（三）辅助检查

目前确诊疟疾的实验室检查主要包括血涂片疟原虫病原学检查（镜检）、抗原检测和核酸检测等3种方法。

（四）临床诊断

疟疾的诊断包括临床表现、疫区接触史、实验室检查等。

（五）治疗原则

1. 西医治疗[24]

主要以抗疟药物治疗为主。目前治疗疟疾的西药主要是喹啉类。发热无明显规律，给予抗炎退热治疗。近年来，有研究表明阿奇霉素类药物可以与抗疟药联合使用增强疗效，亦可做预防类药物来使用。[25]

2. 中医治疗

中医关于“疟”的最早记载可追溯至甲骨文时期，晋代葛洪所著的《肘后备急方》中便有青蒿治疗疟疾的记录：“青蒿一握，以水二升渍，绞取汁，尽服之。”中医认为本病的发生，主要是感受“疟邪”，其诱发因素则与外感暑湿、风邪、饮食劳倦有关，其中尤以暑湿诱发多见。

（1）辨证论治[26-27]

1）正疟。

证候表现：寒战发热，遍身汗出，热退身凉，休作有时，每天或间一二天发作1次，伴头痛面赤，口渴引饮；舌红，舌苔薄白或黄腻，脉弦。

治法方药：祛邪截疟，和解表里；达原饮合小柴胡汤加减。

2）温疟。

证候表现：寒少热多，汗出不畅，作休有时，口渴饮引，便秘溲赤；舌质红，舌苔黄，脉细数。

治法方药：清热解表，和解祛邪；白虎加桂枝汤加减。

3）寒疟。

证候表现：寒多热少，作休有时，口不渴，神疲体倦；舌质淡红，舌苔白或白腻，脉弦。

治法方药：和解表里，温阳达邪；柴胡桂枝干姜汤加减。

4）瘴疟（热瘴）。

证候表现：乍寒乍热，寒微热甚，或壮热不寒，病可发无定时，面红目赤，烦渴饮冷，大便秘结，小便热而短赤，甚至神昏谵语，痉厥，狂躁；舌质红绛，苔黄腻或黑，脉洪数。

治法方药：除瘴解毒，清热保津；方用清瘴汤加减。

5）瘴疟（冷瘴）。

证候表现：乍寒乍热，寒甚热微，或但寒不热，恶寒战栗，病发可无定时，甚则神昏不语，四肢厥冷；舌质淡红，舌苔白厚而腻，脉弱无力。

治法方药：解毒除瘴，芳化湿浊；不换金正气散加减。

6）劳疟。

证候表现：疟久不愈，寒热时作，遇劳而发，面色萎黄，倦怠乏力，短气懒言，食少便溏，形体消瘦；舌质淡，舌苔白，脉细无力。

治法方药：益气养血，扶正祛邪；补中益气汤加减。

7）疟母。

证候表现：久疟不愈，肋下结块，触之有形，按之疼痛，面色萎黄，神疲乏力，或胁肋胀痛，口苦咽干，头晕目眩；舌质淡而紫暗，有瘀斑，舌苔白，脉细涩。

治法方药：消癥化积，软坚散结，调益气血；鳖甲煎丸加减。

（2）青蒿素及其衍生物治疗[28]

1）青蒿素复方的标准治疗方案：青蒿素复方，疗程2～3天，第1天加服伯氨喹8mg，第2、3天只服青蒿素复方。

2）全民服药：青蒿素哌喹片，采用2天1个疗程，第1天2片+伯氨喹8mg，第2天青蒿素哌喹片2片，2天共4片。全民服药需要2个疗程，隔30天服用第2个疗程。

3）重症患者：不能接受口服给药的重危疟疾患者，使用青蒿琥酯或蒿甲醚注射，当患者能口服时应改用青蒿素复方与伯氨喹结合的标准治疗方案。

4）可能的抗药性病例：若发现同一患者在2个月内患疟疾2次，用青蒿素哌喹片治疗后仍然出现28天内原虫复燃或第7天原虫不转阴，但48h内原虫减少≥75%，症状控制，可能是由于原虫对氯喹、哌喹类药有耐药性，应采用青蒿素哌喹片3天，疗程总量6片治疗，以彻底消除疟原虫，防止复燃。

（3）中医特色疗法

1）针刺疗法[29]：针刺治疗发热具有良好的疗效。常用穴位有大椎、陶道、间使、中渚、后溪。温疟配关冲、商阳；寒疟配至阳、期门；疟母配章门。针刺宜在疟疾发作前1～2h施行。

2）皮肤针疗法：风府、大椎、陶道、大杼、身柱、胸5至腰5夹脊、间使、合谷、太冲。发作前1h反复扣刺各穴至皮肤潮红。见图3-4。

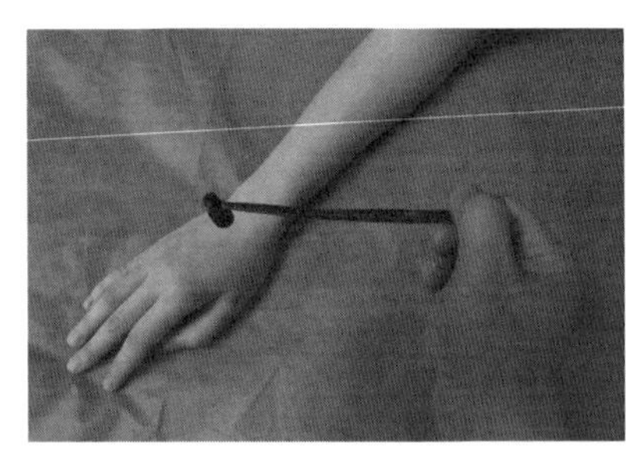

图3-4　皮肤针法

3）三棱针疗法：十宣、曲泽、委中。于寒战刚开始时用三棱针在穴位处浅刺，放出黑血数滴至数毫升。

（六）预防调护

1）加强灭蚊、防蚊措施。常备具有驱蚊功效的香囊、百草油等。

2）疟疾发作期应卧床休息。寒战时加盖衣被，注意保暖，多饮热开水；发热时减去衣被。

3）重症昏迷者，应加强护理，注意观察患者体温、脉搏、呼吸、血压和神志变化。

4）发作时不宜服药或进食。饮食以易于消化、富有营养之流质或半流质为宜。

5）久疟要注意休息，加强饮食调补，如多进食瘦肉、猪肝、龙眼、大枣等。有疟母者，可食用甲鱼滋阴软坚，有助于痞块的消散。

（七）青蒿素治疟历史

2015年10月，中国科学家屠呦呦因发现青蒿素治疗疟疾的新方法获诺贝尔生理学或医学奖，从此青蒿的名字为世人所知。

早在晋代葛洪所著的《肘后备急方》中，便有青蒿（图3-5）治疗疟疾的记录："青蒿一握，以水二升渍，绞取汁，尽服之"。这一记载，也启发了屠呦呦联想到温度对提取青蒿素的重要性。在后来的多次实验中，成功地用沸点只有35℃的乙醚提取到青蒿素。

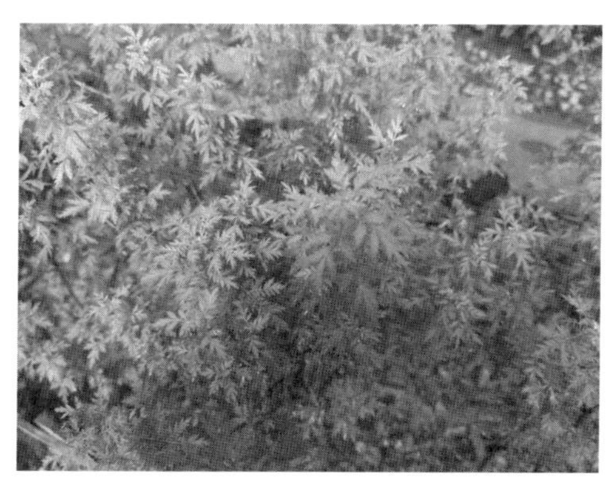

图3-5　青蒿

青蒿对疟疾的治疗作用由523项目的科学家团队发现。20世纪60年代，越南由于抗药性恶性疟疾的出现，常用的抗疟药治疗效果大为下降。越南领导人请求中国协助解决疟疾对军事部队的侵害。1967年5月23日，在北京召开以"疟疾防治药物研究工作"为主题的全国协作会议，此会议以开会日期为代号，称为523项目。523项目中草药研究小分队走访民间，收集民间乡村医生治疗疟疾的方法。经过大量有关青蒿治疟的医书研究，结合民间调查结果，以中医研究院中药所为首的科研团队，终于在青蒿中提取到有效的、低毒的抗疟成分——青蒿素。20世纪60年代末到20世纪70年代，由青蒿素衍生的防疟1号片、防疟2号片和防疟3号片等抗疟药物大量生产，并应用于援外。

虽然青蒿素有着高效、速效、低毒的优势，但半衰期较短，进入人体后，很快会被代谢排出。青蒿素的这一不足之处被广州中医药大学的李国桥教授团队（图3-6）发现，经过大量的研究，青蒿素的复方组合复方哌喹片诞生。其后，青蒿素不断升级。第四代青蒿素复方青蒿素哌喹片（图3-7）经国际多中心临床研究证实，具有高效、速效、副作用少、作用稳定等特点，于2006年获得国家新药证书，并获得“第14届中国优秀专利奖”“广东省科技厅高新技术产品”称号，取得“科技部重点新产品项目”立项，在24个疟疾流行国家上市销售。

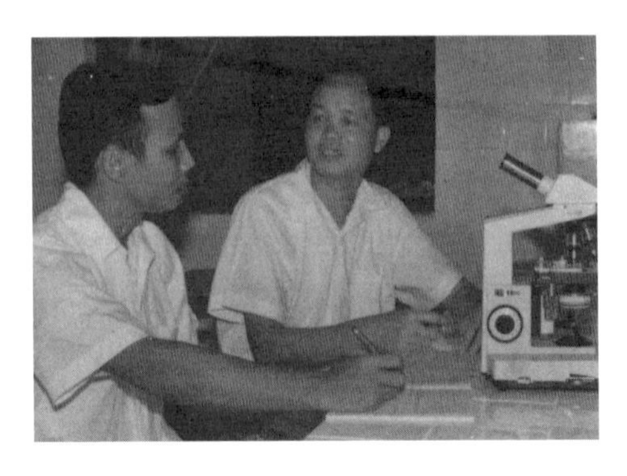

图3-6　李国桥（右）与同事在三亚热带医学研究所探讨工作

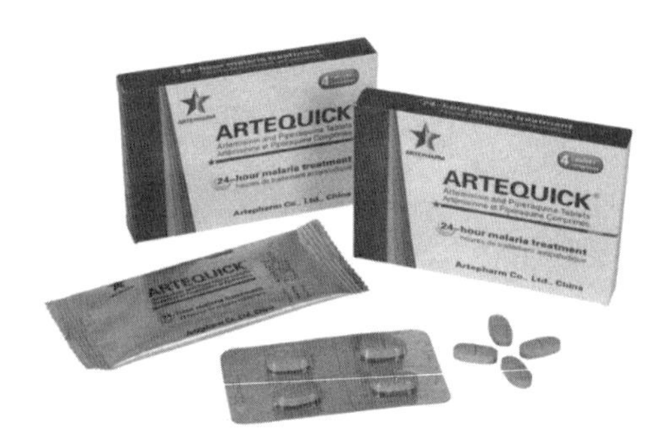

图3-7　广州中医药大学研发的复方青蒿素哌喹片

2001年WHO推荐含青蒿素及衍生物的抗疟复方作为全球治疗恶性疟的一线用药。2015年WHO《疟疾治疗指南》（第三版），推荐了五个含青蒿素衍生物的复方作为治疗恶性疟的推荐用药。

2003年，广州中医药大学热带医学研究所青蒿研究室在李国桥教授的带领下，总结数十年抗疟经验，提出消灭疟疾的新策略——快速灭源除虐法（fast elimination of malaria by source eradication，FEMSE）。由于疟原虫在人体内可生存1年至数年，蚊子叮吸患者血液后即可传播疟疾，因此清除人体内的疟原虫是阻断传播的根本。FEMSE是目前控制和清除疟疾速度最快且最省钱的方法。其主要措施包括：①使用青蒿素复方的标准治疗方案，全民服用青蒿素哌喹片，以达到快速清除传染源的目的，对于重症患者和可能的抗药性病例，要防止遗留传染源；②核酸检测全民普查，对阳性者立即进行治疗，以清除传染源；③早诊断早治疗，及时彻底消灭传染源，严格控制输入性传染源。此法在柬埔寨、科摩罗等国实施后，迅速使当地疟疾发病率大大下降、死亡率降为零，为全球灭疟提供了样板。

二、艾滋病

艾滋病，即获得性免疫缺陷综合征（acquired immune deficiency syndrome，AIDS），最早起源于非洲，中医药治疗艾滋病开始于1987年，国家领导人邓小平同志与坦桑尼亚总统尼雷尔签订了“中坦中医药合作试治艾滋病项目”。不但积累了丰富的防艾治艾经验，还形成了数个较为成熟的抗艾方剂[30]。

（一）发病原因

艾滋病病原体为人类免疫缺陷病毒（human immunodeficiency virus，HIV），亦称艾滋病病毒。HIV主要存在于传染源的体液中，传播途径包括性传播、血液及血制品传播、母婴传播。

（二）临床表现

HIV相关的临床表现多种多样。HIV感染后，最开始的数年至十余年可无任何临床表现。一旦发展为艾滋病，患者就可以出现各种临床表现。初期的症状如同普通感冒或流感，可有全身疲劳无力、食欲减退、发热等，随着病情的加重，可继发皮肤、黏膜白念珠菌感染，出现单纯疱疹、带状疱疹，紫斑、血疱、瘀血斑等；以后渐渐侵犯内脏器官，出现原因不明的持续性发热，还可出现咳嗽、气促、呼吸困难、持续性腹泻、便血、肝脾肿大，并发恶性肿瘤等。根据侵犯部位的不同可有相应的表现。

（三）辅助检查

实验室检查主要有HIV抗体筛查试验、HIV补充试验、HIV分离试验和CD4+T淋巴细胞计数，CD4+T细胞计数是病情变化的重要指标，也是预后及疗效观察的重要评价指标。

（四）临床诊断

HIV/AIDS的诊断需结合流行病学史（包括不安全性生活史、静脉注射毒品史、输入未经HIV抗体检测的血液或血液制品、HIV抗体阳性者所生子女或职业暴露史等）、临床表现和实验室检查等进行综合分析。

（五）治疗原则

1. 西医治疗[31]

本病的治疗包括一般治疗、抗反转录病毒治疗、恢复或改善免疫功能的治疗及机会性感染和恶性肿瘤的治疗。其中抗反转录病毒药物有核苷类反转录酶抑制剂、非核苷类反转录酶抑制剂、蛋白酶抑制剂、整合酶链转移抑制剂、膜融合抑制剂及CCR5抑制剂。目前在全世界范围内仍缺乏根治HIV感染的有效药物。

在发生HIV暴露后尽可能在最短的时间内（尽可能在2h内）进行预防性用药，最好不超过24h，但即使超过24h，也建议实施预防性用药。用药疗程为连续服用28天。预防性用药方案为两种核苷类反转录酶抑制剂与其他类别的抗艾滋病毒药物联用，首选的方案是替诺福韦与恩曲他滨联合一种整合酶抑制剂，整合酶抑制剂可以选择拉替拉韦或者多替拉韦。

2. 中医治疗[32-33]

（1）辨证论治

艾滋病归属于中医学“疫病”“虚劳”等范畴，多由疫毒侵袭、耗伤正气、日久全身气血阴阳失调、脏腑功能受损而发病。中医学以“既病防变”的学术思想为指导，以扶正祛邪为治疗原则，病症结合、辨证论治。

1）热毒内蕴证。

证候表现：不规则发热，体温38℃左右，皮肤红疹或斑块或疱疹，或口疮，或有脓疱，或躯干四肢有疖肿，或疮疡，伴红肿热痛，或咳嗽痰黄，口苦口臭；舌质红或绛，苔黄腻，脉滑数。

治法方药：清热解毒，宣散透邪；黄连解毒汤合升降散加减。

2）肝郁气滞证。

证候表现：胸胁胀满，善太息，情志抑郁，急躁易怒，失眠多梦，口苦咽干，全身淋巴结肿大；妇女月经不调，乳房胀痛，少腹结块；舌苔薄白，脉弦。

治法方药：疏肝理气；柴胡疏肝散加减。

3）肺脾两虚证。

证候表现：声低懒言，神疲乏力，久咳不止，气短而喘，咯痰清稀，面白无华，食欲不振，食少，腹胀，便溏，以慢性腹泻多见，次数多于每天3次，持续时间长；舌淡，苔白滑，脉弱。

治法方药：益肺健脾；参苓白术散加减。

4）气虚血瘀证。

证候表现：面色萎黄或暗黑，乏力、气短，躯干或四肢有固定痛处或肿块，午后或夜间发热，遇劳复发或加重，自汗，易感冒，食少便溏，或脱发；舌暗红，或有瘀点瘀斑，脉沉涩。

治法方药：益气活血；补中益气汤合血府逐瘀汤加减。

5）阴虚内热证。

证候表现：两颧发红，形体消瘦，午后潮热，或夜间发热，失眠盗汗，五心烦热，咳嗽，久嗽，乏力、气短，口燥咽干，大便干结，小便黄赤；舌红少苔，脉细数。

治法方药：养阴清热；百合固金汤合六味地黄丸加减。

6）气阴两虚证。

证候表现：少气懒言，神疲乏力，自汗盗汗，动则加剧，易感冒，或伴口干舌燥，五心烦热，形体消瘦，体重减轻，或见干咳少痰；舌体瘦薄，舌质淡，苔少，脉虚细数无力。

治法方药：益气养阴；参芪地黄汤加减。

7）脾肾阳虚证。

证候表现：面色白，畏寒肢冷，腰膝酸软，腹中冷痛，或腹胀肠鸣，腹泻剧烈或五更泄泻，下利清谷，或小便不利，或面浮肢肿，或见小便频数，余沥不尽；舌质淡胖有齿痕，苔白滑，脉沉迟细弱。

治法方药：温补脾肾；真武汤合附子理中汤加减。

（2）中医特色疗法

1）艾灸疗法：适用于治疗脾气亏虚证患者，可选用关元、神阙、足三里等穴。

2）穴位贴敷疗法：根据患者的不同证型选择适宜的穴位进行贴敷，脾气亏虚可贴敷神阙穴。

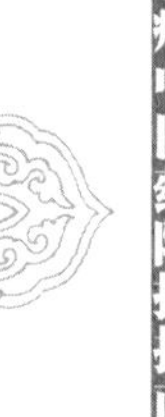

（六）预防调护

1）正确使用安全套，进行安全的性行为；不吸毒，不共用针具；对献血人群进行HIV筛查；加强医院管理，严格执行消毒制度，控制医院交叉感染；预防职业暴露与感染；控制母婴传播。

2）HIV感染者和艾滋病患者的免疫力低下，任何不洁食物都可能导致患者食物中毒，应特别注意食品的清洁卫生，尽量避免食用生冷及未煮熟的食物。

3）对待HIV感染者和艾滋病患者要热情、耐心、细致、不歧视，帮助其解除焦虑、紧张、抑郁等情绪，减轻心理负担，增强战胜疾病的信心；要传授艾滋病防治相关知识，调动患者配合治疗的主观能动性，保证其依从性。

三、登革热

登革热是由登革病毒引起的急性传染病，主要通过埃及伊蚊或白纹伊蚊叮咬传播。登革热的流行有地域限制，主要集中在北纬30° 南纬20° 之间、海拔在600m以下的热带国家及地区。流行季节与蚊虫的繁殖季节及生活习性密切相关，多为每年7—9月的雨季。在热带低纬度地区的海外人员应注意防护。

（一）发病原因

登革热的主要发病季节为夏秋季，由蚊虫叮咬所致。

（二）临床表现

登革热的潜伏期一般为3～15天，多数为5～8天。典型的登革热病程分为三期，即急性发热期、极期和恢复期。根据病情严重程度，可将登革热分为普通登革热和重症登革热两种临床类型。普通登革热表现为高热、皮疹，严重者可出现血浆渗漏、出血、休克等严重的并发症。

（三）辅助检查

急性发热期可应用登革热抗原检测及病毒核酸检测进行早期诊断，有条件者可进行血清学分型和病毒分离。伴有并发症的患者可配合影像学检查有助于诊断。

（四）临床诊断

根据患者的病史、症状体征及实验室检查可确诊。

（五）治疗原则

1．西医治疗

目前主要采取支持及对症治疗措施。对症治疗主要有退热、补液营养支持、镇静止痛，其中退热以物理降温为主。重症登革热病例还应动态监测电解质的变化，对出现严重血浆渗漏、休克、急性呼吸窘迫综合征、严重出血或其他重要脏器功能障碍者应积极采取相应治疗措施。

2. 中医治疗[34-35]

（1）辨证论治

登革热属于温病学“瘟疫”的范畴。中医学指出，该病的发生和机体抵抗力降低、正气不足之间具有非常密切的关系。

1）湿热郁遏，卫气同病（急性发热期）。

证候表现：发热，恶寒，无汗，乏力倦怠，头痛、腰痛、肌肉疼痛，口渴，可见出血性皮疹，多伴恶心、干呕、纳差、腹泻；舌红，苔腻或厚，脉濡滑数。

治法方药：清暑化湿，解毒透邪；甘露消毒丹合达原饮加减。

2）毒瘀交结，扰营动血（极期）。

证候表现：热退，或发热迁延，烦躁不寐，口渴，多见恶心、呕吐，可见鲜红色出血样皮疹，多伴鼻衄，或牙龈出血，咯血、便血、尿血、阴道出血；舌红，苔黄欠津，脉洪大或沉细滑数。

治法方药：解毒化瘀，清营凉血；清瘟败毒饮加减。

3）暑湿伤阳，气不摄血（极期）。

证候表现：热退或发热迁延，乏力倦怠，皮疹隐隐，或见暗色瘀斑，或无皮疹，多伴鼻衄，或牙龈出血，咯血、便血、尿血、阴道出血；舌暗苔腻，脉细弱无力。

治法方药：温阳益气，摄血；附子理中汤合黄土汤加减。

4）余邪未尽，气阴两伤（恢复期）。

证候表现：多见乏力倦怠，恶心，纳差，口渴，大便不调，多见皮疹瘙痒；舌淡红，苔白腻，脉虚数。

治法方药：清热化湿，健脾和胃；竹叶石膏汤合生脉饮加减。

（2）中医特色疗法[36]

针对登革热的高热状态，中医特色疗法有很好的退热疗效。

1）针刺疗法：以大椎、曲池、合谷、十二井穴或十宣穴为主穴，清泻热邪。其中大椎刺络拔罐，十二井穴、十宣穴点刺出血。

2）耳针疗法：耳尖、耳背静脉、肾上腺、神门等耳穴。耳尖、耳背静脉用三棱针点刺出血；余穴用毫针刺，强刺激。

3）刮痧疗法：脊柱两侧和背俞穴，用刮痧板刮至皮肤红紫为度。

（六）预防调护

1）采取灭蚊、防蚊措施。

2）发作时应卧床休息，清淡饮食。

3）防蚊隔离至退热及症状缓解，不宜过早下地活动，防止病情加重。

四、黄热病

黄热病是由黄热病毒引起，经蚊叮咬传播的急性传染病，临床表现主要为发热、黄疸、出血等，主要在中南美洲和非洲的热带地区流行，在流行地区全年均可发病，蚊媒活跃季节高发。

（一）发病原因

黄热病是由感染黄热病毒引起，经蚊叮咬传播。病毒通过淋巴和血液扩散至其他器官和组织，并在其中不断繁殖，然后释放入血，引起病毒血症，并可造成组织细胞的直接损伤。常见肝脏、肾脏、脾脏、心脏、骨髓和横纹肌等器官和组织受累。

（二）临床表现

感染黄热病毒后大多数人为无症状或轻症感染。典型病例临床过程可分为感染期、中毒期和恢复期。感染期（病毒血证期）急性起病，表现为寒战、发热，全身不适，头痛、畏光、腰骶部和下肢疼痛等非特异性症状；缓解期体温下降，症状减轻。中毒期（肝肾损害期）表现为病情再次加重，常累及肝脏、肾脏和血液系统等。恢复期体温下降至正常，症状逐步消失，器官功能逐步恢复正常。

（三）辅助检查

辅助检查包括病毒抗原检测、血清特异性IgM抗体、恢复期血清特异性IgG抗体滴度检测；从患者标本中分离黄热病毒RNA或黄热病毒等。

（四）临床诊断

黄热病的临床诊断包括：①流行病学资料，生活在流行地区或1周内有疫区旅行史、蚊虫叮咬史。②临床表现，轻度患者症状可不典型。③实验室检查：病毒抗原检测阳性；血清特异性IgM抗体阳性；恢复期血清特异性IgG抗体滴度比急性期有4倍以上增高；从患者标本中检出黄热病毒RNA。

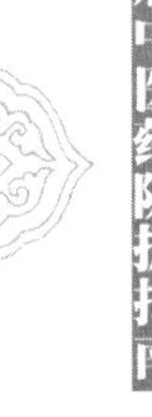

（五）治疗原则[37]

1. 西医治疗

西医治疗以对症支持为主。高热时予物理降温。肝功能损害时，予保肝、降酶、退黄治疗，补充维生素K促进凝血因子合成，严重出血时补充凝血因子、血小板、新鲜血浆等，必要时输注红细胞。急性肾损伤，必要时可予肾脏替代治疗。上消化道出血时可予质子泵抑制剂、凝血酶等治疗。出现脑水肿时，予渗透性利尿剂（3%高渗盐水或者20%甘露醇）脱水治疗。

2. 中医治疗

黄热病属中医“疫病”范畴，治疗上以清热化湿解毒为主，令湿热疫毒俱去。轻症患者及较重患者经及时合理治疗后进入恢复期，益气养阴与清热解毒并用，祛邪扶正兼顾，补而不滞，清而不寒，使热清烦除，气津得复，诸症自愈。

辨证论治[38]

1）湿热郁阻证。

证候表现：发热恶寒，头、身、骨节疼痛，畏光，厌食，恶心呕吐，烦躁易怒，尿黄等；舌边尖红，苔白、厚腻，脉濡缓或浮数。

治法方药：清热化湿，透表解肌；甘露消毒丹合柴葛解肌汤加减。

2）毒扰气营证。

证候表现：再次壮热，汗出热不解，神昏谵语，眼黄，尿黄、短赤，皮肤斑、疹，烦渴，呕吐、上腹痛；舌红，苔白或黄，脉濡或数。

治法方药：清气凉营，泻火解毒；清瘟败毒饮加减。

3）瘀毒入血证。

证候表现：壮热不解，上腹痛，黄疸加深，可见躁扰不安或神昏不醒，肌肤瘀斑，吐血、衄血、便血或并见其他出血证，少尿；舌暗红，苔薄或腻，少津，脉细数。

治法方药：凉血止血，解毒化瘀；犀角地黄汤加减。

4）阳气暴脱证。

证候表现：身热骤降，面色苍白，气短息微，大汗不止，四肢湿冷，烦躁不安或神昏谵语，肌肤斑疹或见各种出血；舌质淡红，脉微欲绝。

治法方药：回阳救逆，益气固脱；生脉散合四逆汤加减。

5）余邪未尽。

证候表现：倦怠无力，纳可，思饮，尿黄渐轻；舌淡、苔厚少津或少苔，脉细数。

治法方药：清利余热，益气养阴；茵陈五苓散加减。

（六）预防调护

1）对疑似、临床诊断和确诊病例应采取有效防蚊隔离措施。对来自黄热病疫区人员实施卫生检疫。

2）加强灭蚊、防蚊措施。

3）前往黄热病流行区人员应在出发前至少10天接种黄热病疫苗，同时做好个人防蚊措施。

与国内不同的地理气候因素、生活习惯和卫生条件，导致海外人员无法迅速适应而出现一系列健康问题。我们对不同国家地区可能出现的地方性疾病进行了总结和论述，希望对海外人员有所帮助，在遇到此类问题时，知道如何应对。近年来，全球各地不时有传染性疾病的病例报道，而国际贸易、文化交流等因素也使得传染病跨区域传播风险增高，对海外人员的健康造成极大的威胁。因此加强海外人员对于防治传染性疾病的了解变得十分必要。

参 考 文 献

[1] 仝选甫. 从日本国内对过敏性鼻炎（花粉症）的治疗现状看中医药在日本临床的价值和疗效评价［J］. 中医耳鼻喉科学研究, 2019, 18(3): 12, 20-23.

[2] 关凯, 王良录. 从花粉症看过敏性疾病的整体诊疗策略［J］. 山东大学耳鼻喉眼学报, 2019, 33(1): 13-19.

[3] 晁恩祥, 孙增涛, 刘恩顺. 支气管哮喘中医诊疗专家共识(2012)［J］. 中医杂志, 2013, 54(7): 627-629.

[4] 刘温丽, 史艳平, 张金虎. 支气管哮喘的中医研究进展［J］. 陕西中医, 2018, 39(6): 812-814.

[5] 回智光, 刁全平. 日本饮食营养的分析［J］. 鞍山师范学院学报, 2016, 18(4): 40-44.

[6] 回智光. 中日饮食文化差异之分析［J］. 鞍山师范学院学报, 2016, 18(3): 86-88.

[7] 老钱. 5品牌韩国泡菜检出寄生虫卵［J］. 商品与质量, 2005(46): 9.

[8] 王玉现. 食品中食源性寄生虫的流行及检疫现状［J］. 养殖与饲料, 2018(8): 99-100.

[9] 张诚武, 石海梅, 郭鄂平. 食物源性寄生虫病感染途径及防治对策研究［J］. 世界最新医学信息文摘, 2018, 18(64): 174-176.

[10] 高庚渠, 马威. 几种肉食源性寄生虫病流行现状及预防措施［J］. 中国动物保健, 2011(12): 22-25.

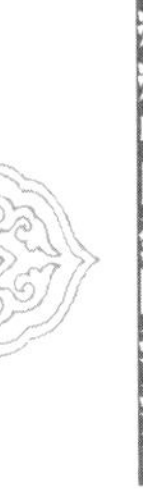

[11] 李俊飞.常见食源性寄生虫及其防治对策研究[J]. 医学信息，2013，(29)：184.
[12] 李胜娟. 中韩饮食文化对比及中国饮食文化专题教学设计[D]. 广州：广东外语外贸大学，2016.
[13] 张学军，高兴华. 皮肤性病学[M]. 武汉：华中科技大学出版社，2008.
[14] 陈红风. 中医外科学[M]. 北京：中国中医药出版社，2016.
[15] 王凤艳，嵇波. 梅花针加火罐治疗顽固性湿疹24例临床观察[J]. 针灸临床杂志，1996，(10)：24.
[16] 中华医学会. 肥胖症基层诊疗指南(2019年)[J]. 中华全科医师杂志，2020(2)：95-101.
[17] 马永利，李华南，马菲. 中医外治法治疗单纯性肥胖的临床研究[J]. 西部中医药，2019，32(7)：58-61.
[18] 李姗姗，聂舒，吕婷，等. 皮肤干燥症研究进展[J]. 中国皮肤性病学杂志，2019，33(5)：599-603.
[19] 郭逸昀，朱金土. 从"湿"论治皮肤干燥的理论初探[J]. 成都中医药大学学报，2015，38(1)：111-113.
[20] 张旭，崔慧娟. "滋燥养荣汤"治疗靶向药导致的皮肤干燥初探[J]. 中日友好医院学报，2019，33(4)：249，251，265.
[21] 张辰，王慧平. 津液输布障碍致皮肤干燥症的辨治举要[J]. 新疆中医药，2016，34(3)：83-84.
[22] 周涛，周冬梅. 日晒伤的治疗[N]. 中国中医药报，2016-03-28(005).
[23] 仲少敏. 皮肤晒伤的医学观点[N]. 中国医药报，2015-07-24(003).
[24] 周仲瑛. 中医内科学 供中医类专业用[M]. 北京：中国中医药出版社，2017.
[25] 赵雪玮，田玉，范芷君，等. 中西医"疟"病辨析[J]. 长春中医药大学学报，2018，34(4)：801-804.
[26] 李作伟，李平. 中西医结合治疗非洲疟疾发热患者的研究进展[J]. 医疗装备，2016，29(22)：199-200.

[27] 陈志强，杨关林. 中西医结合内科学［M］. 北京：中国中医药出版社，2016.
[28] 冯丽玲，罗晓莉，周耀芳，等. 疟疾治疗方案的创新研究［J］. 中药新药与临床药理，2016，27（3）：445–447.
[29] 梁繁荣，王华. 针灸学［M］. 北京：中国中医药出版社，2016.
[30] 刘颖，邹雯，王健. 中医药治疗艾滋病30年回顾与展望［J］. 中国艾滋病性病，2019，25（8）：771–772，782.
[31] 中华中医药学会防治艾滋病分会. HIV感染者中西医协同治疗专家共识［J］. 中医学报，2020，35（3）：551–554.
[32] 李海斌，冯全生，李凯晴，等. 中医药防治艾滋病的研究近况［J］. 国医论坛，2015，30（6）：65–67.
[33] 谢世平，郭会军，王健. 艾滋病中医诊疗指南（2013版）［J］. 中医学报，2014，29（5）：617–620.
[34] 赵勇. 浅谈登革热的中医诊治［J］. 医学食疗与健康，2020，18（16）：27，29.
[35] 中华人民共和国国家卫生和计划生育委员会. 登革热诊疗指南（2014年第2版）［J］. 中药新药与临床药理，2016，27（1）：138–142.
[36] 李春岩. 史载祥治疗输入性登革热1例［J］. 中医杂志，2011，52（7）：626–627.
[37] 王玉海，李芹，官升灿，等. 福建省首次5例输入性黄热病中西医结合治疗［J］. 中医杂志，2017，58（9）：768–771.
[38] 中华人民共和国国家卫生和计划生育委员会. 黄热病诊疗方案（2016年版）［J］. 传染病信息，2016，29（3）：125–128.

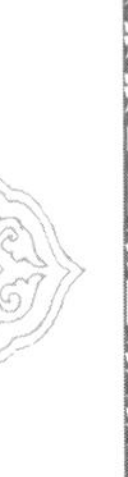

第四章　公共卫生疾病和中医药防治

在此次新冠肺炎疫情的防控和治疗中，中医药发挥了重要作用。随着连花清瘟胶囊、金花清感颗粒、血必净注射液等中成药及宣肺败毒方、清肺排毒汤、化湿败毒方等方药被证实有效，大众充分认识到中医药防治公共卫生疾病的优势。在各方努力下，全球疫情基本得到控制，但是此次疫情在短时间内无法消除，适应疫情防控的常态化、做好自身防控仍旧是防疫工作的重点。在中医"治未病"思想的指导下，中医药必将发挥更大的作用。

第一节　中医对公共卫生疾病的认识

一、公共卫生疾病与中医"瘟疫"

突发公共卫生事件是与公众健康相关的突发公共事件，包括传染病疫情、不明原因的群体性疾病、重大食物和职业中毒、重大动物疫情，以及其他严重影响公共健康的事件。其中传染病是引发公共卫生事件最为常见的原因，其防控也是公共卫生工作的重点。在世界各国的历代典籍中随处可见有关传染病的论述。中医药作为中国人民几千年来与疾病斗争的经验总结，有大量的典籍记载了历代中医先贤诊治传染病的经验。

人类与传染病的斗争从不曾中断。对传染病的监测、预防和控制一直是传染病防控工作的重点。传染病相继在世界各地暴发，不仅严重威胁着人类健康，而且对传染病的防治和防控管理构成巨大的挑战。随着中外交流增多，旅居海外的同胞们，在面对传染病等公共卫生疾病时，了解相关疾病的防控措施，做好疾病的防护是维护个人健康的第一步。

二、中医对瘟疫的认识及诊治概述

根据传染病的流行病学及病变特点，传染病多属于中医“瘟疫”范畴。瘟疫是指一类具有强烈传染性，易于流行的疾病。瘟，即“热病”，指带有体温升高即发热症状的流行性传染病；疫，“民皆疾也”“如徭役之役，众人均等之谓也”，说明其发病具有广泛性。《黄帝内经》中即有关于瘟疫的记载：“余闻五疫之至，皆相染易，无问大小，病状相似。”史料记载，明清时期疫情最多，清代疫情发生次数达到高峰。众医家在总结前人诊治疫病经验的基础上，通过在疫病防治中大量的实践，不断发展、创新、加深及完善了对疫病的病因、病机、治法的认识。

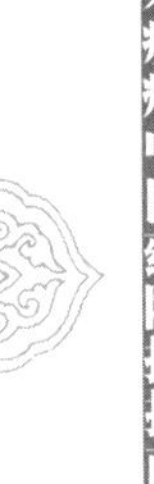

（一）病因病机

中医学认为，瘟疫由特殊的致病因素（如疠气、杂气、邪毒等）引起，如巢元方《诸病源候论》认为疫病乃“人感乖戾之气而生病”，吴又可在《温疫论》中指出：“伤寒与中暑，感天地之常气，疫者，感天地之疠气。”

（二）发病特点

1. 传染性强，易于流行

《诸病源候论》云：“人感乖戾之气而生病，则病气转相染易，乃至灭门，延及外人。”《温疫论》中指出瘟疫的传染途径，“邪之所着，有天受，有传染”。“天受”，即通过空气传播；传染，指通过人群活动传播。

2. 一气一病，症状相似

《黄帝内经》指出“五疫之至，皆相染易，无问大小，病状相似”，《温疫论》载“盖当时适有某气专入某脏腑、某经络，专发为某病”。

3. 发病急骤，病情危笃

《温疫论》提出某些疫病“缓者朝发夕死，重者顷刻而亡”，可见瘟疫发病急骤，来势凶猛，病情危笃。

（三）疾病分类

根据致病邪气的特点，瘟疫可分为温疫、寒疫和杂疫。所谓“寒”“温”，均是对病变性质而言。

温疫，即具有温热性质，且有着强烈传染性，能引起流行的外感热病。吴又可的《温疫论》为温病学派初起著作，成书于明朝末期，对温疫的病因、病理、临床表现、病邪传变等进行了较系统阐述，辨明伤寒和温疫的不同，治疗上提出以祛邪为第一要义。后世医家在其基础上结合自身经验对相关内容又有所创见。余师愚的《疫疹一得》总结了其治疗暑热疫的经验；叶天士的《温热论》、杨栗山的《伤寒温疫条辨》及刘松峰的《松峰说疫》对温热疫进行了详细的论述；王孟英及薛生白在著作中论述了湿热疫及暑热疫的诊治。

寒疫则指具有风寒性质，具有强烈传染性，且能引起流行的外感疾病，因感受暴寒而发。晋代王叔和在《伤寒论·伤寒例》中第一次明确提出“寒疫”的病名。现代医家蒲辅周认为寒疫属春季时病，指出寒疫发病“偶为暴寒所折，发为寒疫，其发病多与伤寒相似”，并对其诊治进行论述。

杂疫，包括大头瘟、烂喉痧、疟疾、痢疾、霍乱等暴怪之病，除了具有瘟疫传染性强，易引起流行的特点外，各自有其独特的临床表现，其病机也有属寒、属热、上寒下热、上热下寒、寒热错杂等多种类型。俞根初的《重订通俗伤寒论》、夏春农的《疫喉浅论》、韩善征的《疟疾论》、吴士瑛的《痢疾明辨》等均对杂疫有详尽的论述。清代医家王孟英在《重订霍乱论》中对霍乱进行了系统论述，被曹炳章称为“治霍乱最完备之书”。

（四）治则治法

1. 首重祛邪

瘟疫是因感受疫毒之邪所致，致病性强，且病情危笃，传播迅速，因此治疗上与普通疾病不同。总体来说，瘟疫的治疗以祛邪为第一要义。如吴又可所说："大凡客邪贵乎早逐，乘人气血未乱，肌肉未消，津液未耗，病人不至危殆，投剂不至掣肘，愈后亦易平复。"逐邪的方法包括攻下逐邪、清热解毒或清热解毒与苦寒攻下并举。此外，"邪在气分则易疏透，邪在血分恒多胶滞"，积极逐邪外出，对疾病预后有着积极的意义。

2. 寻找针对病因的特效药和直达病所的药物

吴又可喜用大黄祛邪治本，"三承气汤功效俱在大黄"。余霖强调重用石膏直入于胃，以清胃热而诸经之火自平。杨栗山则重视黄芩、黄连、栀子、黄柏等，清体内怫郁之邪气。

在瘟疫的治疗上，除中药外，针灸、推拿等中医特色疗法也发挥了不可或缺的作用。资料记载，甲午鼠疫时期，众医家在提出许多有效治疗鼠疫的方法和方药的同时，他们还通过针灸、推拿等治疗鼠疫，通过调节针刺手法、部位、深浅次数、放血多少等对鼠疫进行针对性治疗，这成为人们运用中医抗疫的重要历史事件。

自2019年12月以来暴发的新冠肺炎即属中医所说的"瘟疫"，由于发病后主要表现为肺部症状，又称为"肺瘟"。首先新冠肺炎流行病学特点鲜明，具有极强的传染性。疫情从暴发到造成全球大流行仅经过几个月的时间，而全球确诊病例从2 000万到3 000万例，仅用了37天，可见其传染性之强。其次，新冠肺炎发病具有相似性。机体感染新型冠状病毒后，潜伏期为1～14天，患者多于3～7天内发病，表现为发热、干咳、乏力、腹泻等症状，病情进一步发展会出现肺部损伤，表现为呼吸困难、低氧血症，症状及疾病发展过程具有明显的相似性。此外，患者感染新冠病毒发病后，病情变化急骤，可迅速加重，出现肺部病变，严重者可能出现休克、多器官功能障碍综合征，病情危笃。

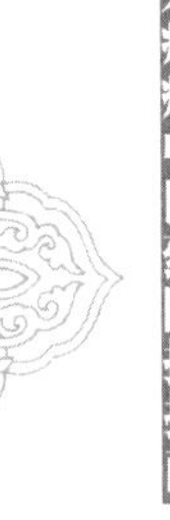

纵观国内外抗击新冠肺炎疫情的经历，中医药在其中发挥了重要作用。中医药早期广泛深入地介入了新冠肺炎诊疗全过程，成效显著。经过此次抗疫，中国再次向全世界证实了中医药治疗急性公共卫生疾病的疗效。

第二节　公共卫生疾病基本防控

一、旅居海外应对公共卫生疾病的基本原则

“全球警惕，采取行动，防范新发传染病”是1997年世界卫生日的主题，时至今日仍具有重要意义。随着全球一体化进程加快，病毒跨国界传播的可能性大增，且传播途径更多、范围更广。新冠肺炎骤然出现、快速蔓延，时刻提醒人类在公共卫生疾病防控上应时刻保持警惕，因其具备“高传播”“长潜伏”“弱致命”和“强护理”四个特征，对各国公共卫生疾病防御体系均发起了直接而强烈的冲击。实际上不仅是新冠肺炎，数十年间SARS、甲型H1N1流感、登革热及霍乱等传染性疾病相继在各地暴发，时刻威胁着人类健康。因此，在公共卫生疾病的快速发展阶段，旅居海外人们应注意根据不同传染病的疾病特性做好相应的科学防护措施，保护自己，保护他人，减轻社会负担。

（一）了解疾病及其来源

通过官方途径，如政府、大使馆、领事馆等，了解疾病相关信息，密切关注公共卫生应急预案、国家的疾病预警及健康指导，做到不传谣、不信谣、不恐慌（图4-1）。

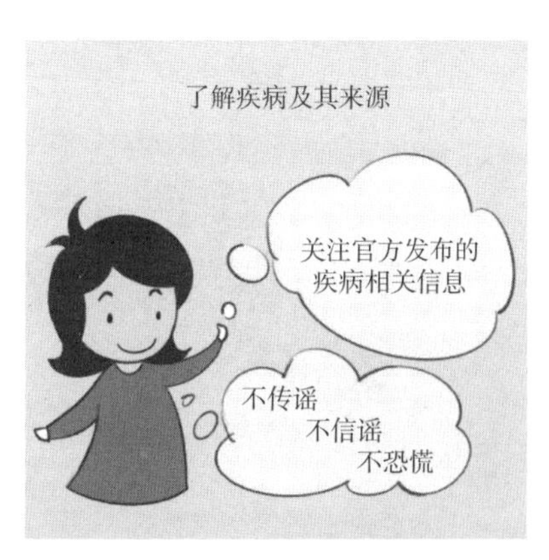

图4-1　关注官方发布的相关信息

（二）增强疾病预防意识

生活习惯上注意“勤洗手、爱干净、病毒走”，建议采用“七步洗手法”（图4-2）。加强环境消毒，改善居住活动场所环境卫生，熟悉居家常规消毒方法（图4-3）。室内注意定期开窗通风，加强空气流通。平时可以加强营养，在相对安全的条件下进行适量室外活动，增强体质、提高机体抵御疾病的能力。

七步洗手法

七步洗手法是医务人员进行操作前的洗手方法，用七步洗手法清洁自己的双手，清除手部污物和细菌，预防接触感染，减少传染病的传播。专家建议:普通人群也要像医务人员一样，用七步洗手法清洁自己的双手，以减少传染病的传播，七步洗手法，顾名思义，分为以下七个步骤，内、外、夹、弓、大、立、腕依次交替进行。

第一步（内）：洗手掌，流水湿润双手，涂抹洗手液（或肥皂），掌心相对，手指并拢相互揉搓。

第二步（外）：洗背侧指缝，手心对手背沿指缝相互揉搓，双手交换进行。

第三步（夹）：洗掌侧指缝，掌心相对，双手交叉沿指缝相互揉搓。

第四步（弓）：洗指背，弯曲各手指关节，半握拳把指背放在另一手掌心旋转揉搓，双手交换进行。

第五步（大）：洗拇指，一手握另一手大拇指旋转揉搓，双手交换进行。

第六步（立）：洗指尖，弯曲各手指关节，把指尖合拢在另一手掌心旋转揉搓，双手交换进行。

第七步（腕）：洗手腕手臂，揉搓手腕、手臂，双手交换进行。

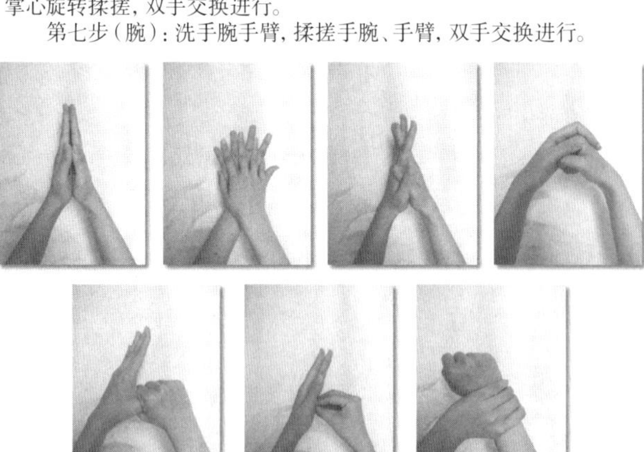

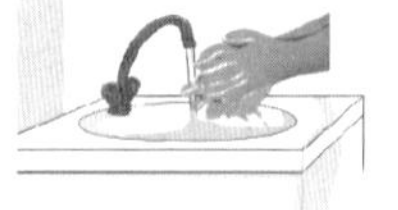

图4-2　七步洗手法

七步洗手法配合常规的正确的居家消毒，会让生活变得更加健康，更有利于对病毒的预防。生活中常见的消毒有以下几种。

<table>
<tr><th>区域/物品</th><th>选用消毒产品</th><th>建议使用方法</th><th>使用注意事项</th></tr>
<tr><td>手、皮肤</td><td>碘伏、75%医用酒精；含氟皮肤消毒剂或速干凝胶消毒剂</td><td>擦拭</td><td rowspan="4">过敏、皮肤有破损创伤慎用</td></tr>
<tr><td>洗脸、清洗鼻腔、口腔、喉咙</td><td>按照日常</td><td>按照日常</td></tr>
<tr><td>手机、平板电脑、电话、键盘</td><td>75%医用酒精</td><td>擦拭</td></tr>
<tr><td>门把手、钥匙</td><td>含氟消毒液</td><td>擦拭</td></tr>
<tr><td>地面</td><td>含氟消毒剂</td><td>擦拭、喷洒</td><td rowspan="8">严格按照配比使用（参照说明书使用）</td></tr>
<tr><td>桌面、台面、柜面</td><td>含氟消毒剂</td><td>擦拭、喷洒</td></tr>
<tr><td>洗手池、水龙头</td><td>含氟消毒剂</td><td>擦拭</td></tr>
<tr><td>脸盆</td><td>含氟消毒剂</td><td>擦拭、喷洒</td></tr>
<tr><td>坐便器</td><td>含氟消毒剂</td><td>擦拭、喷洒</td></tr>
<tr><td>爬爬垫</td><td>含氟消毒剂</td><td>擦拭</td></tr>
<tr><td>玩具（塑料玩具）</td><td>含氟消毒剂</td><td>擦拭、浸泡</td></tr>
<tr><td>玩具（硅胶）</td><td>高温消毒</td><td>56℃30分钟</td></tr>
<tr><td>奶瓶、奶嘴、餐具、杯具</td><td>高温消毒</td><td>56℃30分钟</td><td></td></tr>
<tr><td>超市买回来的蔬菜</td><td colspan="2">无须特意消毒煮熟即可</td><td></td></tr>
<tr><td>纺织用品（内衣、外套、袜子、毛巾、枕头套等）</td><td colspan="2">不必过于担心，正常洗涤即可，也可采用高温或者封闭式紫外线/臭氧气体消毒</td><td></td></tr>
<tr><td>快递</td><td colspan="2">不必过于担心，也可采用含氟消毒剂、75%医用酒精擦拭或者喷洒</td><td></td></tr>
<tr><td>外卖</td><td colspan="2">可采用无人员接触的配送</td><td></td></tr>
<tr><td>宠物</td><td colspan="2">宠物专用消毒剂</td><td></td></tr>
</table>

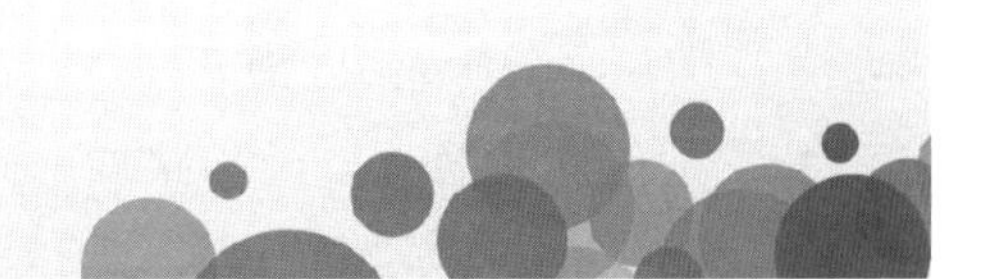

图4-3 居家常规消毒方法

（三）了解疾病传播途径

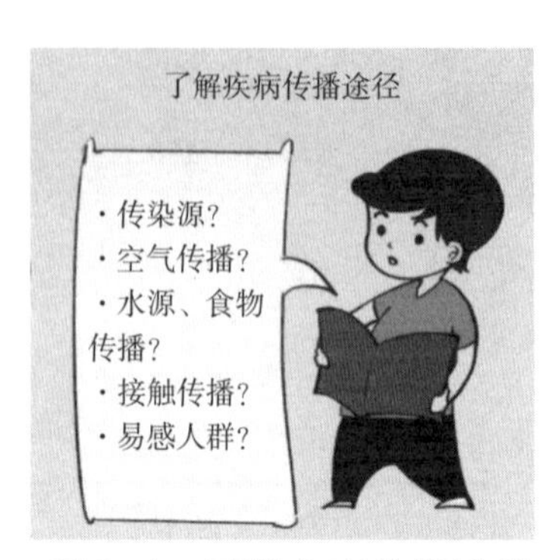

图4-4　了解疾病传播途径

注意疾病的传染源与传播途径等相关信息，选择合适的防护方式，购买合适的防护物资，但切勿过度囤积或大量占用一线防护物资（图4-4）。

（四）了解疾病的症状与治疗

了解疾病的临床表现及首发症状，有利于疾病的早期发现。了解疾病的中西医治疗方法。了解易感人群，保护自身及身边存在的易感人群。

（五）保持密切联系

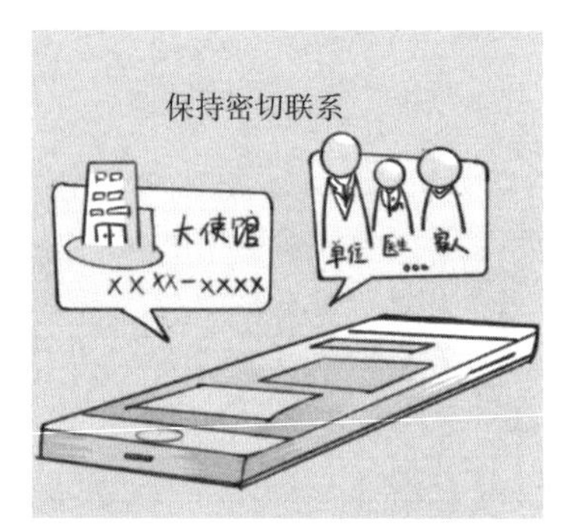

图4-5　保持密切联系

通过官方途径，获得大使馆的联系方式，积极沟通，获取科学的防护及应对措施，同时与国内单位、家人及家庭医生保持密切联系（图4-5）。

（六）必要时寻求医疗援助

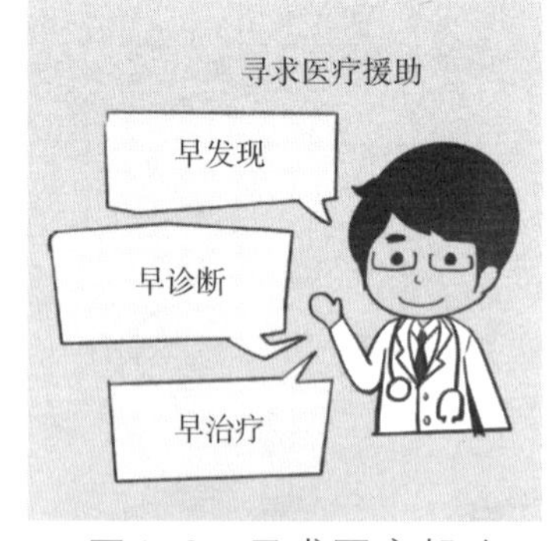

图4-6　寻求医疗帮助

如出现与疾病类似的症状，应及时告知共同居住的人员，及时隔离，告知家庭医生，必要时转到医疗机构就诊，做到早发现，早诊断，早治疗（图4-6）。若近期有旅行史，应回顾近40天的外出路线，做好记录，减少外出，做好防护措施。

（七）家庭常备医疗用品

准备抗感染、抗感冒、抗腹泻类等非处方常用药物，医用材料可准备创可贴、纱布、绷带等用于外伤包扎，准备碘伏棉棒、酒精棉棒等耗材用于处理伤口、消毒、杀菌，此外还应准备体温计、口罩、手套等辅助用品（表4-1）。

表4-1　家庭卫生应急物资储备建议清单

序号	物品分类	物品名称	备注（功能与应用）
1	清创包扎	消毒棉签/棉花球	涂抹药物、擦拭皮肤、蘸取物品
2		医用纱布块/纱布卷	压迫止血
3		创可贴（苯扎氯胺贴）	小伤口包扎止血
4		医用弹力绷带	受伤处包扎固定
5		三角巾绷带	普通伤口止血、包扎、骨折固定
6		止血带/压脉带	止血、包扎
7		不锈钢剪刀	伤口处理
8		不锈钢镊子	伤口处理
9		医用橡胶手套	手部保护
10		医用纸胶带	止血、包扎
11		医用酒精/医用酒精棉球/片	备用少量、小瓶即可
12		碘伏消毒/碘伏棉球/片	备用少量、小瓶即可
13		安全别针	固定三角巾
14	感冒治疗药	布洛芬缓解片/缓解胶囊	用于缓解轻至中度疼痛如关节痛、肌肉痛、神经痛、头痛、偏头痛、牙痛、痛经，也用于普通感冒或流行性感冒引起的发热，胃病者慎用
15		抗病毒口服液	用于流行性感冒、风热感冒等症
16		小柴胡颗粒	用于风热感冒
17	外用药	云南白药气雾剂	止血化瘀，祛肿止痛
18		莫匹罗星软膏	用于治疗皮肤的细菌感染
19		湿润烫伤膏	用于各种烧、烫、灼伤
20	胃肠道药	铝碳酸镁片	用于治疗消化系统疾病
21		小檗碱	用于治疗细菌性胃肠炎，痢疾等消化道疾病
22		蒙脱石散	用于急、慢性腹泻
23		口服补液盐	用于治疗急性腹泻、慢性腹泻引起水电解质紊乱

（续表）

序号	物品分类	物品名称	备注（功能与应用）
24	抗过敏药	氯雷他定	用于治疗过敏症状
25	慢性病患者常规用药和应急用药	根据具体病种种类有医生开具，如高血压降压药，糖尿病降糖药，哮喘药物等	
26	消杀药物	速干手消毒剂	皮肤应急消毒
27		二氧化氯泡腾片	饮水消毒、食物、物品消毒
28		蚊虫驱避剂（杀虫药物）	杀灭蚊虫等
29	其他	退热贴	小孩降温
30		体温计	测量体温
31		医用口罩	呼吸道防护
32		手电筒	停电时使用
33		口哨	通信故障时用

二、公共卫生疾病防控措施

20世纪以来，全球范围内曾多次暴发大范围的传染性疾病，且大规模传染病的预防和控制难度越来越大。除了新冠肺炎疫情的持续蔓延，埃博拉、登革热、鼠疫等仍是全球范围内需要时刻注意防范的传染性疾病[2]。非洲流行的埃博拉，是由烈性传染病病毒引起的埃博拉出血热，死亡率50%～90%[3]；在美国流行的甲型H3N2是由A型病毒引起的呼吸系统疾病，被称为最强的人流感[4]；在马达加斯加流行的鼠疫，是鼠疫耶尔森菌借鼠蚤传播的烈性传染病[5]。由于不同疾病具有不同的流行病学特点，政府和民众如何选择合理、有效、可行的防控措施成为公共卫生疾病发生时急需解决的重点问题。

（一）新冠肺炎

1）在疫情尚未得到控制时，暂停国内及国际往返海、空运航线，特批的紧急卫生情况除外。在疫情相对稳定的情况下逐步开放。

2）新冠肺炎传播途径主要有直接传播、气溶胶传播和接触传播。要求向公众提供服务的公立和私营机构，员工需佩戴口罩，设洗手池或提供75%酒精供顾客消毒，保持安全社交距离。及时根据自身情况进行核酸检测，并学会看懂检验报告（图4-7）。

3）根据实际情况，减少或禁止多人的会议、集会或聚会，公共场所避免人群集聚；关闭餐厅、酒吧、咖啡馆、糕点店等餐饮服务行业，严格管控商店、超市营业。

一图看懂新冠肺炎抗体、核酸检验报告

目前新冠肺炎的核酸检测一般是5～6h能出结果，经过专业分析后给出简单明了的结果——新型冠状病毒核酸检测阴性或阳性。也有要求更严格的，需要核酸、抗体双阴性才能进入境内。

IgM抗体阳性是早期感染的表现，一般在感染后5~7天产生，维持时间短，消失快，可作为早期诊断的辅助标准。IgG抗体阳性表示曾经感染过病毒或者接种了疫苗，体内已产生抗体，一般可在感染后10~15天产生，可在血液循环中存活较长时间。可以认为IgG抗体阳性就是产生了抵抗力。

关于新型冠状病毒抗体和核酸检测报告如何看，我们将通过以下表格对各种检验情况进行说明：

IgM	IgG	核酸	意义
–	–	–	正常健康人，或感染潜伏期，还需询问接触史
–	–	+	感染“窗口期”，有传染性，体内尚未产生抗体
+	+	–	近期曾感染，病毒已清除，恢复期，IgM尚未消退。或是核酸结果假阴性，仍处于感染期，建议复查核酸检测
+	+	+	感染症状期，或感染活跃期
–	+	–	既往曾感染,病毒已清除，无传染性，IgG可长期存在
–	+	+	病毒感染中后期且病毒尚未清除，仍有传染性；或再次复发
+	–	+	早期感染
+	–	–	急性感染期，核酸检测假阴性，建议复查核酸和胸部CT

图4-7　一图看懂新冠肺炎抗体、核酸检验报告

4）严格管理动物农场和屠宰场、活禽动物交易市场或摊位、野生动物栖息地等场所，禁止交易野生动物，职业暴露人群做好防护。

5）国家医疗机构设定专门的隔离病房，积极开展与国际各组织的交流与合作，取得各国际组织和其他国家的医疗援助，组建方舱医院和病毒筛查实验室。

6）多渠道加强抗疫防护知识的宣传。通过电视、广播、网络等多种方式了解如何正确地预防病毒，保持良好的个人卫生，勤洗手，咳嗽、打喷嚏时屈肘遮挡或用纸巾遮住；保持工作及居住环境清洁卫生，定期消毒，常打扫、勤通风，切实做好自我防护。

7）从感染风险分析，虽然中国国内疫情形势总体控制平稳，但仍然存在疫情输入和局部流行的风险，如果广大群众没有针对新冠病毒的免疫力，就都有患病可能。因此，在疫情暴发时尽快组织研发相关疫苗。疫苗成功研发且确保安全性后，逐步有计划地推向社会，分批安排接种，通过接种疫苗实现对个体的有效保护，降低感染率、重症率和病亡率，是当前防控新冠肺炎疫情最主要的策略。

（二）流感

1）加强、整合和扩展病毒学和疾病监测，加强和支持转变为整合实验室和流行病学数据的系统监测体系，提高快速风险评估、有效信息共享和在动物源性流感疫情及其他呼吸道传染病暴发时的跨部门调查和应对能力。

2）支持社区积极参与减轻季节性流感和流感大流行威胁的社会干预措施。

3）向公众尤其是流感高风险人群提供关于非药物干预措施的宣传材料，根据免疫战略专家咨询组建议，支持各国制定和实施针对医务工作者和其他目标人群的季节性流感疫苗免疫策略，并通过国家数据库监控疫苗接种情况。

（三）登革热

登革热（dengue fever）属于一种急性传染病，在20世纪，该病在世界各地有过较大范围的流行，患病人数超过百万，其主要传播途径为伊蚊叮咬传播。近年来登革热发病率明显上升，流行区域也不断扩大，已成为严重的全球性公共卫生问题。

1）加强国境卫生检疫，截断传播途径。

2）尽快进行特异性实验室检查，识别轻型患者。对可疑患者应进行医学观察，患者应隔离在有纱窗、纱门的病室内，隔离时间应不少于5天。

3）加强环境卫生治理，改善卫生环境，清除伊蚊滋生地，清理积水，喷洒杀蚊剂消灭成蚊，从环境卫生这个源头上消除隐患。

4）监测蚊媒动态，并对社区工作人员培训如何实施害虫综合治理的相关知识。流行期间在易感人群身上涂抹昆虫驱避剂，以防蚊虫叮咬。

5）加强公共卫生服务健康教育，以社区为单位宣传普及相关知识。

（四）埃博拉出血热

埃博拉出血热（Ebola hemorrhagic fever，EHF）是由埃博拉病毒引起的一种具有高传染性、高致病率和高致死率的传染病，对人类危害极大，死亡率达50%～90%，预防和隔离是防控埃博拉病毒扩散的主要举措。

1）开展疫情主动搜索工作。对有出血症状的可疑患者，应隔离观察。一旦确诊应及时报告卫生部门，对患者进行最严格的隔离，即使用带有空气滤过装置的隔离设备。医护人员、实验人员穿好隔离服，减少感染意外发生。对与患者有密切接触者，也应进行密切观察。

2）要求疫情发生国继续加强离境检疫，防止有发热等埃博拉出血热症状的人员离境。加强国境检疫，限制来自疫区的猴子等高危病毒携带体进入。

3）要求有关国际航空公司在重点航班上加强宣传，落实有症状者申报、初步处置、及时通报第一入境口岸等措施。强化登机检疫、体温筛查、医学巡查、有症状者转运等措施。

（五）手足口病

手足口病（hand-foot-mouth disease，HFMD）是由肠道病毒引起的传染病，好发于5岁以下的儿童。多数儿童在患病1周左右即可自愈，但部分重症患儿可能出现心肌炎、肺水肿等并发症，病情发展迅速甚至可能导致死亡。

1）本病流行期间不宜将儿童带到人群密度较高、空气流通性较差的公共场所，尽量在家或空间开阔的地方活动。在家时应注意通风，勤换衣物、被褥等织物，做好衣物、玩具、餐具等物品的消毒工作。

2）注重纠正儿童的不良生活习惯，养成良好的清洁意识，勤洗手，不喝未煮开的水，不乱吃东西。

3）父母或家人为儿童更换尿布或处理污物时，注意接触儿童的排泄物后做好清洁，务必使用洗手液洗手，可更换衣物后再接触儿童。

4）若家中有手足口病的患儿，患儿及患儿的家人均应避免与其他儿童接触。轻症患儿可尽量在家中静养，非必要可不住院，降低院内交叉感染的可能性，若患儿出现呼吸不畅、高热、发绀等危重症状，务必及时送医。

5）若出现地域集中高发的情况，应及时向卫生及教育等部门上报情况。

三、治未病观在疫情防控中的应用

受自然环境、社会环境及人体自身因素的影响，疫病的易感之邪、易感之时和易患之病也存在差异，如春季易患流感、腮腺炎、水痘等，夏季易患霍乱、痢疾、手足口病等，秋冬季易患肺系疾病等。《黄帝内经》言“上古之人，其知道者，法于阴阳，和于术数，饮食有节，起居有常，不妄作劳故能形与神俱……”这里说的“道”，实际是一种规律，我们应该

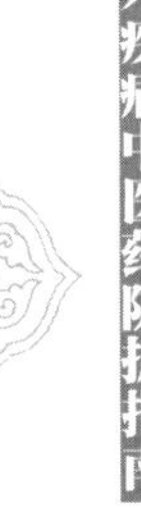

顺应四时阴阳消长的规律，效法自然界寒暑往来的阴阳变化，均衡饮食，调整作息规律，劳逸结合，才能保持身体各项功能都处在平衡状态，也就是中医学常说的“内养正气，外慎虚邪贼风”。此外，在公共卫生疾病发生的紧张氛围下，我们更不应过度紧张，影响精神状态。适当放松，调养身心，则可顾护神形[6-7]。

在此次新冠肺炎的战场上，中医药起到了重要作用，医护人员从中医经典进行挖掘，凝练名方，守正创新迅速拟订针对新冠肺炎有良好疗效乃至特效的核心方药，“三方三药”成了抗疫中的“主力”。中医理论在疾病防控中的应用引起了学术界的广泛重视，曾有专家建议应将中医纳入公共突发事件临床救治体系，而中医药抗击新冠肺炎的经验也可作为各国防控急性传染病的宝贵参考材料。中医药可有效治愈轻症、缓解症状，减少轻症或普通型患者发展为重型患者的可能性，参与重型患者的治疗，提高治愈率，降低危重型患者的病亡率，在疾病后期发挥其促进机体功能恢复的作用。与此同时，人们可遵循中医理论的四时节气养生之道，在饮食上做到五味相宜，精神上调摄情志，起居上动静有度，配合针灸、推拿、运动与心理疏导等方法，做到身心上的“攘外安内”，一定程度上有助于提高自身免疫力，防疫戾之气侵扰人体。

第三节 中医方药辨证诊治策略

未病先防，做好自身的防护，保持良好的精神状态和生活作息，是抵御公共卫生疾病的第一道关卡，同时，掌握应对相关卫生疾病的防控措施也是必要的技能。既病防变，如若疏于防护，不幸感染疾病，应及时寻求医学救治。中医药防治疫病已有几千年历史，有一套完整的防治理论与丰富的治疗经验，在此次抗击新冠肺炎疫情中，中医药更是发挥了不可忽视的作用。充分挖掘中医药防治疫病的宝贵经验，融会贯通，与时俱进，维护广大人民的健康，是现代中医人的职责。

一、疫病的中医诊治特点

（一）疫病的病理特点

疫病具有传染性强、一气一病、发病急骤的发病特点，病因均为感受“温热时邪”或“疫毒”，如新冠肺炎是感受了新冠疫毒，手足口病是感受了肠道病毒，登革热为感染了蚊虫传播的疫毒。瘟疫在疾病传变上有一定的规律，一般首先侵袭肺卫，而后热入营血，累及脾肾，逆传心包，扰动肝风，五脏受累。主要症状包括高热、头痛、皮肤斑疹、咽喉肿痛及肌肉关节沉重疼痛等热症。热证日久伤阴耗血，继而出现气短乏力、咽干口渴、纳差、便秘、肌肤甲错、唇干甚至发绀等阴虚血瘀的症状，严重者扰动心火、引动肝风，可能出现抽搐、昏迷，可能危及生命。疾病的发展大致可分为三个阶段：初期（表证期）、中期（里证期）、后期（恢复期）。

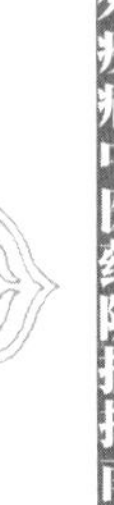

（二）疫病的中医药治疗原则

疫病总的中医治疗原则为扶正祛邪，根据疾病所处的阶段、症状表现及病机的不同，治疗原则上各有侧重。扶正，即为扶助人体正气，提高自身的免疫力，如健脾益气、补肺益肾、补气养血、滋阴温阳等补法和温法；祛邪是祛除实邪，减少体内的不利因素，如祛湿化痰、活血化瘀、泻热通便等，可选用清法、消法、汗法、吐法、下法。根据疾病的表现不同选用不同的方式，因势利导。在此总治疗原则的指导下，在面对不同的疫病时，必须掌握以下的原则。

1. 未病先防，既病防变，固护脾胃

未病先防，在敌人未到来之前先做好自身的防御措施，以免被敌人打击得措手不及，溃不成军。《黄帝内经》记录的是古人养生保健的宝贵经验，如“恬淡虚无，真气从之，精神内守，病安从来”“正气存内，邪不可干，邪之所凑，其气必虚”。这都提醒人们正气的重要性，既要保持精神上的强大乐观，也要有强健的体魄。在瘟疫流行的季节做好防护，特别是经飞沫及空气传播的疾病，人流密集处佩戴口罩，隔绝疫毒侵扰方为上策。既病防变，感染疫毒以后，治疗上既要针对性治疗，改善当前症状，也要及时发现可能会发生的变化，先安未受邪之地。同时必须要重视脾胃，脾胃为后天之本，气血生化之源，在维持人体正气、供应能量上扮演了不可或缺的角色，在每个病程阶段都必须重视固护脾胃。瘟疫的中医病机本质是湿、热、毒、瘀，湿热是疫毒的主要病性，脾胃为湿邪之源，中土既健，湿亦无存，病自消。《伤寒指掌》云：“膜原者，脾与胃以膜相联，为脾胃半表半里之界，邪伏于此，入胃最速，邪既在胃，故以下法为治。”因此胃气是发病的关键，也是传变的重要转折点[8]，所谓“有胃气则生，无胃气则死”。未病先防，健脾祛湿，扶助正气，抵御邪毒。早期，湿热疫毒在表时以解表祛邪为主，但不能辛散太过，耗伤脾胃；中期邪毒发展入里，困阻脾土，注重表里同治，清肺解表与健脾化湿并重；后期邪毒闭肺，热入营血，甚至热毒炽盛，热入心包，蒙蔽心神，治宜以逆流挽舟、开闭固脱为主，在祛实邪的同时顾护正气，可选用大量补中益气的药物保护元气。热病伤阴，恢复期宜扶正兼清余邪，注重顾护气阴[9]，醒脾开胃，改善患者的消化功能，始终坚持“留一份胃气，便有一线生机”。

2. 辨证论治，三因制宜

中医强调的辨证论治是指同一疾病在不同的发展阶段可出现不同的证型，而不同的疾病在其发展过程中又可能出现同样的证型。因此在治疗疾病时就可以分别采取“同病异治”或“异病同治”的原则。“同病异治”即对同一疾病不同阶段出现的不同证型，采用不同的治法。像本节讨论的新冠肺炎、登革热、手足口病均属于中医瘟疫的范畴，它们在不同的病程阶段，因病机不同，选用的治则治法和方药就不同。不同的疾病在相同的病机下又可以使用相同的方药，如新冠肺炎的湿热蕴肺证和登革热急性发热期的湿热郁遏证，都可选用达原饮或甘露消毒丹以清暑化湿，解毒透邪。

三因制宜，即因时、因人、因地的不同选用的治法不同。在不同的病程使用的治疗方法不同，当肺络壅塞闭阻，毒热烁津，肺气瘀闭，表现为神昏、呼吸欲绝、脉微欲脱，需要现代医学呼吸机等支持时，即为危重。在重症阶段中医治则以救逆，截断之术（中西并用）为主，以逆流挽舟，救患者于紧急危难。到了瘟疫的重症阶段因毒热闭瘀阳明，里实热盛，多数患者会出现高热、呼吸困难、大便不通、神志模糊等里热气滞的症状，此时必须要重视肺肠同治，在泻热透邪基础上，加内外分消，泻肺通肠。

邪毒在体内积聚日久，湿毒闭阻，煎熬血脉，郁而成瘀，出现高热、咳嗽气促、咽干、口渴、汗出，舌红或紫暗，苔黄，脉滑数或脉涩滞等症状，在清热解毒，清肺降逆的同时，注意瘀毒互结，治疗上应活血化瘀，瘀毒同治。

对于年老体弱的患者，疫毒炽盛，热病日久，气阴耗伤，容易出现语声低微，气微不足以息，面色晦暗，舌紫暗，脉细浅数或脉迟而微的气脱症状，此时要益气固脱，可选用大量的补气养阴的药物，如人参、黄芪、麦冬等。疫毒在传变过程中及患者体质影响下发生寒化，寒湿伤肾，损耗人体本元，阳气绝脱，血脉瘀滞，出现手足厥冷，体温骤降，面色苍白，冷汗淋漓，舌质暗淡，脉微欲绝等症状，提示阳气耗尽，血脉郁闭，急需回阳救逆，活血化瘀（图4-8）。

当疾病进入到后期，症状反复，出现极度乏力、全身疼痛、胸部不适、干咳、发热、头痛、发冷等症状时，要意识到这是由于病程太长，虽邪毒渐去，但正气大伤，邪毒留恋之际，必须要先扶正以祛邪，选用人参败毒散加减。根据患者的体

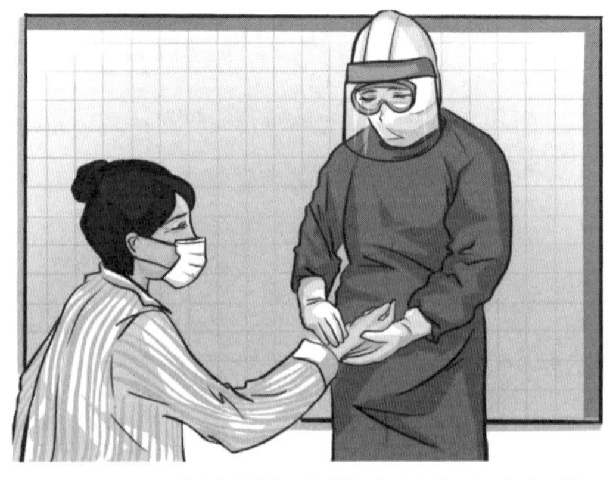

图4-8　疫情期间医护人员为患者把脉

质和病症差异，还可选用正阳汤、清营汤加减或玉屏风散加减、小柴胡汤加减、达原饮加减，配合药食调摄和各种物理健身方法，使正气充足，一举鼓邪外出。

恢复期，热病日久，气阴大耗，多可见干咳，咽干，乏力，食欲不振等气阴两伤的表现，首要顾护气阴，并注意肺脾同治，醒脾开胃是关键。胃气存则生，胃气绝则亡，保证患者饮食摄入无碍才能康复得更理想。

此外，对于中医辨证规律的思考应重视寒温统一观：风寒湿邪、各种温湿热邪毒、各种引起发热呼吸道反应的疫毒，都属外感范畴。中医药治疫毒并非治病毒，而是治人，是治邪气和人作用后发生的各种反应。只要辨清这些急性反应，选用对症的中药药物组合，就能帮助人体自主抗邪。

二、常见瘟疫病的辨证论治

（一）新冠肺炎的中医药辨证论治

中医诊疗着眼于病的人而不仅是人的病，一人一策、辨证施治是必然要求。不同的病程阶段，伴随着病机和病情的进展，所施方药不同。根据国家新冠肺炎诊疗方案（第7版）[10]和广东医疗队荆州新冠肺炎疑难重症联合中医攻关组的临床经验，以下将按病程阶段进行中医的辨证分型诊治。

1. 医学观察期（疑似病例）

（1）外感表证型

证候表现：以外感风热者为主，微恶风寒，乏力伴发热，咽痛咽干，脉浮。

治法方药：疏风解表，利咽解毒；金花清感颗粒、连花清瘟胶囊（颗粒）、疏风解毒胶囊（颗粒）。

金花清感颗粒和连花清瘟胶囊是新冠肺炎联防联控机制科研攻关组的中医专家总结的有明确疗效的中成药，这两种药均由麻杏石甘汤和银翘散化裁而来，金花清感颗粒是针对H1N1流感制定的方剂，全方具有疏风宣肺、清热解毒之功。临床研究显示，对于新冠肺炎轻症患者，金花清感颗粒联合西医常规治疗，可有效改善发热、咳嗽、乏力、咳痰等症状[11]。连花清瘟胶囊中板蓝根、贯众、鱼腥草等均有清热解毒之功，主要针对温病中热毒炽盛所致的咽喉充血肿痛，其清热解毒功效大于金花清感颗粒；方中加大黄清热解毒，又可防止热盛导致大便硬[12]。可常备抗疫健康包（图4-9）。

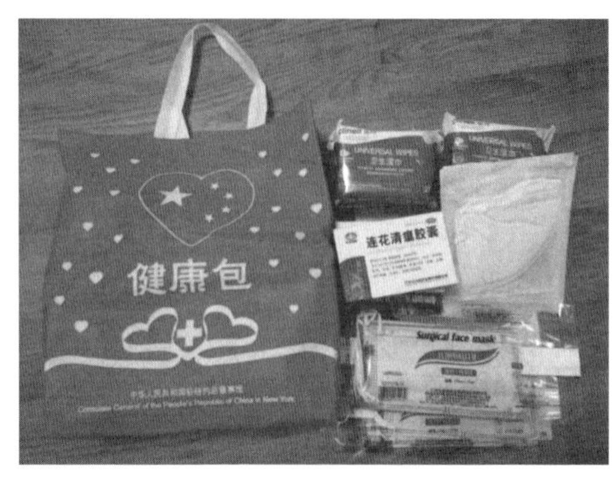

图4-9　具有中医药特色的抗疫健康包

（2）胃肠型

证候表现：以胃肠不适为主，头痛昏重，微恶寒，胸闷，乏力。

治法方药：解表祛湿；藿香正气胶囊（丸、水、口服液）。

2. 临床治疗期（确诊病例）

（1）全阶段

适用于轻型、普通型、重型患者，在危重型患者救治中可结合患者实际情况合理使用。

治法方药：清肺化痰，健脾祛湿；清肺排毒汤。

清肺排毒汤是新冠肺炎联防联控机制科研攻关组的中医专家总结的临床经验方之一，由《伤寒论》及《金匮要略》所载麻杏石甘汤、五苓散、射干麻黄汤、小柴胡汤化裁而来[13]，有宣肺化痰平喘，健脾利湿，和解退热的功效，适用于新冠肺炎各个病程阶段。服药后加服大米汤以养胃气，养阴生津，补元气。

（2）轻型

1）寒湿郁肺证。

证候表现：发热，乏力，周身酸痛，咳嗽，咯痰，胸紧憋气，纳呆，恶心，呕吐，大便黏腻不爽；舌质淡胖有齿痕或淡红，苔白厚腐腻或白腻，脉濡或滑。

治法方药：温肺散寒，健脾燥湿；达原饮合麻杏石甘汤加减。

2）湿热蕴肺证。

证候表现：低热或不发热，微恶寒，乏力，头身困重，肌肉酸痛，干咳痰少，咽痛，口干不欲多饮，或伴有胸闷脘痞，无汗或汗出不畅，或见呕恶纳呆，便溏或大便黏滞不爽；舌淡红，苔白厚腻或薄黄，脉滑数或濡。

治法方药：清热燥湿健脾；达原饮加减。

（3）普通型

1）湿毒郁肺证。

证候表现：发热，咳嗽痰少，或有黄痰，憋闷气促，腹胀，便秘不畅；舌质暗红，舌体胖，苔黄腻或黄燥，脉滑数或弦滑。

治法方药：清热解毒，宣肺化痰；宣肺败毒方。

宣肺败毒方是新冠肺炎联防联控机制科研攻关组的中医专家总结的三个临床经验方之一，由麻杏石甘汤、麻杏苡甘汤等经典名方化裁而来，并加解毒化湿药物，具有宣肺泻肺、化湿解毒的功效，适用于新冠肺炎证属湿毒郁肺的患者。麻杏石甘汤泻肺清热，方中薏苡仁健脾益气，苍术、广藿香、虎杖燥湿理气健脾，青蒿清热解毒截疟，配合葶苈子、化橘红宣肺化痰平喘，佐以芦根清热又生津，马鞭草凉血散瘀，以防热毒郁而成瘀。

2）寒湿阻肺证。

证候表现：低热，身热不扬，或未热，干咳，少痰，倦怠乏力，胸闷，脘痞，或呕恶，便溏；舌质淡或淡红，苔白或白腻，脉濡。

治法方药：温肺散寒燥湿；苍术二陈汤加减。

（4）重型

1）疫毒闭肺证。

证候表现：气逆咳喘，脘腹燥实，便秘，潮热，谵语狂乱，或热结旁流，神识昏糊，脉沉实有力或沉伏。

治法方药：通腑泄热，清肺解毒；化湿败毒方。

化湿败毒方也是新冠肺炎联防联控机制科研攻关组的中医专家总结的三个临床经验方之一，由麻杏石甘汤、葶苈大枣泻肺汤、宣白承气汤、藿朴夏苓汤等化裁而来[14]。

2）火热（湿热）郁结胸膈。

证候表现：表郁已微，有汗不畅，里热偏重。烦躁口渴，面赤唇焦，胸膈烦躁，口舌生疮，谵语狂妄，或咽痛吐衄，大便热结，小便短赤；舌红苔黄，脉滑数。

治法方药：泻火解毒，清上泄下，凉膈散；湿热重可用甘露消毒饮、杏仁滑石汤。

3）毒瘀互结壅肺。

证候表现：高热，咳嗽，胸闷，气促，咽干，口渴，汗出；舌红苔黄或紫暗，脉滑数。

治法方药：化瘀宣泄，清肺降逆；桃红麻杏石甘汤、桔梗汤加味。

4）络阻气脱证。

证候表现：咳嗽，胸闷，倦卧，语声低微，咽干，气微不足以息，动则愈甚，呼多吸少，甚则端坐呼吸，面色晦暗，唇甲重度发绀；舌紫暗，脉细浅数或脉迟而微。

治法方药：益气生津，活血通脉，收敛固脱；生脉饮合通经逐瘀汤加减。

3. 新冠肺炎后期，迁延反复

（1）肺脾受损

1）肺脾受损，偏脾气虚证。

证候表现：气短，倦怠乏力，纳差呕恶，痞满，大便无力，便溏不爽；舌淡胖，苔白腻。

治法方药：补肺健脾，燥湿益气；参苓白术散、陈夏六君子加藿香、益胃汤类。

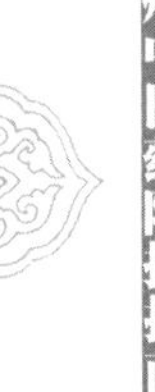

2）肺脾受损，偏肺气虚证。

证候表现：肺络受伤，干咳，咯痰困难，伴有短气、乏力，唇干，脉细数或脉涩。

治法方药：益气养阴，兼顾脾胃；清燥救肺汤加减。

3）余邪已/未清，气阴两虚证。

证候表现：乏力，气短，口干，口渴，心悸，汗多，纳差，低热或不热，干咳少痰；舌干少津，脉细或虚无力。

治法方药：益气养阴，兼清余邪；沙参麦冬汤、生脉散与竹叶石膏汤加减。

（2）虚损寒热不显，重度气虚

证候表现：短气，重度乏力，易倦。

治法方药：健脾益气，补中益气汤。

（3）虚损从寒，阳虚有湿证

证候表现：身冷汗泄，胸痞，口渴，面色暗，神气静，形态恶寒；舌苔白腻，脉细缓或沉细。

治法方药：温阳益气，利湿健脾；扶阳逐湿汤（出自《温热经纬》）或真武汤。

（4）湿邪留恋

1）余湿未尽，胃气未醒证。

证候表现：久咳，迁延不愈，胃脘微闷，知饥不食。

治法方药：醒脾开胃，理气燥湿；五叶芦根汤。

2）余邪留滞经络。

证候表现：大势已退，口渴汗出，周身骨节疼痛。

治法方药：健脾渗湿，益气养阴；元米汤泡术法（《南病别鉴》）。

［服法］：米汤泡白术一夜后，去白术后直接煎服即可。

3）湿热余邪未去，留滞肝胆经。

证候表现：多梦，失眠，情绪焦虑，脉弦数。

治法方药：疏肝解郁，安神助眠；酒浸郁李仁10g，姜汁炒枣仁10g，猪胆皮适量，共煎取汁。

（二）中医药在手足口病中的应用

手足口病的症状表现以急性发热、出疹为特征，具有传染性，因而中医将其归为“温病”“瘟疫”范畴。此病因为感受湿温毒邪，初期侵袭肺卫、肌肤，出现皮肤的小丘疹，有低热、恶寒等表证；中期热盛入营血，上熏咽喉，累及脾胃，引起高热、斑丘疹、咽痛、纳差、便秘、疼痛等里证[15]；小儿的生理特点是脾常不足，心肝有余，时疫毒邪易扰心神，肝风易动，出现抽搐、晕厥等急症。手足口病四季均可发病，多发于春夏季，学龄前儿童多见，家有婴幼儿的家庭要警惕。

依据中医药治疗手足口病临床技术指南（2012 年版）[16]，将所有病例分为4种证型。

1. 普通型：脾肺湿热证

证候表现：手、足、口等部位出现丘疹、疱疹，发热或无发热，倦怠，流涎，咽痛，纳差，便秘；舌质淡红或红，苔腻，脉数，指纹红紫。

治法方药：清热解毒，化湿透邪；甘露消毒丹加减；可用藿香、败酱草、黄芩、青蒿、栀子、生薏苡仁制作中药汤剂灌肠；咽部疱疹可选用青黛散、双料喉风散、冰硼散等；中成药可用金莲清热泡腾片、抗病毒口服液、金振口服液、蓝芩口服液、小儿豉翘清热颗粒、喜炎平注射液、热毒宁注射液等。

2. 重型：湿热动风证

证候表现：高热，易惊，肌肉瞤动，瘛疭，或见肢体痿软，无力，呕吐，嗜睡，甚则昏蒙；舌暗红或红绛，苔黄腻或黄燥，脉弦细数，指纹紫滞。

治法方药：解毒化湿，熄风定惊；清瘟败毒饮合羚角钩藤汤加减。酒大黄、生石膏、生薏苡仁、钩藤、天麻、桂枝中药汤剂灌肠。推荐的中成药有喜炎平注射液、热毒宁注射液、痰热清注射液、醒脑静注射液、安宫牛黄丸、紫雪丹或新雪丹等。

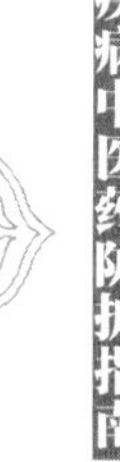

3. 危重型：厥证、脱证

证候表现：壮热，神昏，手足厥冷，面色苍白，口唇发绀，喘促，口中可见粉红色泡沫液（痰）；舌质紫暗，脉细数或沉迟，或脉微欲绝，指纹紫暗。

治法方药：解毒开窍，益气固脱，回阳救逆；安宫牛黄丸合参附汤或生脉散加减。中成药可选用参附注射液、生脉注射液、醒脑静注射液等。

4. 恢复期：气阴不足、余邪未尽

证候表现：乏力，纳差，或伴肢体痿软；舌淡红，苔薄腻，脉细。

治法方药：益气养阴，化湿通络；生脉散加减。

中药辨证治疗新冠肺炎、手足口病等疫病有确切疗效，能明显改善临床症状，提高患者的生活质量。中药在国内接受度较广，但在海外的普及率较低，对海外人员来说中药不是最简便、实惠的治疗方法，要让中医药走向世界，还应该让更多简、便、廉、验的传统疗法走出国门，如针灸、推拿、拔罐、刮痧等在日常保健和防治疾病上功用明显，理应广泛传播，造福世界人民。

第四节　中医传统疗法防治方案

提及中医治疗，除了应用汤药治疗以外，生活中最常用的便是中医传统疗法。随着与现代先进技术结合，中医传统疗法近年来不断传承创新，临床上逐渐形成众多各具特色的“特色疗法”，应用广泛，可治疗多种疾病。

一、中医传统疗法及其治疗疫病的概述

中医传统疗法是中医防治疫病的重要组成部分。《素问遗篇·刺法

论》曰："五疫之至，皆相染易，无问大小，病状相似。"五疫的共同特点是都可互相传染，且传染性强，不论成人小儿，症状相似，是严重危害人类生命和健康的重大疾病之一，当其发生再行治疗时或难治愈，故预防为瘟疫防治的首要措施。

应用中医传统疗法如针刺、灸法等防治疫病由来已久。历代文献如《黄帝内经》《针灸甲乙经》《肘后备急方》《备急千金要方》《针灸大全》《松峰说疫》《防疫刍言》等对多种疫病及其针灸治疗方法做了相关记录，为中医传统疗法防治新冠肺炎等疫病提供重要的参考依据。现存最早的中医类专著《马王堆汉墓医书》记载了运用灸法治疗"热汗出"的疫病及心肺部病症。晋代葛洪以燃烧艾叶的方法预防疾病传染，对后世中医药防疫防病产生深远的影响。明清以后，清代著名医家刘奎所撰《松峰说疫》首创"三疫"学说，提出治疫最宜变通，总结归纳古代预防疫病之法，强调治疗瘟疫强调分经辨证论治[17-18]。经过历代医家的开创性探索，极大地丰富了中医传统疗法防治疫病的理论及经验，并奠定了针灸等扶正祛邪传统疗法在防治疫病中的作用。

中医传统疗法可应用于其他公共卫生疾病的防治。亦具有较好的效果，如登革热[18]、手足口病[19]。在新冠肺炎疫情期间，在重症患者中结合针刺治疗后，出院时三次新冠病毒核酸检测阴性[20]。在临床实践中发现，新冠肺炎患者主要收治于负压病房，局限于现实条件，许多中国传统疗法难以操作，但在一线抗疫中，选用一次性管针代替传统毫针进行传统针刺治疗，在确保定穴准确的同时，具有操作简便、极大降低感染风险、缓解患者病情的显著优势[20]。此外，艾灸亦辅助治疗新型冠状病毒肺炎，改善症状，增强体质[21]。2020年3月1日，中国针灸学会印发《新型冠状病毒肺炎针灸干预的指导意见（第二版）》（以下简称《意见》）[22]，对针灸干预新冠肺炎的原则、方法做了详细论述，并给居家防疫的人员提供了细致的自我针灸指导，以供医务人员和普通民众参阅。

所谓"正气存内，邪不可干"，中医传统疗法具有可实现居家操作、操作简单、无创等特点。因此，无论是在抗击新冠肺炎疫情中，还是在防治其他公共卫生疾病时，中医传统疗法均可发挥重要作用。

二、中医传统疗法在公共卫生疾病中的应用

（一）针刺疗法的应用

1. 新冠肺炎

目前，新冠肺炎的治疗与防控已取得了相当大的进展，临床实践也证实针刺治疗新冠肺炎具有一定疗效。据临床观察，医学观察期、临床治疗期、恢复期各期患者在治疗时均注重肺脾同调。肺病治脾，蕴含中医学培土生金之意。“用针之类，在于调气”（《灵枢·刺节真邪》），针刺的调气功能，配合调气要穴，可强化肺脾之气，为肺脾功能的恢复提供动力。

（1）医学观察期（疑似病例）

穴位处方如下。主穴：一组取风门、肺俞、脾俞；二组取合谷、曲池、尺泽、鱼际；三组取气海、足三里、三阴交。每次每组穴位可选择1～2穴使用。配穴：兼发热、咽干、干咳，配大椎、天突、孔最；兼呕恶、便溏、舌胖苔腻、脉濡，配中脘、天枢、丰隆；兼疲乏无力、食欲不振，配中脘、脐周四穴（脐中上下左右各旁开1寸）、脾俞；兼流清涕、肩背酸楚、舌淡苔白、脉缓，配天柱、风门、大椎。

（2）临床治疗期（确诊病例）

穴位处方如下。主穴：一组取合谷、太冲、天突、尺泽、孔最、足三里、三阴交；二组取大杼、风门、肺俞、心俞、膈俞；三组取中府、膻中、气海、关元、中脘。轻型、普通型每次在一、二组主穴中各选2～3穴；重型患者在三组主穴中选2～3穴。配穴：发热不退加大椎、曲池，或十宣、耳尖放血；胸闷气短加内关、列缺，或巨阙、期门、照海；咳嗽咳痰加列缺、丰隆、定喘；腹泻、便溏加天枢、上巨虚；兼咳吐黄痰、黏痰、便秘，加天突、支沟、天枢、丰隆；兼低热或身热不扬，或未热，呕恶，便溏，舌质淡或淡红，苔白或白腻，加肺俞、天枢、腹结、内关。

（3）恢复期

穴位处方：主穴取内关、足三里、中脘、天枢、气海。

1）肺脾气虚：胸闷、气短等肺系症状明显者，配膻中、肺俞、中府；纳呆、腹泻等脾胃症状明显者，配上脘、阴陵泉。

2）气阴两虚：乏力、气短明显者，配膻中、神阙；口干、口渴明显者，配太溪、阳池；心悸明显者，配心俞、厥阴俞；汗多者，配合谷、复溜、足三里；失眠者，配神门、印堂、安眠、涌泉。

3）肺脾不足、痰瘀阻络：症见胸闷、气短懒言、疲乏无力、动则汗出、咳嗽有痰、咳痰不利、肌肤甲错、精神倦怠、食欲不振等，配肺俞、脾俞、心俞、膈俞、肾俞、中府、膻中；咳痰不利配丰隆、定喘。

（4）针刺方法

以上各期，建议根据病情宜针则针，宜灸则灸，或针灸合用，或配合穴位贴敷、耳针、穴位注射、刮痧、小儿推拿、穴位按摩等。针刺平补平泻，每穴留针20～30min。

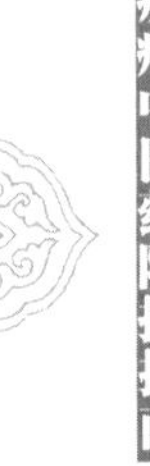

2. 登革热

以阳明经和督脉为主，主穴取大椎、曲池、合谷。督脉统一身之阳，阳明为多气多血之经，刺之可泻营血之热。

（1）发热期

穴位处方：配足三里、中脘、天枢、阳白、太阳。

（2）出疹期

穴位处方：配血海、膈俞、委中。

（3）恢复期

穴位处方：配关元、气海、华佗夹脊穴、涌泉。

（4）刺灸方法

发热期及出疹期以针为主，恢复期可配合灸法、穴位贴敷、耳针、耳穴压豆、放血疗法、刺络拔罐、穴位按摩等。针刺平补平泻，每穴留针20～30min；每天治疗1次。

3. 手足口病

以阳明经为主，取曲池、合谷、足三里、内庭。大椎为诸阳之会，针刺可清泻余热，并点刺放血，热毒随血泻而有出路；三阴交为三阴经交会之处，可滋补肝脾肾之阴液；太溪为肾经原穴，可补益肾水，退虚火。如手足口病严重者，引起四肢活动不利，下肢可配以髀关、伏兔，上肢可配以臂臑、外关通经活络；小便失禁者加关元固摄止尿；口歪眼斜者加地仓透颊车、太阳等局部经穴；竖头不稳、翻身不能者加背部督脉经穴；便干者加四缝穴调和阳明。手足口病以小儿多见，如小儿配合不佳，可不留针，针刺前可运用“爪之、切之”以激发经气[19]。

（1）阳明燥热证

穴位处方：配以大椎、三阴交、太溪。

（2）湿热蕴结证

穴位处方：配以中脘、丰隆、大肠俞。

（3）刺灸方法

以针为主，可适当配合穴位贴敷、耳穴压豆、放血疗法、穴位按摩等。针刺以泻法为主，每穴留针20～30min；每天治疗1次。

（二）艾灸疗法

资料表明艾灸在防治疫病中起到重要作用，42例新冠肺炎（普通型）患者临床研究表明，热敏灸能够有效减轻新冠肺炎患者的负性情绪，改善胸闷、纳差症状，且具有患者接受度高的优势[23]。2020年2月8日，中国针灸学会发布《新型冠状病毒肺炎针灸干预的指导意见（第一版）》公布了在此次新冠肺炎感染中所能采用的艾灸方法。

艾灸操作简单、价格低廉，可成为居家防疫的首选之一。在日常居家自我防治时，可运用推拿手法进行穴位按摩及艾灸的方式代替针刺治疗。《扁鹊心书》中指出“人于无病时，常灸关元、气海、命门、中脘，虽未得长生，亦可保百余年寿矣”，艾灸可通过扶正培元预防新冠肺炎，每天艾灸肺俞、脾俞、肾俞、关元、气海、足三里等穴位，亦可达到温阳散寒除湿、扶正培元、健脾和胃的功效。另外，早在殷商甲骨文中就有熏燎、艾蒸的记载；春秋战国时期有佩戴芳香性植物以防秽避邪的记载；清代有用中药香囊佩戴胸前预防四时感冒、瘟疫等的记载。此次新冠病毒传染力强，可通过空气传播，除了对居住环境采用通风、消毒等措施，不妨在阳台、窗前、门前挂一些艾草，不仅可以改善室内空气，使空气保持洁净清新，且可扶正祛邪，芳香避秽，防病治病。

1. 新冠肺炎

（1）医学观察期（疑似病例）

穴位处方：足三里（双侧）、气海、中脘。方法：足三里，用艾条温和灸每个穴位15min；气海、中脘，每次选择1个穴位，用艾条温和灸10min。频次：每天午后或晚餐前灸1次。主穴定位见图4-10。

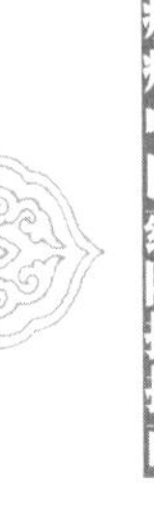

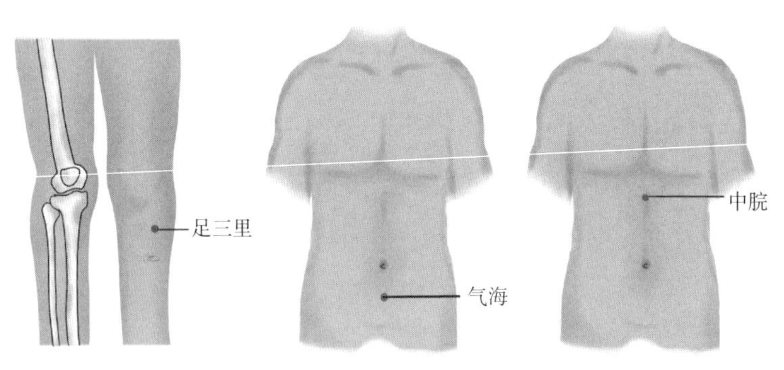

图4-10　新冠肺炎医学观察期主穴定位

（2）临床治疗期（确诊病例属轻型、普通型）

穴位处方：合谷、太冲、足三里（均双侧），神阙。方法：合谷、太冲，用艾条温和灸各15min；足三里，用艾条温和灸10min；神阙，用温灸盒灸15min。频次：每天上午、下午各1次。主穴定位见图4-11。

（3）恢复期

穴位处方：大椎、肺俞、膈俞、足三里、孔最。方法：大椎、肺俞与膈俞（或中脘与上脘），用温灸盒灸30min；足三里、孔最，艾条温和灸每穴15min。频次：每天1次。主穴定位见图4-12。

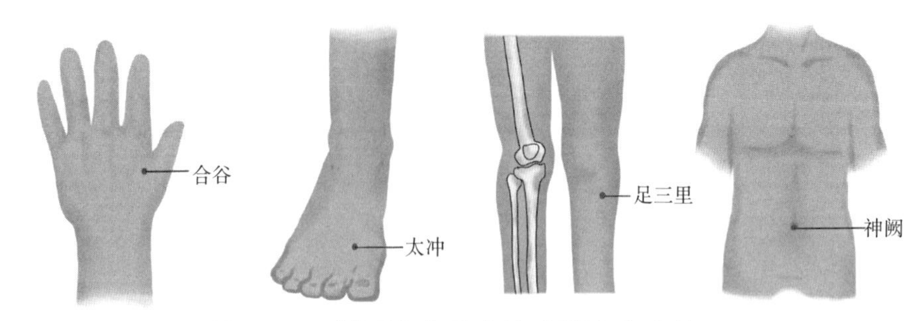

图4-11　新冠肺炎临床治疗期主穴定位

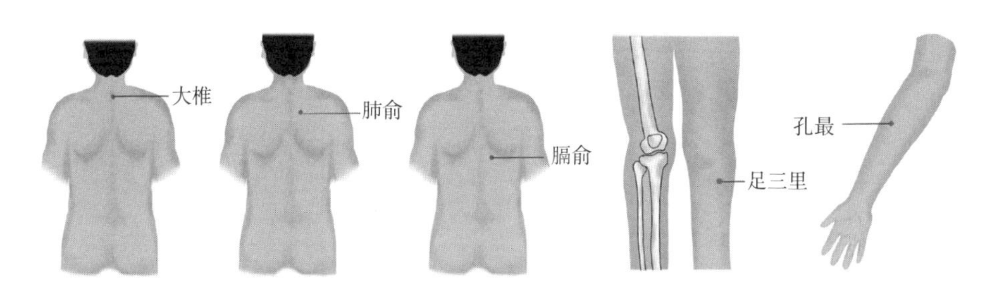

图4-12　新冠肺炎恢复期主穴定位

2. 流行性霍乱（寒霍乱）

寒霍乱之吐泻较缓，临床以吐泻物不甚臭秽、四肢清冷、舌淡苔白、脉象微弱为辨证要点。

（1）呕吐

穴位处方：关元、中脘、内关。主穴定位见图4-13。

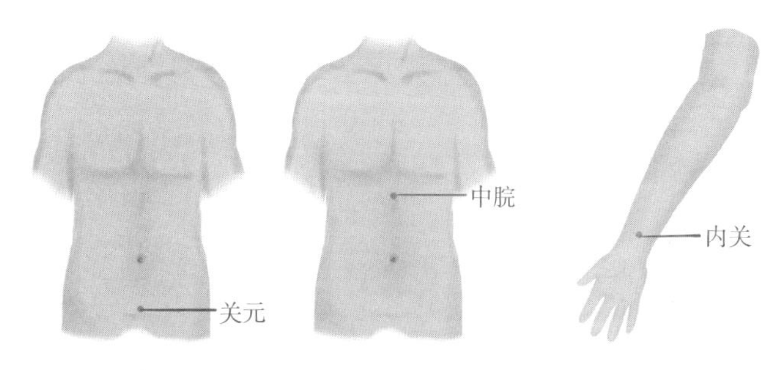

图4-13　霍乱（呕吐）主穴定位

（2）腹痛

穴位处方：足三里、天枢、大横。主穴定位见图4-14。

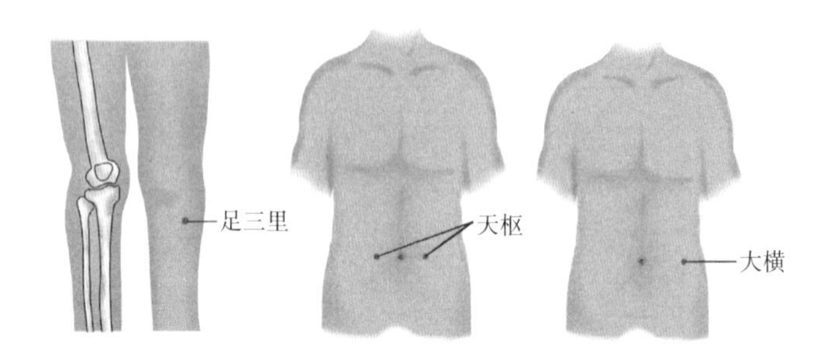

图4-14　霍乱（腹痛）主穴定位

（3）泄泻

穴位处方：肾俞、天枢、足三里。主穴定位见图4-15。

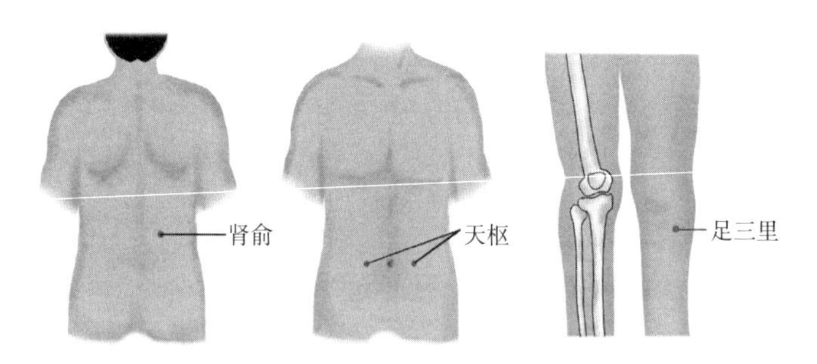

图4-15　霍乱（泄泻）主穴定位

（4）厥证

穴位处方：命门、大椎、神阙。主穴定位见图4-16。

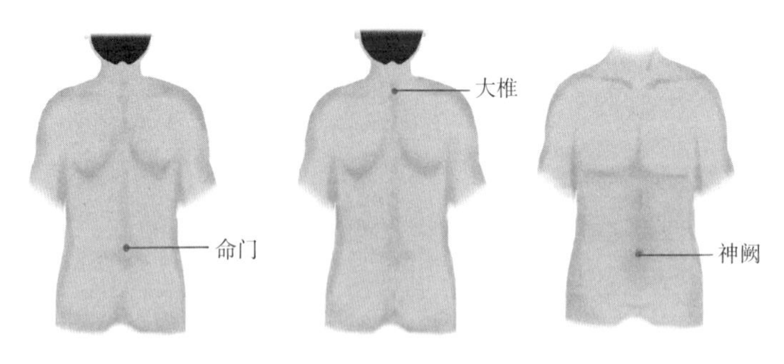

图4-16　霍乱（厥证）主穴定位

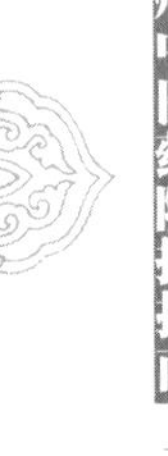

（5）艾灸方法

如可平躺，可配合隔姜灸或隔蒜灸；如呕吐频繁，建议使用艾条灸，避免突然起身导致烫伤。腹部可灸20～30min，四肢穴位每次可灸5min，轮换操作。如急性期，出现畏寒的症状，可灸大椎、关元、中脘。寒霍乱重症，一经吐泻，则可见肌肉脱削，身寒，厥逆，大汗出，烦躁，口渴得饮即吐，此时不得误诊为热证，应治以重灸，回阳救逆。恢复期，如余邪尚在，仍有腹痛、腹部冰冷感者，可灸中脘、天枢、大横，可配合隔姜灸。常用艾灸疗法操作见图4-17。

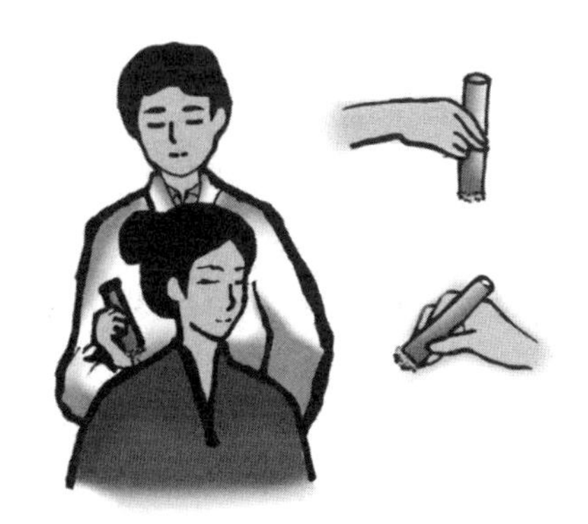

图4-17　艾灸疗法

（三）推拿疗法

推拿疗法属于非药物的自然疗法、物理疗法，俗语中的“按蹻”“蹻引”“案杌”均属于推拿疗法的范畴。目前大部分中医传统疗法是由专业医师进行施术，方可保证安全及疗效，但推拿相对针刺等而言，操作难度低，人们可在专业指导下在家参照穴位图谱，运用推拿手法进行穴位按摩，实现居家自我防护。现代临床常用的推拿手法主要有推法、拿法、按法、摩法、㨰法、擦法、摇法、扳法、拉法、振法、击法、理法等。这些手法可以单独使用，也可把两种手法结合起来组成复合手法，如按揉法、掐揉法、拿捏法等。一般先拍法、揉法放松局部肌肉，再根据不同疾病及症状，辨证取穴，配合不同的手法进行推拿。新冠肺炎起病以发热多见，可伴有乏力、干咳等，部分患者伴有鼻塞、流涕、腹泻等症状。儿童及新生儿可出现呕吐、腹泻、精神差、呼吸急促等不典型症状。除了新冠肺炎，其他公共卫生疾病如登革热、禽流感等也可能会出现类似症状。鼠疫的危急重症往往会选择针刺治疗，但也可用推拿治疗。需要指出的是，推拿尤其适用于小儿的日常防护。

1. 发热

（1）风热证

治则处方：疏风清热。

选取经络：以膀胱经、大肠经及肺经为主，主穴为风池、大椎、曲池、合谷等。主穴定位见图4-18。

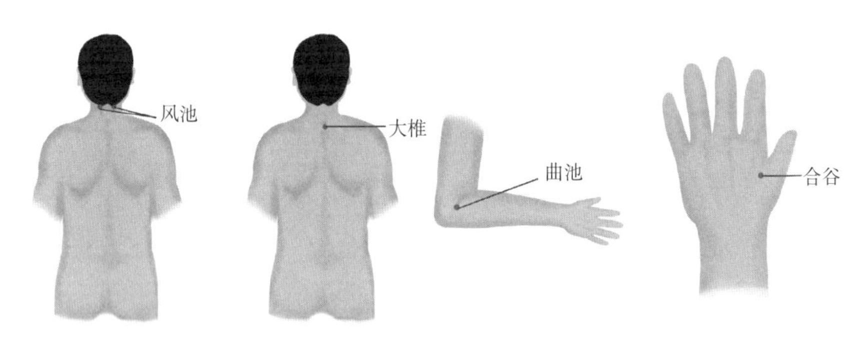

图4-18　发热（风热证）主穴定位

推拿方法：捏脊3～5遍；提捏大椎，循经配合按法、揉法、推法等。小儿主要手法为提捏大椎。

（2）风寒证

治则处方：疏风散寒。

选取经络：以膀胱经、大肠经及肺经为主，主穴为风池、风门、尺泽、合谷等。主穴定位见图4-19。

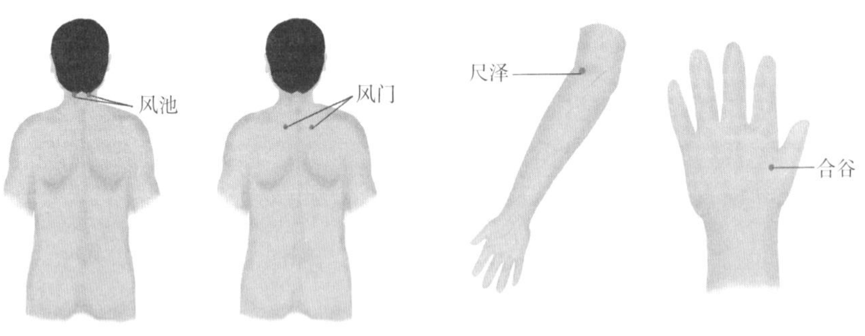

图4-19　发热（风寒证）主穴定位

推拿方法：捏脊3~5遍；配合按法、揉法、推法等。小儿主要手法为清天河水。

2. 咳嗽、呼吸困难

（1）实证

治则处方：止咳平喘。

选取经络：以肺经、膀胱经及任脉为主，主穴为肺俞、天突、丰隆、孔最、鱼际、定喘等。主穴定位见图4-20。

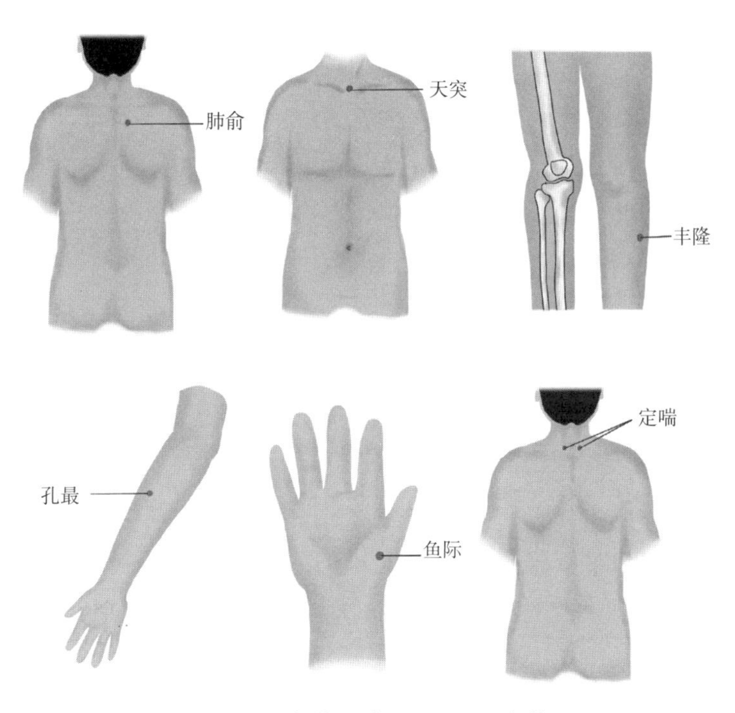

图4-20 咳嗽（实证）主穴定位

推拿方法：背部拍法，循经配合按法、揉法等。小儿主要手法为清肝经和肺经。

（2）虚证

治则处方：纳气平喘。

选取经络：以肺经、膀胱经、肾经及任脉为主，主穴为孔最、鱼际、肺俞、肾俞、膻中、涌泉、气海等。主穴定位见图4-21。

推拿方法：背部拍法，循经配合按法、揉法等，手法需轻柔。小儿主要手法为捏脊、拿列缺。

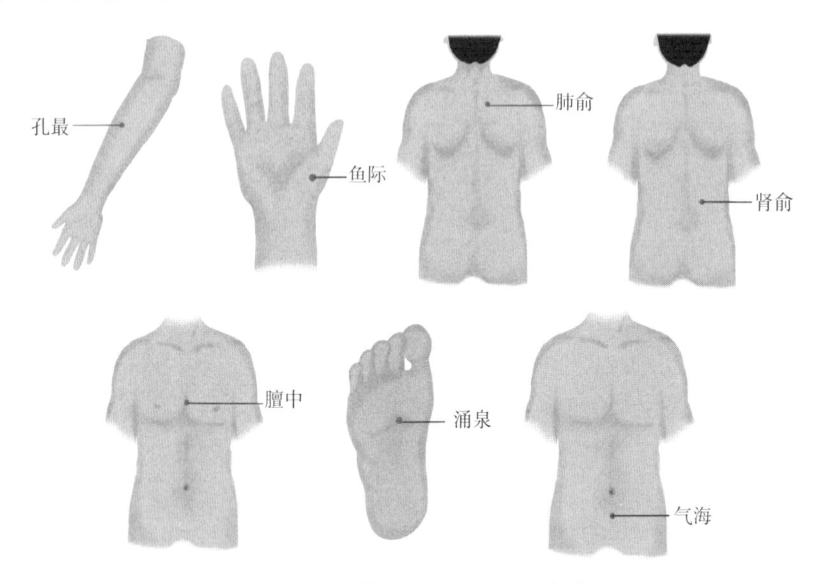

图4-21　咳嗽（虚证）主穴定位

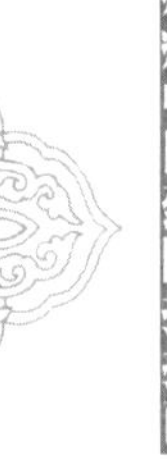

3. 鼻塞、流涕

治则处方：通窍。

选取经络：以肺经、胃经及大肠经为主，主穴为列缺、上迎香、迎香、合谷、曲池等。主穴定位见图4-22。

推拿方法：循经配合按法、揉法等。

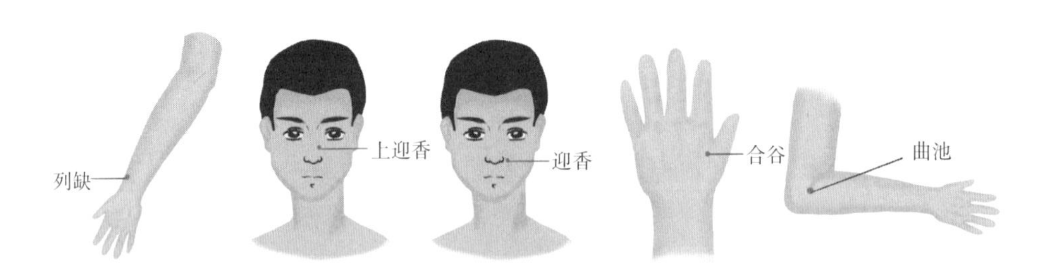

图4-22　鼻塞、流涕主穴定位

4. 腹痛、腹泻

（1）实证

治则处方：行气止痛、调理肠胃。

选取经络：以胃经、大肠经及膀胱经为主，主穴为天枢、中脘、大肠俞、合谷、上巨虚等。

推拿方法：腹部配合摩法和擦法，循经配合按法、揉法等。

（2）虚证

治则处方：缓急止痛、顾护中焦。

选取经络：以胃经及任脉为主，主穴为天枢、中脘、关元、足三里、上巨虚等。

推拿方法：腹部配合摩法和擦法，循经配合按法、揉法等，手法需轻柔。

5. 乏力

治则处方：补中益气。

选取经络：以胃经、脾经及任脉为主，主穴为天枢、膻中、气海、关元、足三里、三阴交等。

推拿方法：四肢搓法，腹背部配合摩法和擦法（图4-23），循经配合按法、揉法等，手法需轻柔。

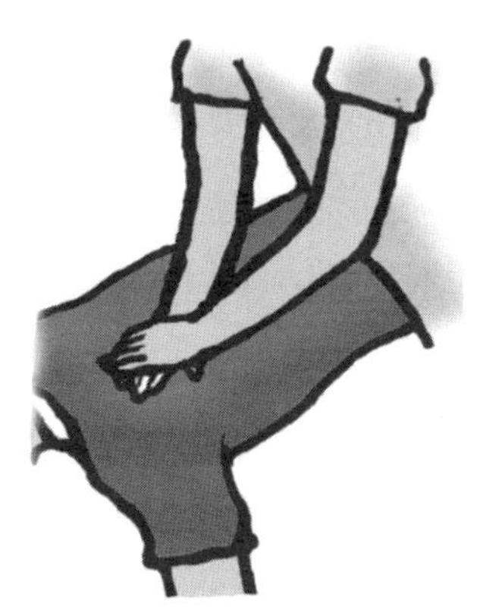

图4-23　推拿疗法

（四）刮痧疗法与拔罐疗法

在“全民养生”的今天，刮痧和拔罐已然成为一种流行生活方式，因其操作简单，具有良好的疗效，在国内外深受欢迎。正规的刮痧疗法是通过特制的刮痧器具和相应的手法，蘸取或涂抹一定的介质（一般可使用凡士林或油类），在体表按一定的方向，根据不同部位使用不同的力度进行反复刮动、摩擦，使皮肤局部出现潮红，或红色或暗红色出血点，具有通经活络、活血透痧的功效。拔罐，古代称为“角法”，西汉时期的帛书

《五十二病方》中便有其相关记载。

刮痧疗法与拔罐疗法均具有简、便、廉、效的特点。在新冠肺炎疫情的自我防护中具有重要作用。一般可选用黄牛角制、铜制或瓷制的刮痧板；而居家使用时，如无专业刮痧板可选用瓷碗、瓷调羹、木梳背或铜钱代替，但边缘一定要光滑防止刮伤。居家使用拔罐疗法时，建议使用真空抽气式罐，以防使用不当引起烫伤。在使用刮痧疗法和拔罐疗法时，应有他人在场，尤其是自身无法触及罐体情况下，必须在他人陪同下使用。

另外，需要注意的是，自身患有重大基础疾病者、凝血功能异常者（如血友病、出血性紫癜和其他出血疾病）、患有皮肤疾病者（如局部疮疡、溃烂）或肿瘤者、饥饿者、过度疲劳者在无专业医师指导下，均不适宜进行刮痧及拔罐疗法。使用不当可能会出现心慌、四肢发冷和头晕呕吐等症状，严重时有可能危及生命。

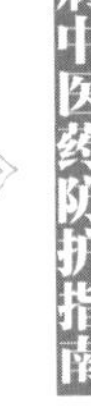

1. 新冠肺炎

新冠肺炎如伴有发热或咳嗽明显（属实证者），可采用背俞穴刮痧或拔罐（图4-24）；伴有精神紧张、焦虑，可采用背部拔罐或颈背部刮痧等缓解症状；若伴有颈腰椎疾病，均可在局部使用刮痧与拔罐治疗。

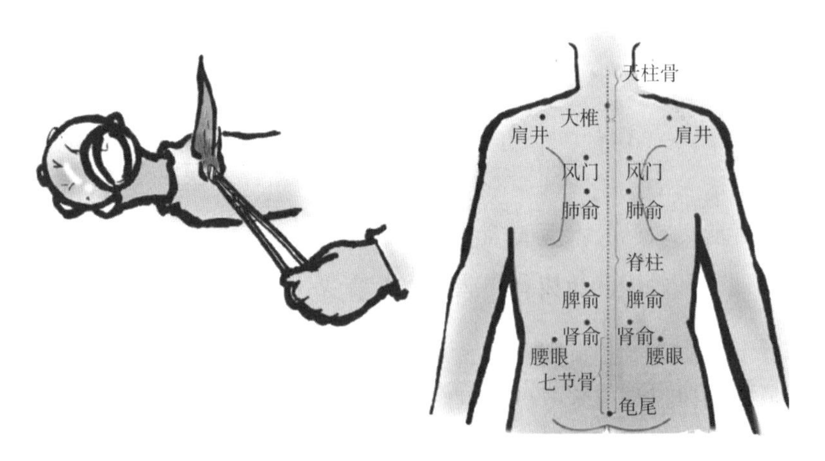

图4-24　拔罐疗法

2. 登革热

早期可进行刺络拔罐或放血疗法，可选取阳明经和督脉，阳明经多气多血，督脉统一身之阳。穴位可以选择大椎、曲池、合谷、足三里，这些穴位均具有泻热解毒、扶正祛邪的功效。同时配合中药及运动疗法效果更佳，适当进行心理疏导，有利于减轻患者痛苦，缩短病程，防止疾病传变。

（五）耳穴疗法

“十二经脉上行于耳”“耳为宗脉之所聚”“肾开窍于耳”。中医认为，耳与经络、脏腑有着密切的联系，尤其是肾。耳穴疗法是通过刺激耳郭上相应的穴位防治疾病的疗法。一般临床上多使用针刺耳穴、耳针，或使用耳穴压豆法（图4-25），一般选用王不留行籽或磁珠。居家操作时，可使用手指按摩，或选用小绿豆等，贴于0.6cm × 0.6cm的小块医用胶布中央，对准耳穴贴紧，通过指尖施力按压，感到酸麻胀或发热即可，在闲时按摩或按压即可，每次1～2min。夏季可贴1～2天，冬季可贴3～4天。

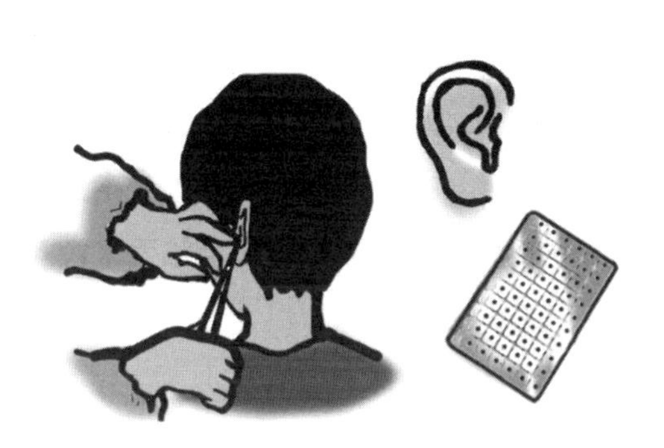

图4-25　耳穴压豆法

1. 新冠肺炎

发热者或咳嗽明显，可选用肺、大肠、膀胱、气管、平喘等；伴有精神紧张、焦虑、失眠，可选用心、神门等；若食欲不振，可选用胃、贲门、食道、大肠；若伴有颈腰椎疾病，选取对应部位的耳穴；若牙痛，可选用压痛点、胃、大肠。

2. 手足口病

可选用耳尖、皮质下、肾上腺、脾、心[24]。

（六）其他传统疗法

临床中，我们经常看到的放血疗法、埋线疗法、中药敷贴、中药封包、中药沐足等皆属于中医传统疗法。有研究表明[25]，放血疗法适宜病症广泛，对呼吸系统17个病种有良好的治疗效果。新冠肺炎、登革热、手足口病等患者在出现发热不退时可采用十宣、耳尖放血。放血疗法退热快，几乎无副作用，临证可根据患者症状酌情选用。但放血疗法、埋线疗法均需专业医师操作，不宜居家操作。

手足口病亦可配合外洗治疗，治宜清热解毒、健脾化湿，方用五味消毒饮加减，煎至约2 000mL，加入热水洗浴，水温控制在40～45℃。操作时可用已消毒干净的毛巾蘸取药液，重点洗手、足、臀部有皮疹、疱疹处。外洗每次20～25min，每天2次，连续3天使用。另外，由于手足口病为小儿多见，而患儿皮肤感知觉发育不完善，对皮肤感觉、痛觉可能无法准确表达，操作者应根据具体患儿可承受程度来调节温度，避免烫伤[27]。

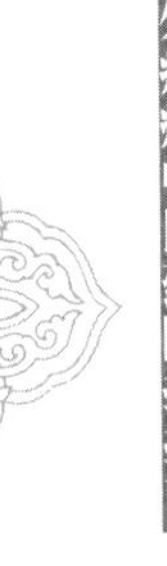

整体而言，中医传统疗法配合治疗新冠肺炎疗效较好，但中医学辨证论治强调随法选术，根据治法选择治疗手段，才能达到事半功倍的理想效果。因此，在治疗新冠肺炎时，也需因地制宜、因人施术，确保发挥最大疗效。所谓“正气存内，邪不可干”，日常居家穴位或耳穴按摩、艾灸、中药敷贴、中药封包及中药沐足，皆可起到防治保健、扶正养生、增强体质的作用，在疫情及日常自我防护中起到重要作用。除了中药及传统中医疗法，运动疗法和心理疏导也在防治公共卫生疾病中起到重要作用。

第五节　中医运动疗法运用指南

中华民族历史悠久，中医药文化源远流长，古代医家十分重视运动疗法在疾病预防和治疗中的作用，古籍中关于运动疗法的记载比比皆是，运动疗法在古代治病和保健中得到广泛的应用。

一、中医运动疗法概述

随着社会文化的进步，运动疗法不断发展和完善，“中医运动处方”的概念和要素逐渐呈现出来。王晓军[26]教授借鉴西方“运动处方”的概念，将“中医运动处方”定义为“以预防、治疗疾病和健身、康复为目的，在中医运动处方理论指导下，以处方的形式为不同健康群体制定的运动方案”。这是我国现存最早关于“中医运动处方”概念的记载。

“中医运动处方”离不开中医理论的指导，中医的整体观和辨证观将人与自然、人体自身看作是统一整体，观体征、问症状，通过四诊合参、外貌神态、声音、气味等，结合阴阳五行等相关理论，实现对“中医运动处方”接受者的特色中医健康评估；通过“天人相应”的哲学观，十二脏腑和十二正经的气血流注与时间的关系，来探寻“中医运动处方”时间和频次；采用“八段锦”“五禽戏”“马王堆导引术”等古法保健气功来丰富中医运动处方的内容。

“中医运动处方”在不断的实践中逐渐完善自身的体系，以罗小兵[27]教授为核心的团队提出的“辨体施动”理论，结合运动医学，将辨证所需的症状、体征进行了拓展，除中医体质及中医证候外，还包括身体姿态、体适能及体育项目等体育学相关内容，尤其对于运动损伤的康复有重要作用，拓展了中医运动处方的适用范围。贾冕[28]把“中医运动处方”定义为“以预防、治疗疾病和健身、康复为目的，在中医学理论指导下，根据运动处方对象的中医证候、体适能、体征、运动能力等具体情况，进行辨证分析，以处方的形式制定的系统化、个性化的运动方案”，这是目前可以准确涵盖“中医运动处方”要素的概念。

二、常见中医运动疗法

（一）五禽戏

抗“疫”期间中国国家体育总局推出强五脏、培内气、调心情的中医保健气功——五禽戏，猿戏主心神与脉，疏通全身血管，按摩心脏，养心健脑；熊戏调理脾胃，联系脾、胃经；鹿戏舒缓肝气郁结，疏肝强筋；虎戏下水通便，固肾培本；鸟戏补肺固表。五禽戏是抗“疫”期间居家运动的最佳选择（图4-26）。

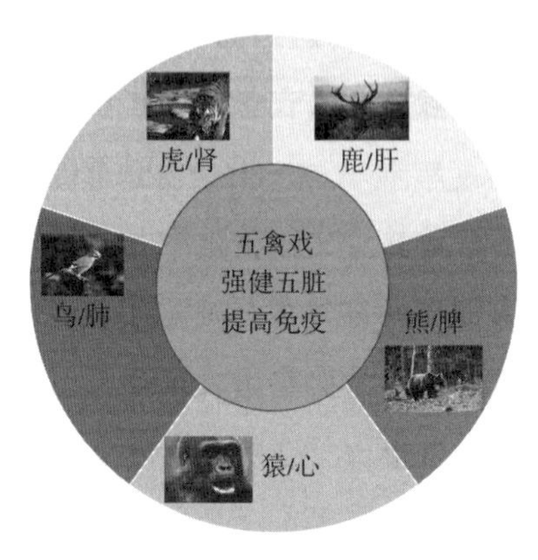

图4-26　五禽戏与中医理论

（二）八段锦

八段锦是中医传统保健功法，由八个动作组成（图4-27），每个动作都能充分调动身体的不同部位。中医认为，八段锦柔筋健骨，养气壮

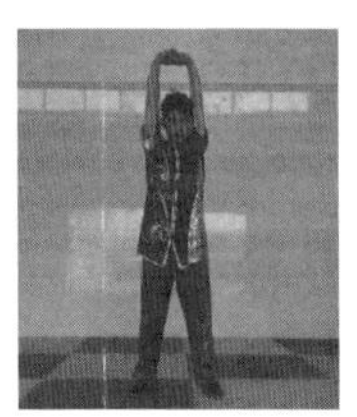
第一式，两手托天理三焦

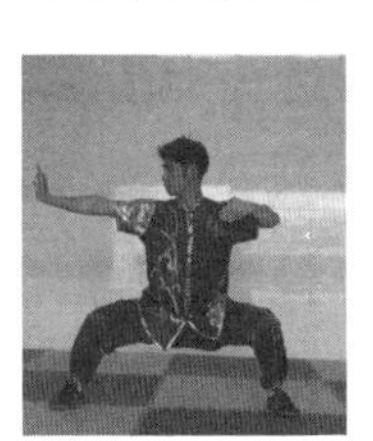
第二式，左右开弓似射雕

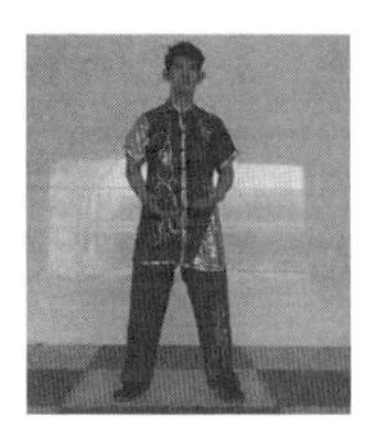
第三式，调理脾胃须单举

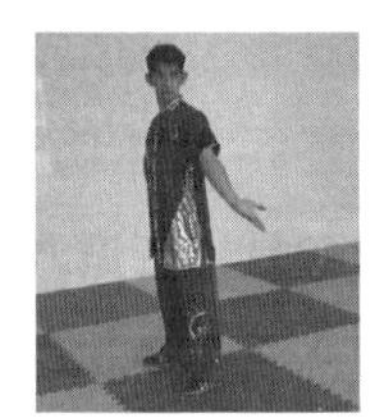
第四式，五劳七伤往后瞧

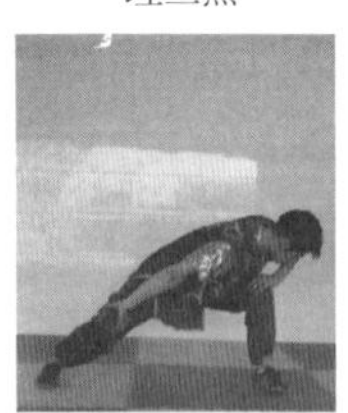
第五式，摇头摆尾去心火

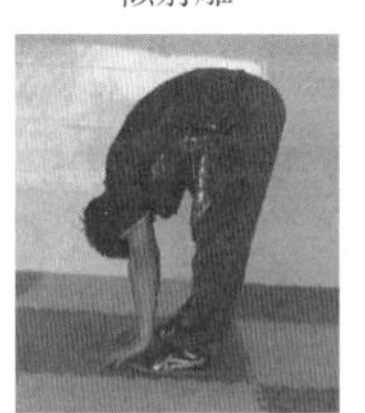
第六式，两手攀足固肾腰

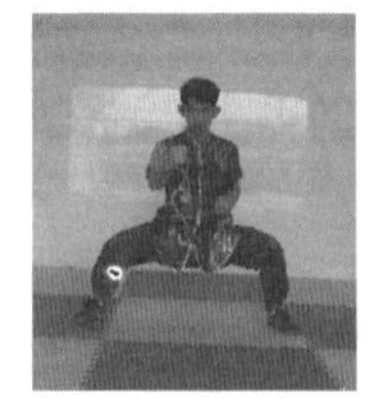
第七式，攒拳怒目增气力

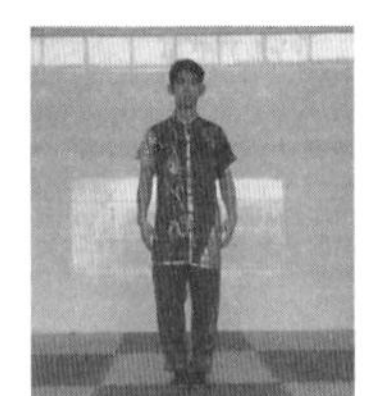
第八式，背后七颠百病消

图4-27　八段锦八式

力，具有行气活血、协调五脏六腑之功能，可提高身体素质，动作重在导引拉伸和气息锻炼配合的同时，又舒缓柔和，特别适合老年人、慢性病患者和长期处于亚健康状态的人进行日常锻炼，具有疏经通络、强身健体的作用。

“虚邪贼风，避之有时”，本次新型冠状病毒肺炎已纳入法定传染病管理，在春冬交际之时，更是病毒传播较为活跃的时候。我们需注重预防病毒侵犯，一方面要注意未病先防，通过中医运动提升自身的抵抗力；另一方面则要做好预防措施，戴口罩，勤洗手，尽量避免到人流密集的场所活动。

（三）太极拳

作为国家级非物质文化遗产，太极拳是一种内外兼修、舒展柔和、动静相兼、调养身心的运动。据考证，河南焦作被认为是太极拳的发源地，太极拳门派众多，常见的流派有杨氏、陈氏、孙氏及吴氏等，各个门派相互传承，互相借鉴，但又有其各自的特点，呈百花齐放之态。国家体育总局1956年汲取杨氏太极拳之精华，串编了一套精炼、规范、易于掌握的24式太极拳。

习练太极拳可改善人的心肺功能[29]，长期规律性习练太极拳能加强心肌的收缩力，加强气血津液的循环和利用；太极拳的意念锻炼，使人中正安舒、周身放松，可促进微循环，提高机体的氧利用率，对人体的呼吸[30]、免疫[31]及运动系统（肌肉、骨骼、关节、平衡能力等）[32-33]都是有益的。太极拳的功效还体现在改善情志疾病[34]，例如焦虑、抑郁、记忆力减退等。

太极拳作为众多传统保健功法的代表，适合长期坚持锻炼，且健身效果显著，可为人们带来持续的健康收益。

第六节　中医心理疏导诊疗思路

疫情除了给人们带来身体上的伤害，夺走人的生命以外，还给人们造成了巨大的心理冲击。除了通过汤药、针灸、按摩、运动等方法对身体功能进行调节，选择合适的方法对心理进行调摄也同样重要。

文化与心理有着密切的联系，对于不同宗教、不同文化背景的人来说，疾病的影响往往是不同的，适用于西方文化的心理治疗在儒家文化圈中往往并不是完全适用。所以，除了西方心理学以外，中医心理学在本次新冠肺炎疫情中对心理创伤恢复也起到了重要作用[35]。

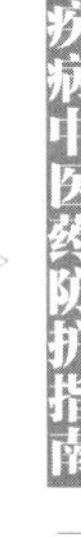

一、中医心理疏导

在中医学的理论体系中，虽然没有“心理学”这个专有名词，但是任何对生命存在真切关心的学科，不可能看不见人复杂的内心世界，以及显而易见的喜怒哀乐。中医学中有许多与心理相关的文字表述，从本质上来说，在中医学理论体系中，有着形神一体的观念，认为心理与生理是密不可分的。

早在《黄帝内经》中，就有不少与心理学有关的论述，如“告之以其败，语之以其善，导之以其所便，开之以其所苦”，认为医生要通过与患者沟通，进行心理疏导，消除患者不利情绪。又如“精神内守，病安从来”“精神不进，志意不治，病乃不愈”等，将维持心理健康视为日常养生及身体康复的关键因素[36]。

关于心理养生，在《素问·上古天真论》中提出了一个最基本的原则“恬淡虚无”，这是一种“让事物以其本身的特性而存在”的状态，一个人只有放下自我迷恋，放下追求，变成开放的、无意识的、淡泊宁静的，他才能体会到来自自然的关切，体会到同一切自然之物合而为一。

中医学理论的成长，与“气”关系极为密切，中医心理学同样与

“气”相关。“气”来源于早期人类对生命的感知，中医常说，“百病生于气”，人内心的变化就像是自然界的天气一样，忽而狂风骤雨、电闪雷鸣，忽而碧空如洗、万里无云，心情偶尔的浮动是正常的生理现象，但“五志过极”便会引起身体里的“灾难”，《黄帝内经》将之概括为“喜伤心”“怒伤肝”“悲伤肺”“恐伤肾”“思伤脾”。心态对健康的影响尤为关键。

二、公共卫生疾病中的心理特点

重大公共卫生疾病过后，受疾病影响人数多，范围广，往往在几百人到几十万人不等，牵涉其中的亲属、救援人员不计其数。幸存者的心理问题往往更加严重和复杂，并容易受到其他幸存者的影响。疫情过后，常见的心理问题就是怒、忧、思、悲、恐、惊，其中悲与恐最为多见。合理运用中医情志疗法营造疫区和谐乐观的氛围，对节省人力、物力，改善疫区人民心理健康状态有重要意义[37]。

（一）公共卫生疾病后“怒”的特点

1. 埋怨医务人员

由于染疫人数甚多，医疗设施不足，医务人员超负荷工作，看病就医不如平时方便，医疗水平达不到群众的预期，看着自己的亲人身患重病，医务人员却在争分夺秒地抢救他人，往往就会产生愤怒的情绪。

2. 对社会不良现象产生愤怒

如口罩紧缺的时期，有人借机大发国难财，个别激进分子恶意传播病毒，日常生活用品涨价，抗疫物资分配不均等都会引起人们不同程度的愤怒。

3. 对疫情本身的愤怒

出于追根溯源的本能，人们会思考“为什么这样的灾难发生在我身上”“为什么上天对我这样不公平”，怨恨疫情让自己失去收入，失去千载难逢的机会。

（二）公共卫生疾病后“忧”的特点

1. 对眼前的生存问题担忧

疫情期间，居家隔离，人们失去外出工作的机会，失去了基本的经济来源，眼下食宿出现问题，物资短缺，甚至妻离子散、家破人亡，造成了对眼前生存问题的担忧。

2. 对未来发展的担忧

疫情造成了很多公司倒闭、裁员，企业对员工的需求量降低，人们对自己未来的发展产生了巨大的担忧。尤其是应届毕业生，如果不能顺利找到工作，离开了校园更是难上加难。

3. 疑病心理

在突发公共卫生事件过后，人们内心充满了不安，会对自己身体状况过分关注，轻微发热、咳嗽、咽喉疼痛等与疫情相关的症状便怀疑自己生病了，被焦虑与恐惧包围。

4. 强迫心理

官方媒体强调要勤洗手，监测体温变化，用消毒液进行室内消毒。有些人半个小时就要洗手1次，反复搓洗，有些人每天监测体温几十次，有些人一天会在房间里喷洒十几次消毒液，总是担心自己感染病毒。这些都是突发疫情而出现的强迫状态。

（三）公共卫生疾病后“悲”的特点

疫情期间工作丢失、亲人患病、财产损失、物资匮乏、自身因患病带来了后遗症都会导致人们极度悲伤，这是疫情期间常见的情绪反应，常常伴随着不思饮食、失眠健忘等症状。

（四）公共卫生疾病后“思”的特点

1. 忧思

对未来发展、现在生活状况的频繁担忧，反复思虑。担心自己的亲人患上疾病，担心自己失去工作，扛不起沉重的家庭负担。

2. 追忆

在疫情期间失去了亲人，想到了以前美好的时光，如今已是物是人非，不由得不断怀念从前。

3. 幻想

精神受到了严重打击，以致产生了许多不切实际的幻想，疯疯癫癫。

（五）公共卫生疾病后“惊”与“恐”的特点

1. 对疫情本身的恐惧

由于身边不断出现有人患病的消息，有些人产生了过度的反应，无法面对疫情的进一步恶化，甚至产生了轻生的念头。

2. 对被感染的恐惧

病毒无处不在，无时不有，在空气中弥散，看不见也摸不着，没有人知道下一个被感染的是谁，没有人知道谁还携带有被检测出来的病毒，对于被感染产生了巨大的恐惧心理。

三、常见中医心理疏导法

（一）移情易性法

此法是运用各种方法转移和分散患者的注意力，以排遣情思，改变心志，缓解或消除由情志因素所引起疾病的一种心理疗法。在疫情期间，听闻周围的人因病住院甚至死去，往往会给人带来巨大的心理压力，身体上有一丝不适都异常紧张。对于这种情况，可以采用移情易性法，居家隔离期间不要长时间沉浸在疫情的消息中，每天关注疫情的时间控制在1h内，空余时间多培养新的兴趣爱好，把身心都从疫情的恐慌中抽离出来，把注意力集中到令自己愉悦的事情中，放松心情，减少焦虑。

（二）顺情从欲

此法是顺从患者的意念、情感，满足患者的心理需要，以释放患者心理病因的一种治疗方法（图4-28）。面对突如其来的疫情，跟患者们密切接触的医务工作者有心理压力，感染者及家属更是承受了莫大的痛苦。有些人在经历了失去至亲的巨大创伤之后，往往会变得两眼无神，冷漠呆滞，甚至没流一滴眼泪。这实际上是超出心理承受能力后的一种心理保护机制。如果没有及时宣泄出来，日久成疾，会引发一系列的心理问题。这时就需要顺情从欲，为压力和情绪找一个发泄口，可以通过倾诉、哭泣等方式宣泄，或者通过物质上的满足来愉悦自己，放松情绪。

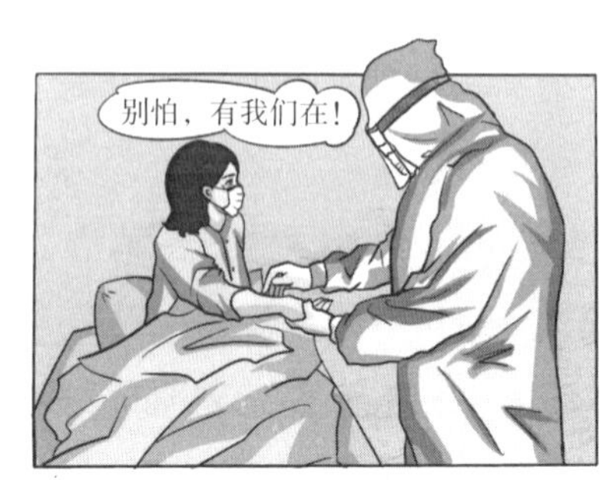

图4-28　疫情期间的心理疏导

（三）暗示诱导法

此法因人而异，循序渐进，通过给予自身正向积极的心理暗示，改变心理状态，诱导自身在“无形中”接受良性情绪的影响，接受现实，正视自己，最终摆脱恐慌、抵触等情绪[38]。暗示不同于简单的说教和论证，需要通过具有说服性和权威性的事物，让自己相信事物会向着好的方向发展[39]。多看有关疫情的好消息，诱导自己树立坚定信念，增强信心，对于疫情发展保持理性乐观的心态，只要万众一心，积极应对，一定会战胜疫情。

（四）音乐悦心法

在中医心理疗法中，五行音乐疗法操作简单，效果较好，是极为适合疫情防控中民众心理疏导的重要方法。《黄帝内经》云：“天有五音，人有五脏；天有六律，人有六腑。”五行音乐是基于五行对应五脏和五音的中医基础理论下创作的，五行的木、火、土、金、水，分别对应于五音阶的角、徵、宫、商、羽，又分别对应五脏的肝、心、脾、肺、肾，对症听乐可以激发病理状态的改变，纠正心理紊乱，稳定情绪，促进疾病预防和恢复。在疫情防控期间，聆听不同音调的乐曲，有利于宣泄和释放不良情绪，可缓解焦虑、抑郁情绪，改善睡眠，提高机体免疫力，进而提高留学生疫情防治的信心，促进身心健康[40]。

（五）中药怡神

除了心理上的调节，采用合适证型的中药可以达到事半功倍的效果。研究表明，有很多中药都有调理情志、安神、抗抑郁的作用。

中药香囊用一些气味芳香，能辟秽化浊的药物，利用药物走窜的特性，通过人体皮毛、口鼻，达到芳香化湿、辟秽解毒、安神助眠的作用。《山海经》中“有草焉，名曰薰草，麻叶而方茎，赤华而黑实，臭如蘼芜，佩之可以已疠”，记载了先民通过佩戴薰草防疫的智慧。古人常常通过赠送合欢和萱草等植物，帮助家人朋友忘却忧愁，著名诗人范成大在《行路难》中写道“赠君以丹棘忘忧之草，青棠合欢之花”，可见香囊广泛用于防病、防疫，并一定程度上起到化解忧愁、愉悦身心的目的。由此可见，所谓的“秽”既可以指细菌、病毒等侵害人体的微生物，以及“风、寒、暑、湿、燥、火”等六淫邪气，也可以是低沉、抑郁、悲伤的坏心情。

除了服药、佩香以外，芳香类的药物还通过焚香、沐香达到治疗的目的。古人用于熏治消毒的常用药物有苍术、艾草、丁香、降香等。如《松峰说疫》中记载了“避瘟丹”，由苍术、乳香、甘松、细辛、芸香、降香组成，通过焚烧，用于防疫。《理瀹骈文》中记载了“辟瘟线香”，由降香、苍术、贯众、桃枝、山奈、甘松、大茴香、香芷、桂皮、香附、鬼箭、雄黄、雌黄、檀香、乌头、白蒺藜、榆面等药物组成，研细末做成线香焚烧，能防虫蛇、瘟疫。

中药药浴同样历史悠久，早在《五十二病方》中即有关于药浴的记载。药浴亦可用于防疫，《本草纲目·瘟疫》中记载将白茅香、茅香、兰草煎汤沐浴，具有清洁污秽，使人身轻气爽、肌肤细腻光滑的作用，在陶弘景的《本草经集注》中，有白芷可以“香浴去尸虫”的记载。

四、新冠肺炎疫情中的心理疏导

人在面临突发性危机时，总会不同程度地产生某种焦虑情绪和恐慌心理，会产生不同的心理应激反应。受到新冠肺炎疫情的影响，人们感受到了来自外界的各种各样的压力，或许是心理受挫，害怕失业；或许是担心自己和家人感染病毒。在这种应激状态下，就会出现失眠、紧张、焦虑、抑郁等症状。短暂的应激反应并不影响人的健康，但当疫情带来的压力持续存在时，便会出现“五志过极”，严重危害人体健康。

海外同胞独自居于异国他乡，人生地不熟，加上疫情日渐复杂严峻，导致焦虑、恐慌情绪蔓延，对疾病预防带来不利影响。因此，在疫情防控中及时介入中医心理疗法，针对该群体中因疫情而引起的共性情绪问题，采取适当的心理疏导，使其保持积极向上、健康乐观的心态非常重要。

中医对瘟疫的认识清晰而明确，早在清代便提出瘟疫为感受“杂气”所致，温疫、寒疫、杂疫分类周详，运动疗法、针灸疗法、中药治疗、心理调摄治疗手段俯拾即是。香包、香囊在装点心情的同时又能举起抗疫的大旗。太极、八段锦在强身健体、怡情怡兴的同时又能充当抗疫奇兵。

疫苗接种是目前疫情防控的重点工作任务之一，相信随着疫苗的普及，在全球人民的共同努力下，新冠肺炎肆虐全球的局面将会被扭转，但在此境到来之前我们都不能有一刻松懈。届时若要论功行赏，中医药必有一席之地。简、便、廉、验的中医药在本次疫情防控上贡献突出，中华民族几千年的医学积累，在这一次次的历史考验中都交出了满意的答卷，也在这过程中不断汲取新养分，总结经验，中学之体，西学之用，继绝学而开太平。

参考文献

[1] 侯云德. 重大新发传染病防控策略与效果[J]. 新发传染病电子杂志, 2019, 4(3): 129-132.

[2] 韩辉, 伍波, 马爱敏, 等. 2020年7月全球传染病疫情概要[J]. 疾病监测, 2020, 35(8): 676-678.

[3] 陈叶, 王萍, 刘芳炜, 等. 埃博拉出血热研究进展[J]. 中国公共卫生, 2017, 33(1): 170-172.

[4] CAINI SAVERIO, ALONSO WLADIMIR J, et al. Characteristics of seasonal influenza A and B in Latin America: Influenza surveillance data from ten countries[J]. PloS one, 2017, 12(3): e0174592.

[5] 严晓峰, 杨松. 从近期非洲马达加斯加鼠疫流行看其预防的必要性、紧迫性和长期性[J]. 新发传染病电子杂志, 2018, 3(1): 1-4.

[6] 陈玫芬. 疫病之中医预防研究[D]. 南京: 南京中医药大学, 2011.

[7] 李代翠. 中医治未病理论在传染病防控中的应用[J]. 中国实用医药, 2015, 10(20): 264-265.

[8] 马家驹, 陈明, 王玉光. 新型冠状病毒肺炎中医证治述要[J]. 北京中医药, 2020, 39(2): 95-101.

[9] 姜楠, 潘赐明, 董昌武. 浅谈固护脾胃对治疗新型冠状病毒肺炎的重要性[J]. 甘肃中医药大学学报, 2020, 37(1): 27-30.

[10] 张伯礼, 王琦, 谷晓红, 等. 新型冠状病毒肺炎中医诊疗手册[M]. 北京: 中国中医药出版社, 2020.

[11] 王朝, 尹梦碟, 方泓, 等. 基于中医名家经典浅析新冠肺炎中清肺排毒汤的运用[J]. 中医药文化, 2020, 15(4): 11-16.

[12] 任晓婷, 徐炎, 孙丽平. 麻杏石甘汤现代研究进展及展望[J]. 吉林中医药, 2020, 40(8): 1106-1109.

[13] 陈永昶，林利，茆俊卿，等. 射干麻黄汤对急性呼吸衰竭模型大鼠的干预效果及作用机制研究[J]. 中国中医急症，2020，29(6)：966-969，993.
[14] 廖垚，殷贝，金镇，等. 化湿败毒方治疗重型新型冠状病毒肺炎的中医理论分析及现代药理学机制探讨[J]. 海南医学院学报，2020，26(16)：1209-1213.
[15] 邓路丹，赵成顺，李双杰. 中医分型辨治小儿手足口病的临床分析[J]. 中医临床研究，2019，11(1)：101-102.
[16] 中医药治疗手足口病临床技术指南(2012年版)[J]. 浙江中西医结合杂志，2012，22(9)：750.
[17] 李永宸，赖文. 针灸除疫，绩载史册——岭南医家针灸治疗鼠疫、霍乱的贡献[J]. 中国针灸，2004(12)：61-63.
[18] 吴兆利，王庆其. 刘奎《松峰说疫》治瘟疫学术思想[J]. 实用中医内科杂志，2014，28(2)：8-10.
[19] 金玉晶，韩雪，葛国岚，等. 针刺治疗重症手足口病合并吞咽障碍12例临床观察[J]. 新中医，2017，49(4)：143-145.
[20] 龚亚斌，侍鑫杰，张艳，等. 针刺疗法在新型冠状病毒肺炎中的临床应用与实践[J]. 中国针灸，2021，41(2)：142-144.
[21] 张秀琢，李黎，王明洁，等. 艾灸辅助治疗新型冠状病毒肺炎7例临床分析[J]. 安徽中医药大学学报，2020，39(4)：4-7.
[22] 石学敏，仝小林，孙国杰，等. 新型冠状病毒肺炎针灸干预的指导意见(第二版)[J]. 中国针灸，2020，40(5)：462-463.
[23] 黄仙保，谢丁一，邱祺，等. 热敏灸治疗新型冠状病毒肺炎临床观察[J]. 中国针灸，2020，40(6)：576-580.
[24] 薛坚，陈放. 中药外洗配合耳穴贴压治疗手足口病患儿发热及皮疹80例疗效观察[J]. 中医儿科杂志，2014，10(4)：59-61.
[25] 陈波，高岑，李冲，等. 放血疗法适宜病症初探[J]. 中国针灸，2009，29(5)：397-399.

[26] 王晓军. 中医运动处方理论及其治疗个案研究[D]. 北京: 北京体育大学, 2011.

[27] 罗小兵. 科学适度: "辨体施动" 四大原则[J]. 益寿宝典, 2018(35): 49.

[28] 贾冕, 王正珍, 李博文. 中医运动处方的起源与发展[J]. 体育科学, 2017, 37(10): 65-71, 89.

[29] YANG G, LI W, CAO H, et al. Does Tai Chi improve psychological wellbeing and quality of life in patients with cardiovas-cular disease and/or cardiovascular risk factors?A systematic review protocol[J]. BMJ Open, 2017, 7(8): e014507.

[30] 杨再惠, 周兴伟. 陈式太极拳功法对中老年人肺功能及免疫功能影响的研究[J]. 北京体育大学学报, 2005, 28(9): 1212-1213.

[31] 刘静, 陈佩杰, 邱丕相. 长期太极拳运动对中老年女性NKT细胞的影响[J]. 中国运动医学杂志, 2007, 26(6): 738-739.

[32] QIN L, CHOY W, LEUNG K, et al. Beneficial effects of regular Tai Chi exercise on musculoskeletal system[J]. J Bone Miner Metab, 2005, 23(2): 186-190.

[33] 陈志斌, 海宛平, 邓小林. 太极拳和篮球运动对老年人骨代谢影响的比较[J]. 体育学刊, 2002(6): 55-56.

[34] LIAO S J, TAN M P, CHONG M C, et al. The impact of combined music and Tai Chi on depressive symptoms among community-dwelling older persons: a cluster randomized controlled trial[J]. Issues Ment Health Nurs, 2018, 39(5): 398-402.

[35] 陈丽云. 华人文化与心理辅导[M]. 北京: 民族出版社, 2002.

[36] 张亚男. 浅论《内经》中的情志疗法[J]. 社会心理科学, 2012, 27(5): 122-124.

[37] 阮鹏. 中医心理救援——中医情志疗法与中医中药在心理救援中的运用[M]. 成都: 四川科学技术出版社, 2016.

[38] 付小宇，张新雪，赵宗江. 基于中医情志疗法探讨新冠肺炎疫期的心理调适方法[J]. 中国实验方剂学杂志，2020，26(13)：39-44.
[39] 佟欣，赵法政，左军，等. 中医心理暗示疗法的来源及医疗应用[J]. 中国医药导报，2015，12(16)：149-152.
[40] 蒋凡，彭家玺，袁成凯，等. 中医情志疗法防治新型冠状病毒肺炎[J]. 中医学报，2020，35(6)：1148-1150.

第五章　海外中医药养生保健

中医药不仅在“治已病”中发挥重要作用，在“治未病”领域也有突出的特色和优势。“治未病”一词最早见于《素问 · 四气调神大论》，“是故圣人不治已病治未病，不治已乱治未乱，此之谓也。夫病已成而后药之，乱已成而后治之，譬犹渴而穿井，斗而铸锥，不亦晚乎！”强调了治未病的重要性。中医治未病思想不仅指“未病先防”，还包括了“既病防变”和“愈后防复”等内容。中医养生的核心就是“治未病”理论中的“未病先防”。

“养生”一词由来已久，《灵枢 · 本神》有言：“故智者之养生也，必顺四时而适寒暑，和喜怒而安居处，节阴阳而调刚柔。如是则僻邪不至，长生久视。”《黄帝内经》是中医四大经典之一，其以四时、五脏、阴阳为理论基础，提出“天人合一”的养生观，对中医养生具有重要指导意义。对于海外人员，面对不同于国内的四时气候、生活习惯、饮食习惯、运动习惯等，在海外又该如何做好养生保健，延年益寿呢？本章将从四季节气、动静功法、饮食五味、情志调摄、起居有常这切合“天人合一”思想的五大主题切入，结合岭南中医药养生的特点，介绍海外中医药养生保健方法。

第一节　四季节气指导养生时效

《素问 · 脏气法时论》曰：“肝主春，足厥阴少阳主治……心主夏，手少阴太阳主治……脾主长夏，足太阴阳明主治……肺主秋，手太阴阳明主治……肾主冬，足少阴太阳主治。”中医学认为五脏活动与四时、五行是相互关联的。五行即木、火、土、金、水，春季属木，夏季属火，长夏属土，秋季属金，冬季属水；肝属之春，心属之夏，脾属之长夏，肺属之秋，肾属之冬（图5-1）。

五脏—五行—五季

五脏	肝	心	脾	肺	肾
五行	木	火	土	金	水
五季	春	夏	长夏	秋	冬

图5-1　五脏与五行、五季之间的关系

故中医认为，四时养生应在春养肝，在夏养心，在长夏养脾，在秋养肺，在冬养肾。明代张景岳曾有言："春应肝而养生，夏应心而养长，长夏应脾而养化，秋应肺而养收，冬应肾而养藏。"这里的养，即是顺应五行的性质而助五脏"生、长、化、收、藏"的意思。

一、春来护肝，养生之道

（一）肝与春

肝为木脏，有生长、升发、柔和、条达舒畅之意，喜升恶降，喜条达而恶抑郁，有风和木的特性，通于春。春季万物生长，但多风多温，风为百病之长，故春季也是百病生发的季节，因此有"百草回芽，百病易发"的说法。

美国圣地亚哥是世界上鲜少的四季如春的城市之一，当地旅游局一向以其气候为旅游宣传点，圣地亚哥全年温度基本在20～30℃，这种四季温暖如春的气候的确让很多人羡慕不已。春季肝气最足、肝火最旺，所以就算是在圣地亚哥这么宜人的春季气候条件下，人们仍会出现情绪低落、抑郁、失眠等肝气升发太过或不及的问题。

（二）春季常见疾病

肝为“刚脏”，乃“将军之官”， 其以血为本，以气为用，实体属阴而其功能属阳。肝的疏泄功能，对人体有非常重要的生理作用，一旦肝气郁结，肝失疏泄，对情绪、气血运行、脾胃、生育生殖等方面都有很大的影响。

1. 骨关节病

肝在体合筋，其华在爪。筋有连接和约束骨节、协调运动、保护内脏的功能。肝主筋，肝之阴血越充盈，筋得到的养分才越多，关节才能更灵活有力。反之，肝血不足，筋失所养，会出现肢体无力、动作失灵、抽搐拘挛、颈项强直、角弓反张等症状。冬春交替时，气温变化大，早晚温差也比较大，因此一定要防范骨关节疾病。

在冬季，要防范骨关节病，首先要做好防寒保暖，其次可以做些自我保健按摩，以驱散风寒、缓解疼痛，最后可以积极参加体育锻炼，增强体质。春季天气转暖之后忌马上棉服换单衣，需循序渐进地减少衣物厚度。多摄取一些含大量维生素的食物，以减缓骨质疏松，增强体质，减少骨关节疼痛的发生。

2. 眼部疾病

肝主疏泄，肝的疏泄功能正常，则气机条达，气血津液运行畅通无阻；肝的疏泄功能异常，则可能导致气血津液运行出现障碍，若肝的疏泄太过，形成肝气上逆，临床上就会表现为头目胀痛、面红目赤等症状，如过敏性眼病。

过敏性眼病是一种在春季活跃的季节性疾病，主要与过敏因素有关，临床表现为双眼发红、分泌物多、刺痛、怕光、易流泪等症状。

在春季，要预防眼部疾病，需注意个人卫生，不用手揉搓眼睛。如发现有患眼部疾病者应尽快就医，患者的日常生活用具也应用紫外线消毒。饮食上不宜太过辛辣油腻，可多吃些富含优质蛋白、糖类及微量元素的食物。

（三）春季养生方法

1. 春时肝气易郁，调情以逸致

春季肝气易郁，管理情绪至关重要。《寿亲养老新书》中有著名的“人生十乐”，包括：读书义理、学法帖字、澄心静坐、益友清谈、小酌半醺、浇花种竹、听琴玩鹤、焚香煎茶、登城观山、寓意弈棋。可见，养生之“乐”不仅指音乐，还指乐趣。积极参与户外活动，培养不同的兴趣爱好，尽力做到心平气和、乐观开朗，从而使肝火平和，肝气正常升发、顺调。

（1）春意盎然疏肝气

可组织外出春游，保持心情舒畅，呼吸清新空气，去公园、广场玩乐，去树林、河边、山坡走走，去玩球、跑步、打拳、做操，活动一下身体，“使春气升发有序”。如得克萨斯州的奥斯汀市，每年三月，奥斯汀都会活跃起来，因为全世界游客都会聚集在这里参加一年一度的西南偏南音乐节（South by Southwest）。在这里你可以看到骑牛、绕桶赛和现场音乐表演。在活动间歇，你可以在市中心边缘的科罗拉多河上享受日光浴或皮划艇，或者向西三英里到达泽尔克自然保护区（Zilker Nature Preserve）感受自然风光。

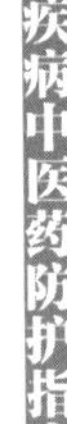

巴厘岛也是个春季郊游的不错选择，印尼艺术收藏家罗纳德阿克利在巴厘岛塞米亚克的沙滩上创办了土豆头海滩俱乐部（Potato Head Beach Club）。在这里，你可以做瑜伽，在海滩上参加有氧运动训练，听现场音乐，欣赏艺术，品尝美食，上冲浪课，学习木雕，巴厘岛集春游、运动、游玩于一体，实在是春季养生好去处。

（2）鸟语花香调心情

根据中医理论，“春”对应“木”，故宜听竹、木质乐器演奏的音乐，常见的有笛子、箫、笙、葫芦丝、巴乌、管子等。中国传统音乐——五行音乐中提示“肝应角，其声呼以长”，即“木曰曲直”以调达为畅，在肝气不舒时，选“木”属性——角音的曲目以调畅情志，疏肝理气。可听蕴含生机、有蓄势待发之意的《春晓吟》，或生机蓬勃的《春风》，感受春季万物灵动雀跃的画面。

2. 春时阳气渐升，健体以顾阳

春季是万物复苏的季节，万物生气勃勃，草木欣欣向荣，天地间阳气渐升，此时应顺应春阳升发之气，多做运动。《医效秘传》里传授的“动则生阳”，就是这个道理。六字诀是我国古代应用呼吸锻炼配合发音的方式强身健体、治病疗疾的一个典型健身法，《养性延命录·服气疗病篇》里提到的：“纳气有一，吐气有六。纳气一者，谓吸也；吐气六者，谓吹、呼、嘻、呵、嘘、呬，皆出气也。”就是六字诀的原型。其中“嘘”（xū）对应于肝，“呵”对应于心，“呼”对应于脾，“呬”对应于肺，“吹”对应于肾，“嘻”对应于三焦。在春季习练“嘘”字诀就有很好的疏肝解郁的作用，感觉心情郁闷、生活工作压力大时，不妨采取这个方法来舒缓压力，释放心中的郁闷之气。

“嘘”字诀

1）练习方法。

第一式：两手松开，掌心向上，小指轻贴腰际，向后收到腰间；目视前下方。见图5-2。

第二式：身体右转90°，同时，右掌由腰间缓缓向左侧穿出，约与肩同高，并口吐“嘘”字音；两目渐渐圆睁，目视右掌伸出方向。见图5-3。

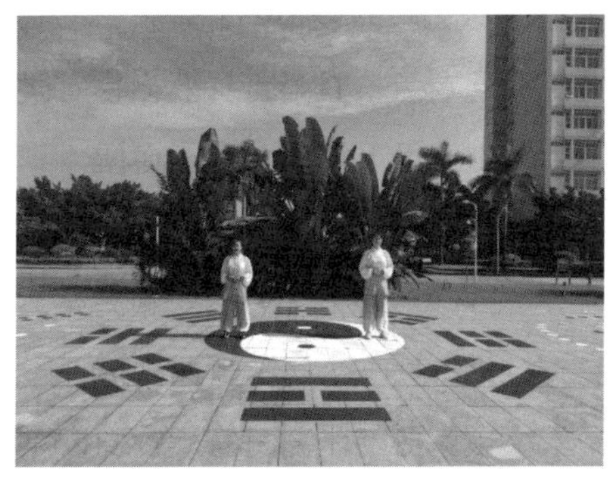

图5-2　“嘘”字诀第一式

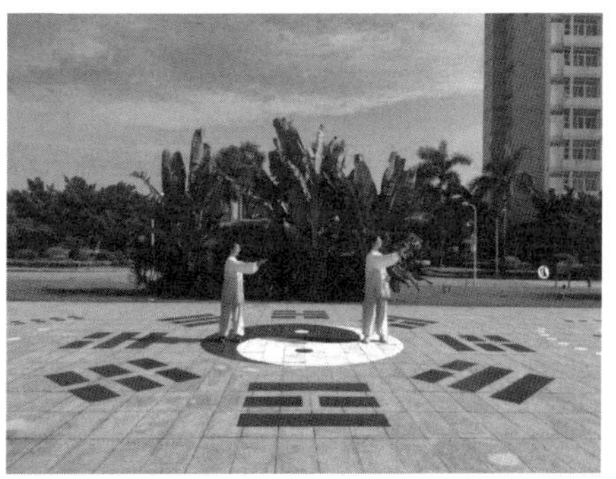

图5-3　“嘘”字诀第二式

第三式：右掌沿原路收回腰间，同时身体转回正前方；目视前下方，身体左转90°，同时，左掌由腰间缓缓向右侧穿出，约与肩同高，并口吐“嘘”字音；两目渐渐圆睁，目视左掌伸出方向。见图5-4。

第四式：左掌沿原路收回腰间，同时，身体转回正前方；目视前下方。见图5-5。

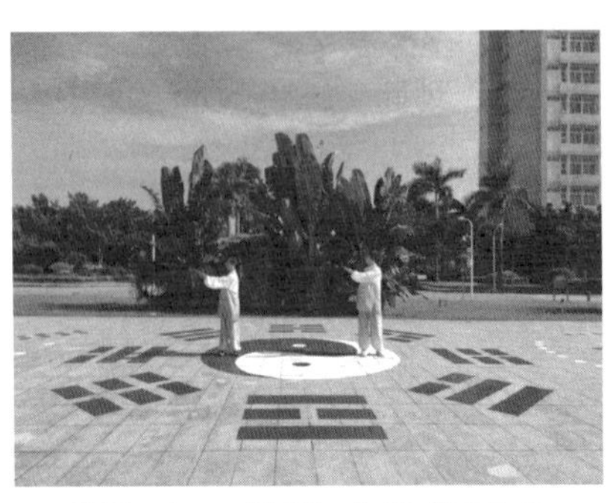

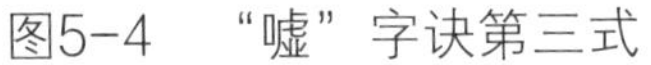
图5-4 “嘘”字诀第三式

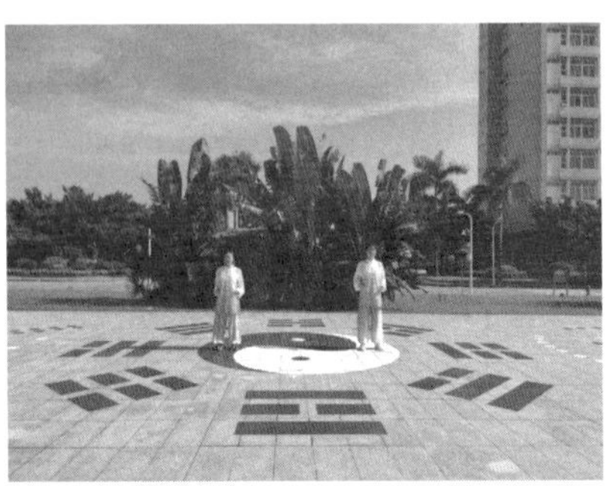

图5-5 “嘘”字诀第四式

如此左右穿掌各3遍。本式共吐“嘘”字音6次。

2）动作要点。①“嘘”字吐气法：发音吐气时，嘴角后引，槽牙上下平对，中留缝隙，槽牙与舌边亦有空隙。发声吐气时，气从槽牙间、舌两边的空隙中呼出体外。②穿掌时口吐“嘘”字音，收掌时鼻吸气，动作与呼吸应协调一致。

3）功理与作用。

中医认为，六字诀“嘘”字诀与肝相应。口吐“嘘”字具有泄出肝之浊气、调理肝脏功能的作用。同时，配合两目圆睁，还可起到疏肝明目的功效。掌心向上从腰间向对侧穿出，一左一右，交替练习，外导内行，使肝气升发，气血调和。身体的左右旋转，使腰部及腹内的组织器官得到锻炼，不仅能增强腰膝功能及消化功能，而且还能使人体的带脉得到疏通与调节，全身气机得以顺利升降。

除此之外，还要多注重身体锻炼，促进新陈代谢。

3. 春时肝木克土，省酸以养脾

中医学认为，肝、心、脾、肺、肾五脏分别对应酸、苦、甘、辛、咸五味。在肝气当令的春季，可适当进食一些酸味的食物，可以预防肝气升发不及。同时，若肝火太旺，即应适当避免进食酸味食物，以防肝气升发太过。另外，按照五行学说，肝属木，脾属土，木克土，在肝气当令的春季，肝木容易影响脾土，导致脾胃消化吸收等功能受影响，故也可适当进食一些甜味饮食，以补脾。正如药王孙思邈所言："春日宜省酸，增甘，以养脾气。"脾虚之人，可用薏苡仁、山药、芡实熬粥；肾虚之人，可用枸杞子、天麻炖鸡；肝火盛之人，可用菊花泡茶。

（1）薏苡仁粥

材料：薏苡仁、白糖。

功效：李时珍在《本草纲目》中记载薏苡仁能"健脾益胃，补肺清热，祛风胜湿"，服用薏苡仁粥能健脾除湿，减肥消肿。

（2）枸杞子炖鸡

材料：母鸡、食盐、枸杞子、生姜、胡椒面。

功效：枸杞子是一种名贵滋补品，中医用以补肾益精，养肝明目。唐代诗人刘禹锡有"上品功能甘露味，还知一勺可延龄"的赞美诗句。"枸杞子炖鸡"源于元代的"枸杞羊肾粥"（见《饮膳正要》），此菜鲜香肥糯，补肝肾，益精血，不但有滋补作用，而且其味道鲜美可口。

4. 春时肝血亏虚，安眠以养血

"肝生心"就是木生火，肝脏与心脏之间的关系之一就是肝藏血以济心。肝脏是藏血的器官，肝脏的解毒排毒功能需要通过血液的循环来带动。因此，充足的血量供给对于肝脏的健康有很大的益处。然而现代人的生活作息紊乱，熬夜、长时间使用电脑、睡眠质量低下，容易导致肝血亏虚。

《黄帝内经》中早已总结出"夜卧早起，广步于庭，被发缓行，以使志生"的春季养阳方法，指导人们的春季防病和养生活动。因为根据中医学子午流注理论，肝胆在子时至丑时（23:00—3:00）最旺，且"人卧则血归肝"，夜晚血的暂时储存不仅是肝的生理功能也是肝的生理需求。夜间肝得阴血滋养，则肝阳得以制约，故夜寐而不动；晨间储存于肝中的阴血随营卫而出表，肝阳得以复动，故醒后必伸筋活络。若夜间得不到足量阴血的濡养，肝的阳气不受制约，“阳气盛则寤”，影响睡眠质量。

二、夏运脾心，养长之道

（一）心与夏

在一年四季中，夏季是阳气最盛的季节，气候炎热而生机旺盛。心为火脏，有温热、升腾、明亮之意，通于夏。《医学源流论》曰：“心为一身之主，脏腑百骸皆听命于心，故为君主。心藏神，故为神明之用。”夏季天气炎热，气血生化速度也随之加快，故而经脉中血气更为充足，气血流行加快，且向外扩散。夏季天气闷、湿、热，人体汗出较多所以丢失的水分会更多，热天不注意补水会导致体温调节功能发生紊乱，引起中枢神经和循环系统障碍，出现发热、乏力、皮肤灼热、头晕、恶心、呕吐、胸闷等症状，严重者可能出现剧烈头痛、昏厥、昏迷等症状。

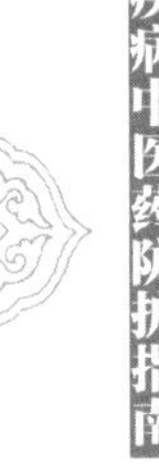

随着科技的发展，交通的便利，人们往往趁着假期出去旅游，大多数都会选择马来西亚、智利等热带国家，感受夏日的海浪和沙滩，但如果是长期居住在这里，要经常备些祛暑的药品。马来西亚属于热带雨林气候和热带季风气候，因近海，海洋气候特征明显，常年多雨，形成湿热的热带气候，同时马来西亚接近赤道，在N1°～N7°，是东南亚的中心，因受太阳直射的影响，炎热潮湿，一年皆夏。马来西亚气候的特点可称为“四季皆夏，一雨成秋”。

马来西亚的特殊地理位置决定了自身雨季时段不尽相同，受东北季风的影响，东海岸雨季为每年11月至次年2月，降雨有时会连续几天不间断；西海岸则是4月、5月和10月雨水较多。除了以上两个时间段外，马来西亚的其他时候，雨少晴多，气候宜人。其湿热的气候与我国广东夏季气候相似，因此养生方法有部分相通。

（二）脾与长夏

脾为土脏，有生化、承载、受纳之意，通于长夏。《素问·六节脏象论》中讲“长夏者，六月也。土生于火，长在夏中，既长而旺，故云长夏也。”《素问·脏气法时论》中讲“脾主长夏”。“大暑”节气就处在“长夏”季节。长夏湿热多雨，脾脏喜燥恶湿。中医认为，湿和热都是六邪之一，湿为长夏之主气，长夏通于脾，故长夏病多以湿热为主。脾喜燥恶湿，湿邪困脾，会阻碍脾胃消化、吸收营养物质，所以夏季养生应柔肝健脾，理气祛湿，调养脾胃。

（三）夏季常见疾病

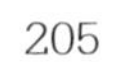

心为“阳脏”，乃“君主之官”，其阳气推动血行。心阳有温煦的功能，对人体有非常重要的生理作用，一旦心火亢盛，对精神、神志、血液供给等都有很大的影响。脾为“孤脏”，乃“仓廪之官”，脾为后天之本，人体气血津液由脾胃供应，一旦脾失健运，对肠胃消化吸收、气血生化等都有很大的影响。

1. 中暑

中医认为，夏季心火旺，夏病多热，需清热消暑。首先，要做好防暑降温工作。在太阳照射非常强烈的时候避免外出，在外出时，也要采取一些防护措施，如打遮阳伞、戴遮阳帽、戴太阳镜、涂抹防晒霜等，应少穿化纤类衣物，以预防大量出汗时不能及时散热而引起中暑的问题。在室内，也可能引起中暑，也需要做好降温工作，如开窗、开风扇、开空调等。同时，要常备一些防暑降温的药品，如藿香正气水、风油精等，如果外出，尽量把这些药品带在身边，以备不时之需。

2. 胃肠道疾病

夏日气温高，暑热邪盛，加上夏日脾胃功能低下，脾虚不运，容易发生胃肠道疾病，所以应常服健脾利湿或清热解毒、清心火之物。一般可选择藿香、莲子、佩兰等来利湿，菊花、金银花、连翘等来祛暑。

（四）夏季养生方法

1. 夏时急躁易怒，调情以静心

夏季炎热，人们极易感到闷热、困倦和烦躁不安，易发脾气。有些人到了夏季，性情会变得急躁易怒，常发脾气。这是夏季人的心火过旺所致。因此，我们要调息静心，常如冰雪在心。正所谓“心静自然凉”，平时有假期时，可以外出旅游、高歌听曲等以调摄情志。

另外，五行音乐中的宫调式音乐，具有调神静心的良好作用，亦可调和脾胃、平和气血。其乐曲典雅、柔和、流畅，如大地蕴含万物、辽阔宽厚。“脾应宫，其声漫而缓；心应徵，其声雄以明；闻宫音，使人温舒而广大；闻徵音，使人乐善而好施”，可听些如《高山》《流水》《碧涧流泉》等清幽意境的乐曲，让人身临其境，仿若置身溪流、深树、苍山之间。

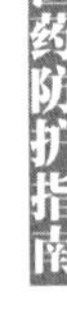

2. 夏时暑气熏蒸，适劳以养气

夏季暑气重，湿热易袭脾胃，运动对健脾有一定作用。可以做些强度适中的运动，比如养生羽毛球、健身操、瑜伽等，但切勿过度，过度排汗会导致气随津脱，危害身体健康。运动过后，可享受《文王操》等中正平和的乐曲，犹如坤土厚德载物，如有君子之德，养浩然正气。

（1）站立体式：高冲刺式（图5-6）

练习方法：①左腿向后踏一步，使得左腿与臀部呈一条直线。②双手手掌分别置于右腿的两侧，手指缓慢下压地板以抬起上身和头部。③上半身前倾，左脚跖骨逐渐下压地板，大腿收紧。④保持动作5～6s。换另一侧重复上述动作。

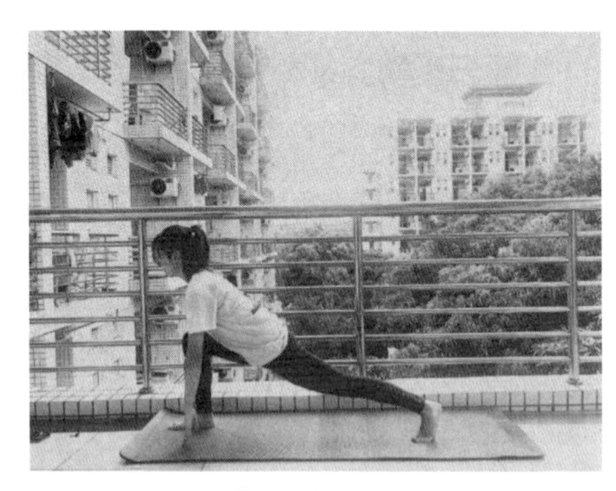

图5-6　瑜伽动作：高冲刺式

适用部位：肱二头肌、胫骨后肌、长收肌、髂腰肌、大收肌、腓肠肌、股直肌。

益处：强化双腿和双臂，拉伸腹股沟，缓解便秘。

（2）后屈体式：上犬式（图5-7）

练习方法：①俯卧，肘部弯曲，手掌平放在胸部两侧的地板上，距离与髋关节同宽。脚背置于地板上。②吸气，双手与双脚下压地板，脊柱与臀部抬起至离开地板。收紧大腿，尾椎骨向耻骨卷动。③从胸部开始向上提，双臂完全拉伸，脊柱拱起。眼睛注视上方，拉伸颈部。④保持动作15～30s，呼气，身体还原至舒适、放松的状态。

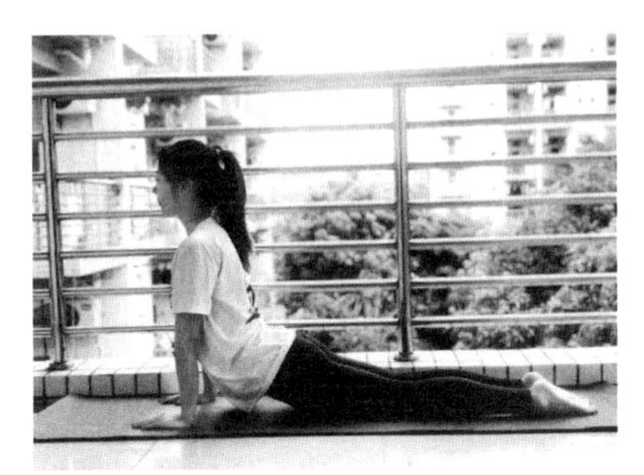

图5-7　瑜伽动作：上犬式

适用部位：肱二头肌、阔筋膜张肌、半腱肌、臀大肌、缝匠肌、腓肠肌、股直肌。

益处：强化脊柱、双臂和腕部，拉伸胸部和腹部。

另外，夏季阳气浮于表，此时切勿过度运动，致阳气发散，汗液、津液外泄。“动则气耗”，加上暑热之气亦易伤气，故过度运动可耗伤人体的气阴，致神气涣散。同时，在运动前、中、后需及时补充身体所需水分、电解质，以保存阴液。

3. 夏时酷暑湿盛，祛湿以健脾

《摄生消息论》云：“夏三月属火，主于长养。心气火旺，味属苦。火能克金，金属肺，肺主辛，当夏饮食之味，以减苦增辛以养肺。”意思是说夏季属火，气候炎热，万物生长，此时心火容易亢盛，又因苦味属火入心，火克金，心火上炎伤肺，所以在夏季饮食选择上，应适当减少苦味，增加辛味来滋润肺。

中医认为湿为夏之主气，故夏季湿气盛，脾喜燥恶湿，湿邪困脾，会阻碍脾胃消化、吸收营养物质，所以夏季补养还需健脾利湿，开胃消食，而药粥食疗既可以健脾开胃，又可以补充人体在盛夏酷暑出汗较多而丢失的水分，以保持机体平衡，可谓一举两得。可食用丝瓜粥、芦根粥、西瓜皮粥等，另外岭南特色的汤水也有异曲同工之效，如酸梅汤，其主要成分乌梅有敛肺、涩肠、生津、调理脾胃等功效，除此之外，乌梅还具有养肝的功效。酸梅汤不但能除热送凉、生津止渴，还能去油解腻，尤其适合炎炎夏日饮用。另外，还可食用冬瓜薏苡仁汤、山药土豆排骨汤等来改善胃口，顾护脾胃。

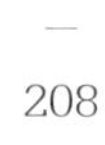

（1）藿香鸡蛋饼（图5-8）

材料：藿香、鸡蛋、面粉等。

功效：新鲜藿香口感鲜嫩，营养丰富，味辛、性微温，归脾、胃、肺经；芳香升散；具有祛暑解表，化湿脾，理气和胃的功效。

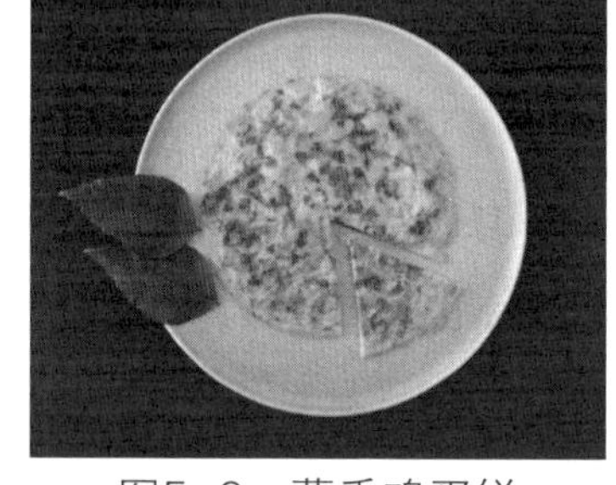

图5-8　藿香鸡蛋饼

（2）冬瓜薏苡仁汤

材料：薏苡仁、冬瓜、水。

功效：利水消肿，健脾去湿，舒筋除痹，清热排脓等。

（3）柠檬酸梅汤（图5-9）

材料：乌梅、柠檬、冰糖、甘草。

功效：该汤消食合中，生津止渴，收敛肺气，除烦安神，常饮可祛病除疾，保健强身，是炎热夏季不可多得的保健饮品。

图5-9　柠檬酸梅汤

（4）西瓜皮粥

材料：西瓜皮、粳米。

功效：生津止渴，解暑除烦，清热利尿。

4. 夏时炎热应心，调息以除疲

《素问·四气调神大论》说："夏三月……夜卧早起，无厌于日，使志无怒。""立夏"后昼长夜短，根据节气变化，应该晚睡早起，以顺应自然界阳盛阴虚的变化。同时，人们起得早，而晚上相对睡得晚，易导致睡眠不足。夏季的13:00—15:00是一天中气温最高的时候，人容易出汗，稍活动就会因出汗多而消耗体力，极易疲劳。可以通过增加午休时间，以消除疲劳，保持精力充沛，让大脑和全身得到休息，一般午休以0.5～1h为宜。

三、秋重养肺，养收之道

（一）肺与秋

肺为金脏，主呼吸，有清洁、清肃、收敛之意，通于秋。《素问·四气调神论》中提出，“秋三月，此谓容平。天气以急，地气以明……使志安宁，以缓秋刑，收敛神气，使秋气平，无外其志，使肺气清，此秋之应，养收之道也。逆之则伤肺，冬为飧泄，奉藏者少”。秋季进补应温而不热，凉而不寒，不可用大寒大热之品。

日本、韩国四季分明，与之同一纬度的国家大多数都是如此。四季分明，更容易辨别秋季，立秋过后，夏季风逐步减弱，向冬季风过渡，气温逐渐由升温转成降温，气旋活动频繁，锋面降水较多，气温冷暖变化较大。虽早晚凉爽，但人极易倦怠、乏力等。

（二）秋季常见疾病

肺为“娇脏”，乃“相傅之官”，肺位于五脏之上，易受外邪侵袭，一旦肺失宣降，对呼吸、皮肤、情绪等都有很大的影响。

1. 咳嗽

秋季干燥，秋病多燥，燥邪为秋季主令。肺居上位为娇脏，肺脏一旦受燥邪袭扰，最易耗损阴津，引起肺部疾病，肺的宣发和肃降功能受影响，就会出现如咳嗽咳痰、气促等症状。尤其是体质较弱的儿童和既往有肺部病史的老年人，更易发生感冒、咳嗽等疾病。治疗秋燥咳嗽，对症应采用清热化痰、宣肺润燥、养阴生津、润肺止咳的方法。

2. 鼻炎

秋季冷空气来袭，早晚温差大，“寒主收引”，鼻腔和体表的血管会收缩，血液循环量减少，所以对致敏物抵抗力弱，表现就是过敏性鼻炎的反复发作。临床上鼻炎症状有：鼻痒，鼻涕多，鼻腔不通气，嗅觉下降或消失，打喷嚏，头昏头痛，眼睛发红发痒及流泪。鼻炎患者要避免接触刺激性气味和食物，减少寒冷干燥环境的刺激，远离花草及过敏原，可多吃蔬菜水果，按摩经络穴位。

3. 鼻出血

秋季天气干燥或挖鼻孔等不良习惯，容易导致鼻出血。可增加室内湿度、多喝水、不要人为损伤鼻腔等，也可以喝些蔬菜水果汁，如梨汁、荸荠汁等改善鼻咽干燥的症状，或者吃些药膳，如南瓜红枣米粥、冰糖雪梨糖水等。

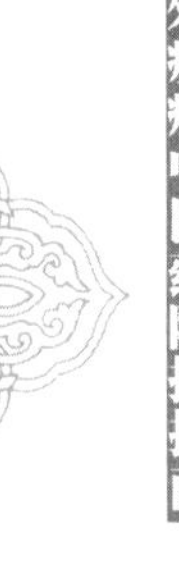

（三）秋季养生方法

1. 秋时神气收敛，宁静以平志

肺通于秋，悲伤容易伤肺。反过来，肺气虚，机体的耐受能力下降，也会产生悲伤的情绪。《黄帝内经》指出，秋季3个月是从容平定的，天气渐寒，地气清肃。人们应早睡早起，可以鸡的作息为标准。精神必须安静，不急不躁，使秋季肃杀之气得以平和。不使意志外驰，使肺气清和均匀。这样才能适应秋气，调养好“收”气。所以，秋季要做到内心宁静舒畅，切忌悲观伤感，即使遇到伤感的事，也要主动排解，以避肃杀之气。

五行音乐中，“肺应商，其声促以清；闻商音，使人方正而好义”，可在饮食时听《秋水》《平沙落雁》《洞庭秋思》等使人神思内敛的曲目，感受天地间的静气笼罩和风静沙平。

2. 秋时早动晚静，应时以调身

秋季天气开始转凉，气候清爽，是进行健身运动的大好时节。早晨可以练些传统的太极拳、八段锦等导引健身功，在运动中放松思绪，平衡、协调运动神经感觉，从而提高自身对躯体健康状态的感知，微寒的刺激可使机体耐寒能力增强，更能适应即将来临的冬季。晚上则以静养打坐为锻炼的最佳形式，以引阳入阴，帮助睡眠。

3. 秋时燥为主气，润燥以生津

“燥”是秋季的主气。秋燥灼津，伤及肺阴，久之可伤及胃阴，可见口渴便秘；或伤及肝肾，而见五心烦热、潮热干咳、痰中带血、腰膝酸软等症。因此，秋季食疗应以养阴润燥生津为原则，辛凉、辛甘，清凉平补。不宜食用过于辛辣、腻滞、煎烤、厚味食品；又忌过于苦寒之味，以免伤肺。

秋季的饮食强调滋阴润肺，可适当食用芝麻、糯米、粳米、白萝卜、蜂蜜、枇杷、菠萝、乳品等柔润食物，以及百合、秋梨等润肺食物。

（1）鲜奶白果雪梨汤

材料：雪梨、白果、鲜牛奶、蜂蜜、白糖。

功效：白果味甘、苦、涩，性平，入肺、肾经。《本草便读》谓其可“上敛肺金除咳逆，下行湿浊化痰涎”，加上雪梨熬成汤，清甜滋润不油腻，适合干燥的秋季饮用，可以达到润泽肌肤、止咳化痰和润肺的效果。

（2）酒酿蜂蜜琵琶热饮

材料：枇杷、米酒、蜂蜜。

功效：枇杷是南方常见的水果之一，有祛痰止咳的功效；蜂蜜同样具有清润滋补的功效，加上益气生津的酒酿，不仅丰富了这道食疗饮品的风味，还加强了养阴生津的功效，适合秋季服用。

4. 秋时阴气渐盛，早卧以调息

进入秋季时，人体的元气虽逐渐恢复，但此过程中会产生疲惫感，即为“秋乏”。“秋乏”是人体补偿夏季能量过度消耗的保护性反应。中医学认为，阴气盛则寐（入睡），阳气盛则精（醒来）。夜半子时（23:00—1:00）为一天中阴气最盛之时，因此应在子时以前入睡，以便在子时进入最佳睡眠状态。睡眠时，头宜朝西卧。《备急千金要方》有云：“凡人卧，春夏向东，秋冬向西。”春夏属阳，头宜朝东而卧；秋冬属阴，头宜朝西而卧，以合“春夏养阳，秋冬养阴”的原则。“早卧早起，与鸡俱兴”，秋季天气慢慢转冷，天黑的越来越早，顺应“秋季养阴”的原则，尽量早睡早起。

四、冬贵护肾，养藏之道

（一）肾与冬

肾为水脏，有寒凉、滋润、向下运行之意，通于冬。冬季寒冷，主闭藏，主气为寒。人身的气血收藏在内，因此冬季气血流行缓慢，向内潜藏，附着于骨髓，通于五脏，养生重在温阳益精、补肾御寒。

现在冬季天气越来越冷，人们越来越受不了寒冷的天气，越来越多的家庭安装暖气，家家户户，哪怕是中国广州也有许多家庭用上了暖气。但因如此，穿单衣、薄衫，吃冷饮的“冬行夏令”的生活方式变得更为普遍，但这种行为会影响阳气的闭藏，引起肾阳不足、肾精虚衰，导致冬季越来越怕冷，夏季却越来越怕热。

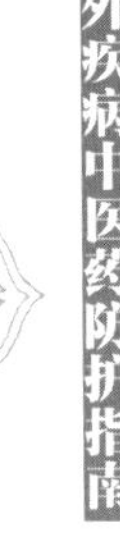

加拿大大多数地区四季分明，与中国东北地区的气候相似，冬季较长且多雪。加拿大有先进的取暖设施与除雪设备，有充足的暖气保障，所以其冬季在室内是非常暖和的。

冬季属闭藏之季，而肾藏精，肾阴对人体脏腑组织起着滋润、濡养的作用，肾阳对人体起着温煦、推动的作用，是人体精气的根本。肾阴与肾阳的失调即肾虚证，若肾阳不足，阳虚则寒，会出现面白、畏寒肢冷、精神萎靡等症状。

（二）冬季常见疾病

肾为“水脏”，乃“作强之官”，肾为先天之本，故需“藏”之，一旦肾精不足，对排泄、生长、发育、生殖等都有很大的影响。

1. 心脑血管疾病

天气寒冷会使血管收缩，收缩压升高，冠状动脉、脑供血不足，老年人对寒冷刺激的适应性相对差，因此冬季也是心肌梗死、中风等心脑血管疾病的高发期。老人家尤其要注意头部、背部和脚部的保暖，采取足够的防寒保暖措施。适当多饮水，降低血液黏稠度。另外，情绪波动也是心脑血管疾病诱发因素，因此老年人一定要保持心态平和，避免情绪激动。

2. 感冒

冬季若衣着过少过薄，体温过低，易受寒邪侵袭，得外感（感冒）。临床表现为鼻塞、流涕、打喷嚏、咳嗽、头疼等。冬季应祛寒就温，预防严寒侵袭，但不可以过暖。在感冒初起时，可用祛风油直接搓揉颈后风池穴，可达到祛风散邪的作用，预防感冒进一步发展。

（三）冬季养生方法

冬季肾脏当令，《黄帝内经》中说："冬三月，此谓闭藏。"冬季在人体应于肾脏，肾脏是人身阴精阳气之本，冬季阳气潜藏于内，阴精固守充盛，是"养精蓄锐"的大好时机，为来年的生机蕴育精力，因而冬季的养生之道又称为"养藏之道"。

1. 冬时适度藏神，理情以敛阳

冬季应适度藏神，这里的"神"指的是人的精神、意识和思维活动，但藏神并不是要减少甚至停止这些活动，而是要我们在冬季克制自己的欲望，避免过度兴奋。人在满怀期望或欲望高涨及精神兴奋时，阳气升浮外越。这时阳气的耗散不仅快速而且隐蔽，往往在不知不觉中大量的阳气就散失了。冬季的萧瑟景象易引起人的伤感情绪，产生一定的消极心理，因此人们常把冬季比作暮年，故更应注重情志调养，让自己始终充满乐观喜悦的情绪。

由于芬兰有四分之一国土在北极圈内，地理环境特殊，天气较寒冷，使得芬兰人特别喜爱蒸桑拿，几乎家家户户都有桑拿房，故而芬兰的桑拿文化非常浓厚。冬季寒冷，不易出汗，故可适度蒸桑拿来出汗，补充阳气以驱寒，但切勿过度，过度排汗会导致气随津脱，危害身体健康。

五行音乐中有"肾应羽，其声沉以细，此为五脏正音；闻羽音，使人整齐而好礼"，恰好可边蒸桑拿边享受《沉思的旋律》《短清》《如来藏》等曲目怡情。

2. 冬时外寒易袭，微汗以驱寒

冬季天气寒冷，锻炼时不能像夏季一样大汗淋漓，应该收藏阳气，防寒防冻。所有运动都要注意，微微汗出即止，否则会损伤人体阳气，还容易导致外寒侵袭，从而诱发疾病。冬季运动的目的就是“动作以驱寒”，运动可使气血畅通，增强体质，但是过度运动则会耗损阳气，《黄帝内经》里说的“逆之则伤肾，春必痿厥，奉生者少”就是这个道理，即使没有出现太多的不适，也会影响春季升发之气。可适当进行跑步、打球等室外运动，滑冰、滑雪等冰雪运动，或健身、健身气功等室内运动。但要避免在大风、大雪、大雾等环境中锻炼，切忌大汗淋漓。

加拿大的冬季寒冷多雪，辽阔的地域和丰富的自然资源造就了天然的运动场。在冬季结冰期后，渥太华的里多运河上满是滑冰和冰球运动的人群，冰球运动俨然已经成为加拿大的全民运动，国内常年举办冰球等冰雪运动，也常包揽世界比赛上冰球运动冠军，此外，冬泳也是加拿大人们强身健体的一项运动。因此，在加拿大，冬季可以进行滑冰、滑雪、冬泳、打冰球等运动。

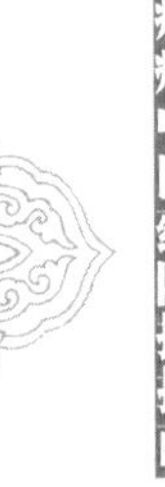

3. 冬时阳气潜伏，调食以进补

冬季饮食整体上要体现“补”。补什么呢？补人体阳气、补精、补肾。肾应冬之气，饮食尤其要注重补肾。所谓“肾为先天之本”，肾主藏精，内寄元阴元阳，元阴元阳在人体属于易耗物质，宜藏不宜泄，需要饮食充养。冬季是充养元阴元阳的最好季节。一般色黑的食物能入肾而补虚，如黑芝麻、黑豆、黑米、黑枸杞等。《素问·脏气法时论》曰：“肾苦燥，急食辛以润之……肾欲坚，急食苦以坚之，用苦补之，咸泻之。”各种冬季养生粥也是冬季调补的好方法，很多温热性食物可以煮粥，合理搭配可调补脾胃、温阳肾气，起到脾肾双补的作用。

（1）当归炖羊肉

材料：羊肉、当归、生姜、桂枝、砂仁。

功效：当归生姜羊肉汤中的羊肉、生姜、当归，这三者配合起来，具有温中补血、祛寒止痛的作用。

（2）核桃羊肉粥

材料：羊肉、核桃仁、胡萝卜、洋葱、生姜、大葱、香叶、八角、黄酒、白胡椒粒、盐、胡椒粉。

功效：核桃性温、味甘，有健胃、补血、润肺、养神、润肌肤、乌须发等作用；羊肉性温热，在《本草纲目》中被称为补元阳、益气血的温热补品，补气滋阴、暖中补虚、开胃健力。

4. 冬时不宜扰阳，晚起以藏阳

冬季穿衣服应暖和贴身，使气血流通、四肢舒畅。《黄帝内经》言："冬三月……无扰乎阳，早卧晚起，必待黄帝光。"冬季起居作息，中医主张早睡晚起，保证充足的睡眠。"阳入于阴则寐"，睡觉就是潜藏阳气最好的办法。早睡可以使人体阳气免受寒邪困扰，待日出再起床，能够避开夜里的寒气，以自然界的阳气助长人体的阳气，这就是在养藏，就是在养肾。早睡晚起可利于阳气潜藏，阴精积蓄，养精蓄锐为来春生机勃发做准备。

加拿大冬季昼短夜长，阳光比较少，给人一种压抑的感觉，此外加拿大冬季由于暖气原因，空气干燥，皮肤容易干裂。因此，冬季在加拿大生活，要多注意补水，早睡晚起、保证充足的睡眠。

第二节　动静功法运转全身筋脉

导引是古法养生的重要内容，可促进健康、延年益寿、增强免疫。导引肇始于《黄帝内经》，《素问·异法方宜论》载："中央者……其治宜导引按跷，故导引按跷者，亦从中央出也。"[1] 导引是从反复的动作、姿势或者呼吸调整入手，达到形神合一的身心锻炼技能[2]。导引在长期坚持的过程中，才传承延续至今，为人们的健康服务。在新冠肺炎暴发的特殊时期，我国倡导群众通过导引维护自身健康，增强自身免疫，免受病毒侵扰。弘扬传统养生功法，抗击新冠肺炎疫情，传统导引为新冠肺炎的康复开出一张张鲜活的"运动处方"。

从古至今，随着国家的发展，涌现出一大批武术家，对中华武术的传播起到了关键作用，如功夫巨星李小龙、“佛山无影脚”黄飞鸿、“精武英雄”陈真等。关于中外文化交流，大家可能知道著名的“乒乓外交”，其实武术在外交场合也扮演着重要角色，在中美建交初期，中华武术代表访问美国时受到尼克松和基辛格的接待，其中南派武术的发源地——佛山，就是带领中华武术走出国门的地方，之后越来越多的华侨、华人担负起了传播民族体育文化的重任。

旅俄华人在莫斯科创办的中国传统文化礼仪学校“和道”成立一年多来，已经培训了大约200名爱好中国武术的俄罗斯人。从事互联网工作的弗拉基米尔·罗谢夫表示，练习太极拳使他全身充满活力。加拿大卡尔加里华人莫凡开设了“太极武术传播中心”，他也希望借着武馆开幕，弘扬中华文化。

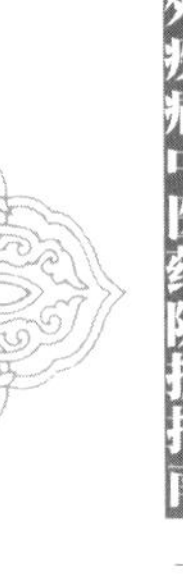

每年都有2 000余名华裔青少年来到华侨大学学习。同时，大批中华武术教练员也会组织出访美国、西班牙、马来西亚、菲律宾、泰国等地交流，中国武术在海外舞台上大放异彩。习练武术逐渐成为外国人了解中国、亲近中国的途径，同时中华武术也为世界人民的健康助力。

一、导引养生助健康

古代养生导引符合现代人对健康的追求，研究发现，八段锦、易筋经等气功对人的健康促进和疾病康复有一定的效果。中医导引养生法是在中医理论的指导之下，结合传统运动的方法形成的一类符合中国人体质并便于操作和推广的养生功法[3-4]。

（一）养生脾胃操

外国习惯用简单的烹饪方式锁住食物的新鲜，喜食牛羊肉，牛排通常都是非全熟，日常食用的罐头和腌制品分别是中国的六倍和八倍，很多蔬菜都是生食，蔬菜配上沙拉汁就是经典的吃法，他们的胃肠道疾病多发，特别是青少年常没有节制，因过度饮食造成积食也在所难免。养生脾胃操，可促进胃肠蠕动，调节脾胃功能，经常习练可有效预防胃肠疾病。

1. 第一式

站立位，双脚分开，与肩同宽，身体直立，双手掌放于丹田位置（人体前正中线上，脐下三寸），双手向上，于胸前分掌，上推下按，左手在上，右手在下，此时左手尽力向上提，脚跟踮起。脚跟稍用力放下，下颤状（膝盖弹动），两手收回到胸前，左右各进行2次。见图5-10。

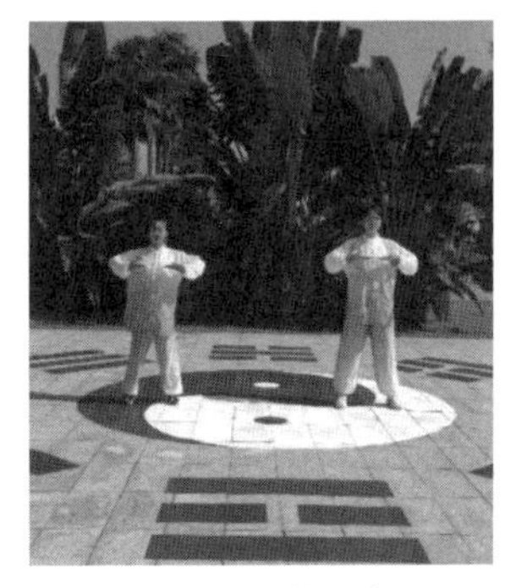

图5-10 养生脾胃操第一式

2. 第二式

身体转向左侧，右脚收回轻轻踮在左脚旁，同时右手向前下方按掌，左手收回左腰部。转身面向右侧，右脚张开，双脚成弓步态，此处注意后方脚尽量贴紧地面，拉伸肝经经脉，左手出掌，右手收回。左手往下按掌，同时左脚收回轻轻踮在右脚旁。双手回正，还原到丹田位置，左右各进行2次。见图5-11和图5-12。

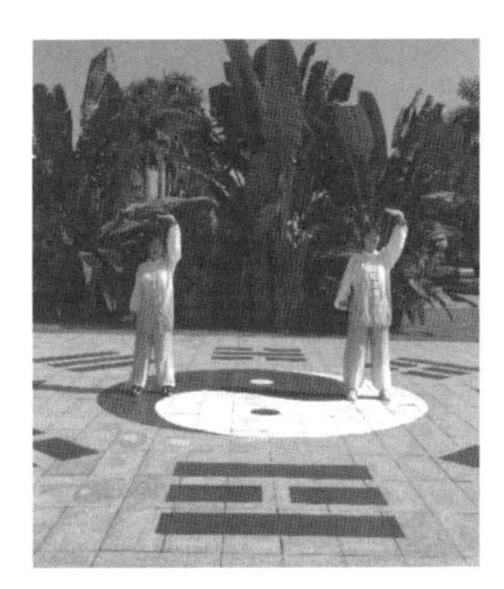

图5-11 养生脾胃操第二式（1）

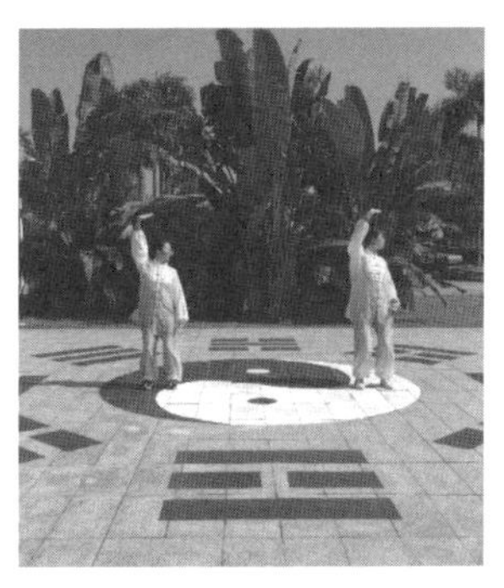

图5-12 养生脾胃操第二式（2）

3. 第三式

再次进行上布拂手操，同时配合呼吸发出“嘘”的声音。口型为两唇微合，有横绷之力，舌尖向前并向内微缩，上下齿有微缝。吐气时把字用气带出。双手回正，还原到丹田位置，左右各进行2次。见图5-13。

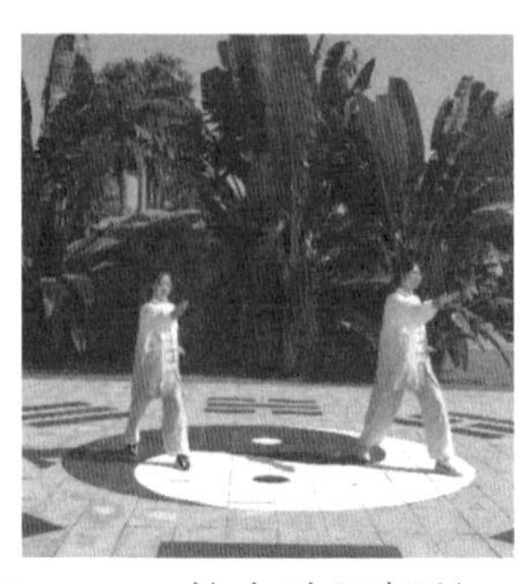
图5-13　养生脾胃操第三式

4. 第四式

手背向上，双手举起，至耳旁翻掌，托天向上，向上延伸，然后双手向两边张开，再次收回到丹田的位置，进行2次。

5. 第五式

再次进行第二式，同时配合呼吸发出“呼”的声音。口型为撮口如管状，舌向上微卷，用力前伸。双手回正，还原到丹田位置。此动作配合呼吸左右各进行2次。

6. 第六式

收势收回双脚，双手在丹田按压，闭上双眼，深呼吸。此动作维持1min。

（二）按跷回转腰背操

腰痛想必大家并不陌生，超过80%的成年人会在不同年龄阶段出现腰痛的症状，而且有18%的人正在遭受腰痛带来的不便[3]，腰痛给生活和工作带来不必要的负担。在德国，慢性腰痛是劳工提早退休的主要原因。美国每年关于腰痛的医疗费用为500亿～1 000亿美元，此医疗费用位居美国第三，仅次于癌症和心脏病。美国内科医师协会发布腰痛治疗指南——慢性腰痛首选运动、热敷、针灸等非药物治疗[4]，中医按跷可作为预防腰痛长期锻炼的方法。“按跷回转腰背操”引自隋代医家巢元方《诸病源候论·腰背病诸候》，是注重脊柱保健的导引功法，长期坚持习练可防治脊柱病变。

［原文］《养生方·导引法》云：一手向上极势，手掌四方转回，一手向下努之，合手掌努指，侧身欹形，转身向似看，手掌向上，心气向下，散适，知气下缘上，始极势，左右上下四七亦然。去膊井、肋、腰脊痛闷。见图5-14。

［原文解说］一手从腹前上提，手心向上，胸前转掌，向上伸展，一手下落于体侧，念想掌跟撑大地。身体朝前，转头后瞧，同时引心气下行，成顶天立地式。

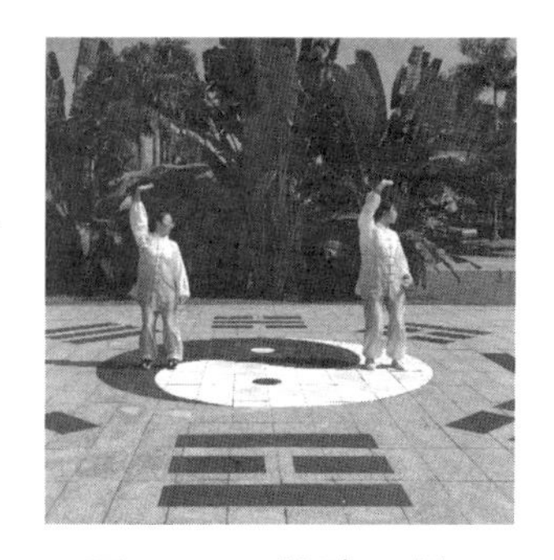

图5-14　按跷回转腰背操动作一

［原文］又云：互跪，长伸两手，拓席向前，待腰脊须转，遍身骨解气散，长引腰极势，然始却跪使急，如似脊内冷气出许，令臂髆痛，痛欲似闷痛，还坐，来去二七。去五脏不和、背痛闷。见图5-15。

［原文解说］双膝互跪，小腿胫骨骨面着地，双臂向上伸直，由体前向前延伸，到达顶点，保持姿势，感觉背脊冷气出、肩关节酸痛，转为双膝互跪。

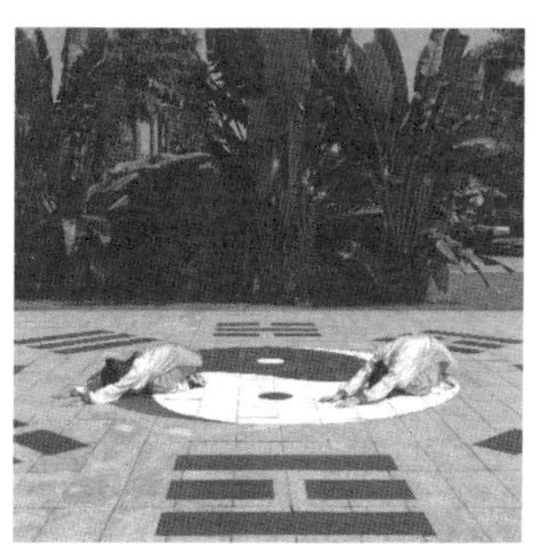

图5-15　按跷回转腰背操动作二

［原文］又云：凡人常觉脊强，不问时节，缩咽髆内，仰面努搏井向上也。头左右两向挪之，左右三七，一住，待血行气动定，然始更用，初缓后急，不得先急后缓。若无病患，常欲得旦起、午时、日没三辰如用，辰别三七。除寒热，脊、腰、颈痛。见图5-16。

［原文解说］仰头伸长脖子向上牵引，保持姿势，左右摇之，左右各21次。

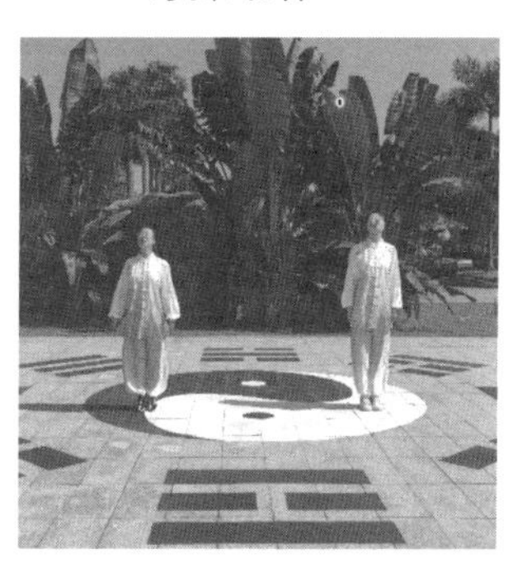

图5-16　按跷回转腰背操动作三

［原文］又云：长舒两足，足指努向上，两手长舒，手掌相向，手指直舒，仰头努脊，一时极势，满三通。动足相去一尺，手不移处，手掌向外七通。更动足二尺，手向下拓席，极势，三通。去遍身内筋脉虚劳，骨髓痛闷。长舒两足，向身角上，两手捉两足指急搦，心不用力，心气并在足下，手足一时努纵，极势三七。去 、臂、腰疼、解溪蹙气、日日渐损。

［原文解说］站立式，放松双脚，双脚全部脚趾抓地，双手在头和肩膀之间向外伸展，抬头挺胸收背，成伸懒腰势[5]。

（三）强身健骨操

世界各地脑卒中发病率不尽相同。2010年研究表明，荷兰和保加利亚的脑卒中标化发病率比较高，分别是620/100 000、551/100 000。其次是白俄罗斯（285/100 000）、乌克兰（256/100 000）、伊朗（226/100 000）等；标化发病率比较低的国家是法国（64/100 000）、利比亚（74/100 000）[6]。2019年《中国脑卒中防治报告》指出我国总体卒中发病风险为39.9%。这意味着每5个人大约会有2个人罹患卒中。随着世界人口老龄化，脑卒中这一世界性难题已成为人们致残和死亡的主要原因，对于脑卒中我们只能预防为主，即合理膳食、适量运动、戒烟限酒、心理平衡，定期专项体检。运动在其中发挥的作用不容小觑，对于老年人来说，大强度的运动并不适合，由意念指导运动的中医传统导引比较适合。“强身健骨操”引自明代胡文焕《养生导引法·中风门》，其动作轻缓，注重调身调息，适合老年人锻炼。

1. 法一

［原文］仰两足指，五息止，引腰背。痹，偏枯，令人耳闻声。常行，眼耳诸根，无有挂碍。见图5-17。

［原文解说］将双脚趾向上翘起、行气，五息而止，意想引气至腰背。可治疗腰背痹和半身不遂，还能改善人的听觉。

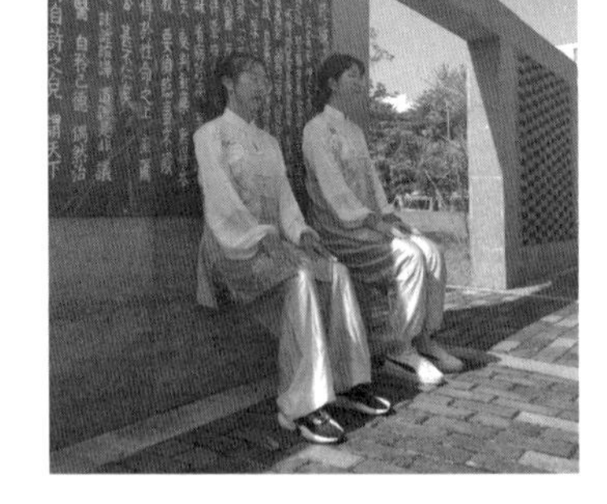

图5-17　强身健骨操法一

2. 法二

［原文］正柱倚壁，不息，行气，从口趣（同促）令气至头始止。治疽、痹、大风、偏枯。

［原文解说］采用背部端正靠墙的坐式，憋气。以意念引导内气，从嘴内至头顶为止。

3. 法三

［原文］正倚壁，不息，行气，从头至足止。愈疽、疝、大风、偏枯、诸风痹。

［原文解说］采用正立背靠墙姿势，憋气，行气，运用意识导气，使内气从头至足而止。

4. 法四

［原文］两手抱右膝着膺（胸），除下重难屈伸。见图5-18。

［原文解说］用踞坐位，两手抱右膝贴胸。可消除下肢沉重和僵硬。

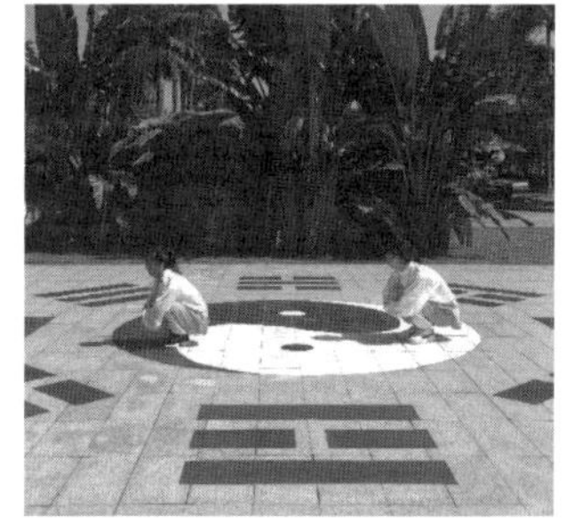

图5-18 强身健骨操法四

5. 法五

［原文］两手抱左膝，伸腰，鼻纳气七息，展右足。除难屈伸拜起，胫中痛痿。见图5-19。

［原文解说］采用踞坐姿势，用两手抱左膝头，伸腰，伸展右腿，以鼻吸气，行气七息。可治疗下肢活动障碍，难以屈伸、跪拜、起立，小腿疼痛痿软无力[11]。

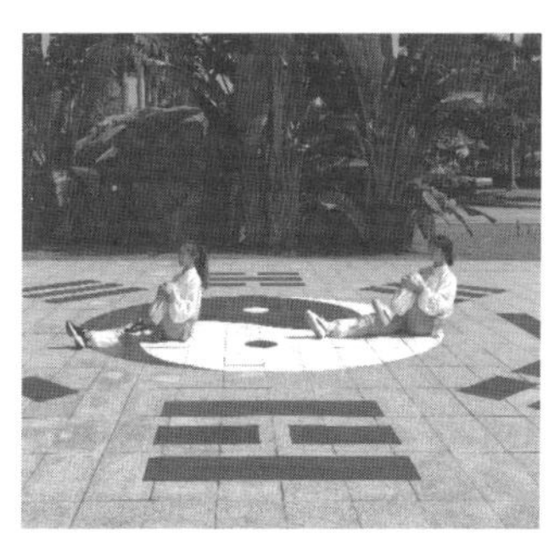

图5-19 强身健骨操法五

二、抗疫运动处方

新冠肺炎疫情发生以来，我们国家采取一系列的举措，抓实抓牢疫情防控，例如居家隔离、保持社交距离、提高自身免疫力等。然而随着人们体力活动的减少，我们的身体健康受到威胁，危急时刻，中医传统保健功法突破了环境的限制，让居家锻炼成为现实。

此次新冠肺炎疫情，中医专家们认为新冠肺炎的病机根本上是由“疫”邪引起，兼夹暖冬、湿热蒸腾而特有“湿”邪为患，以“湿毒疫”

为其中医病名，属于瘟疫范畴。《温疫论》说“邪之所着，有天受，有传染”，隔断传播途径是有效措施，根本之策是提高自身抵抗力，此次疫情病位多在肺、脾、肝三脏，寒湿郁脾证型约占总病患的四分之三[7]，故在治法上以宣肺化痰，健脾祛湿为主，针对性吸收八段锦、马王堆导引术、六字诀等传统保健功法中的动作，汇编成一套抗疫运动处方。

（一）坐式

1．第一式：冥心握固

本式具有疏肝理肺，培补元气，凝神静气的功效。

1）动作：两臂斜上举，能舒展胸之气机；两掌拢气下按，同时百会上领，使脊柱拉伸，气血通畅。见图5-20。

2）释义：两臂上举下按可以起到疏肝理肺的功效。握固可以摄魂固精，正气存内，使外邪不侵。气归丹田，《素问·上古天真论》所谓“恬淡虚无，真气从之，精神内守，病安从来”“独立守神，肌肉若一，故能寿敝天地，无有终时，此其道生”。冥心时神意内守，形神合一，从而达到培补元气，凝神静气的目的。

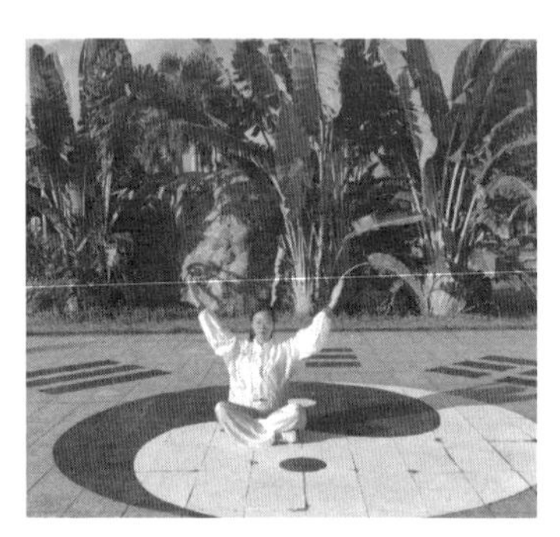

图5-20　第一式冥心握固

2．第二式：掌抱昆仑

本式具有畅通三焦，调节脏腑功能的作用。

1）动作：两肩外展，双手交叉抱于头后，做到舒胸展臂；左右侧倾身时，两肘反向牵引，充分伸拉胁肋部。低头时，立身、收紧下颏，抬头时，挺胸塌腰，使颈部得到刺激。见图5-21。

2）释义：《白虎通义》中言“三焦者，包络府也，水谷之道路，气之所终始也”，两手上举，可使“三焦”通畅，起到疏通气机，运行水液的作用。中医理论认为肝胆经布两胁，左右侧倾身可刺激肝经、胆经，起到疏肝利胆的作用。抱头下拉颈部及上托下颌可刺激大椎穴，疏通任督二脉，刺激膀胱经的背俞穴，调理相应脏腑的功能。

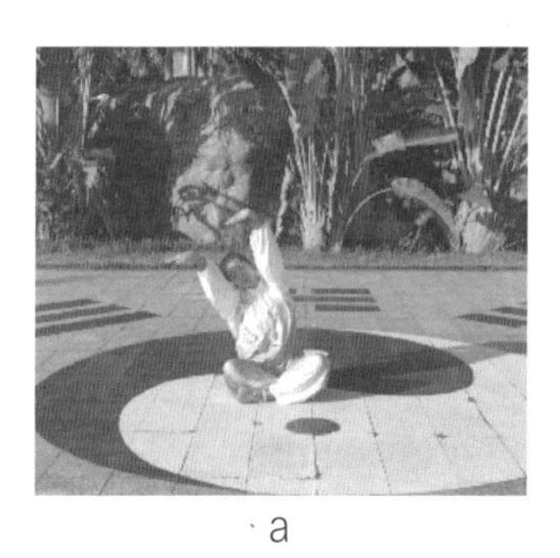

a

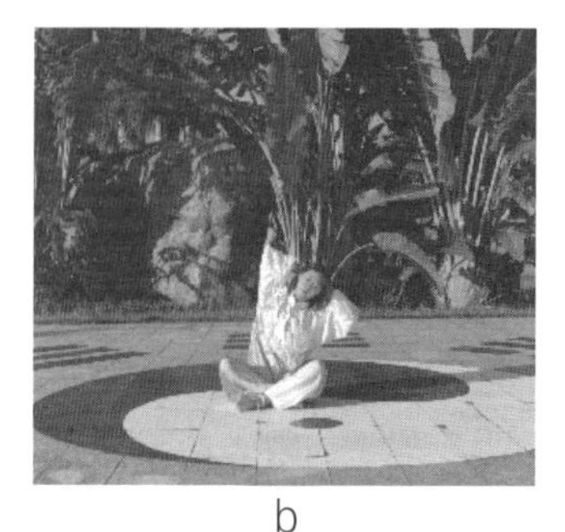

b

图5-21　第二式掌抱昆仑

3．第三式：摇转辘轳

本式可畅通心肺、温肾助阳。

1）动作：模仿摇辘轳动作。单摇时以腰为轴，带动肩腕旋转；双摇时食指根节点揉肾俞穴，以肩为中心画圆；交叉摇时以腰带臂绕立圆，两肘前后摆起要一致。见图5-22。

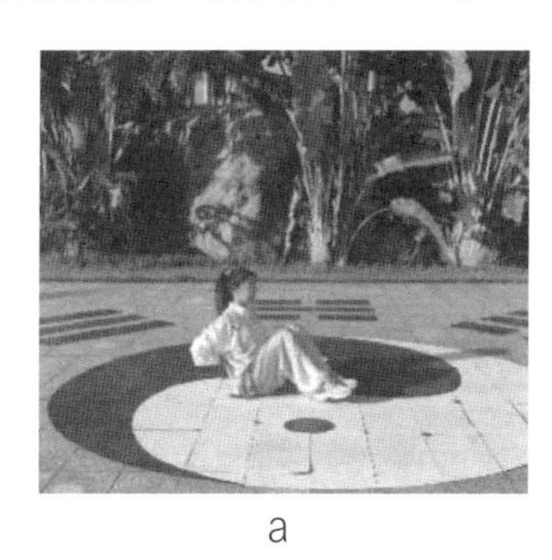

a

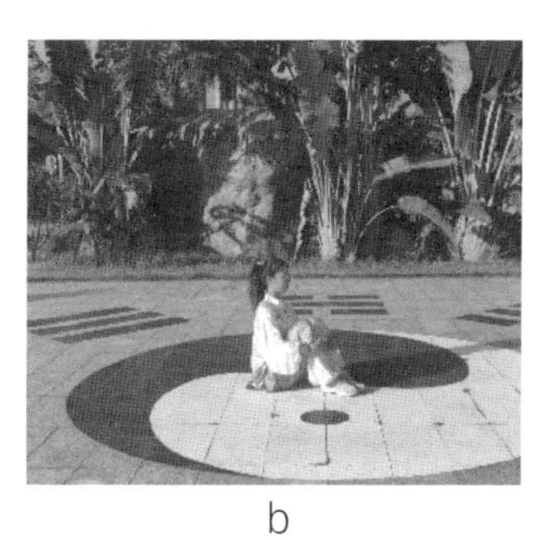

b

图5-22　第三式摇转辘轳

2）释义：动作可刺激手三阴三阳经、督脉、膀胱经、背俞穴，调理相应脏腑，有畅通心肺、益肾助阳的功效。可强壮腰脊，防治肩部和颈椎疾患。

4．第四式：前抚脘腹

本式具有疏肝健脾，交通心肾的功效。

1）动作：两手在脘腹按摩，配合逆腹式和提肛呼吸，能充分锻炼腹部和会阴部及肛周肌肉。

2）释义：逆腹式呼吸能交通心肾，提肛呼吸可以补肾壮阳，固精益气；两手按摩腹部，可起到疏肝健脾，调和气血的功用。

5. 第五式：鼓漱吞津

本式有滋润五脏，平衡阴阳的功效。

1）动作：两手握固，置于大腿根部，意想口中生津。舌在口腔内及齿外搅动要圆活连贯，鼓漱后意想津液送入丹田。见图5-23。

2）释义：李时珍指出“津液乃人之精气所化”，津为肾之液，精盈则肾水上升，化为津液，津液再予咽下，能润心，使心火免于过盛，水火相济，阴平阳秘谓之“自饮长生酒”。鼓漱吞津可以振奋脾胃消化功能，滋肾水以养五脏，使内热平，虚火降，心肾交泰，达到祛病强身、益寿延年之效。

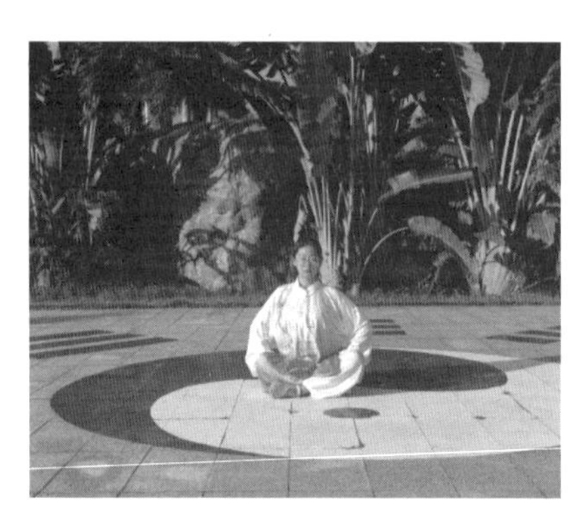

图5-23　第五式鼓漱吞津

（二）站式

1. 第一式：调理脾胃法

1）动作：两腿挺膝伸直，重心上提，两掌上提至肚脐时左掌随臂内旋上托，经面前上穿，上举至头的左上方，掌心向上指尖向右。右掌同时随臂内旋下按至右髋旁，指尖向前，掌心向下，动作略停。两腿膝关节微屈，重心下降，同时左臂屈肘外旋，左掌经面前下落于腹前，同时右臂外旋，右掌外旋右掌向上捧于腹前，目视前方。左右交换。见图5-24。

2）释义：该法并不是只有“脾主升清，胃主降浊”的象征意义，更重要的作用在于“拉伸”和“挤压”脾胃，以达到运动脾胃的目的。人有三焦，脾胃是中焦，在躯干的中部，脾胃要随着双手的动作进行运动。一撑一按时，要尽量把脾胃拉开；上举的手下落时，脾胃要尽量向中间挤压，然后再放松。动作的力点要注意放在中焦脾胃上面。

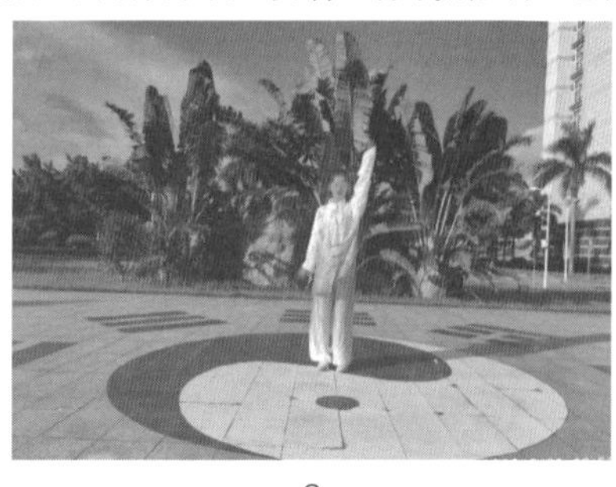

a

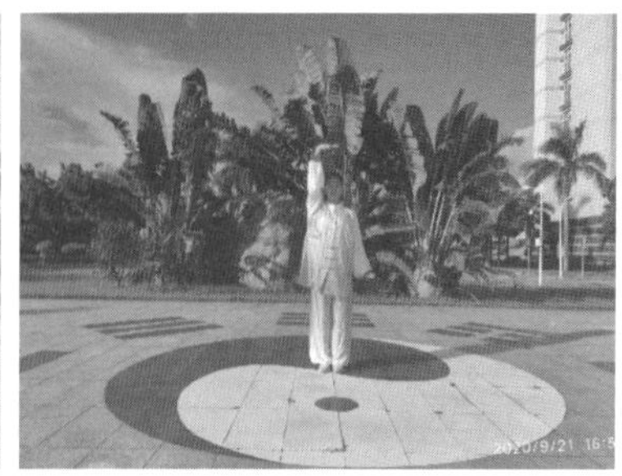

b

图5-24　第一式调理脾胃法

2. 第二式：鹤立跷足法

1）动作：《诸病源候论》曰“一足向下踏地，一足长舒向前，极势；手掌四方取势，左右易换四七”[8]。该法起势站立，而后一脚伸直踏地，一脚抬起，足背绷紧，向前伸展至最高点，呈直立跷足姿势；同时手掌张开向四方回转运动，向四方活动，引“阳”四布。见图5-25。

2）释义：这一踏一举，足太少阴阳气起于下，动势牵拉发动脾肾阳气，静势守气待阳气来复；两足取守势、静势，两手取动势、散势。动静相间，阴平阳秘，聚散集合，纳清排浊，左右两足交换，最后成站立，静息收功。

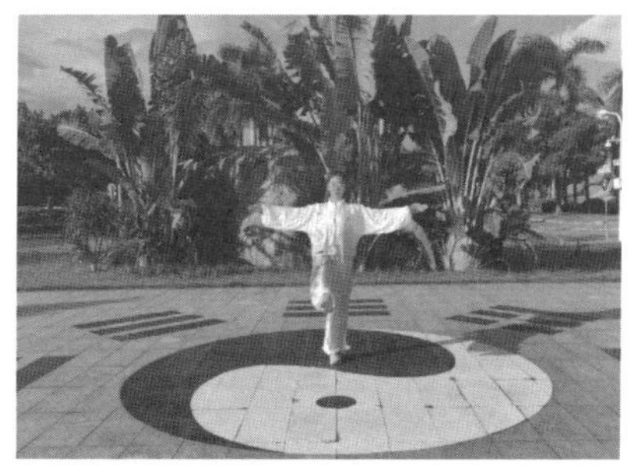

图5-25　第二式鹤立跷足法

3. 第三式：引气上行法

1）动作：双手叠掌于胸前，下按至肚脐同时屈膝，双手上举吸气。下按至肚脐，缓慢吐气。双手向后伸拉而后扩胸，吸气。双手收回下按至肚脐，缓慢吐气。见图5-26。

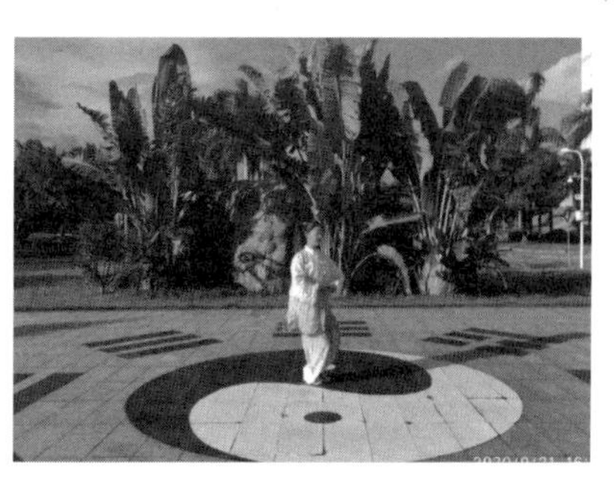

图5-26　第三式引气上行法

2）释义：此法手掌互相叠按，

下按过程中配合吸气，使浊气下沉，自然之气充盈肺部，使正气布散全身，上提过程中，引气归元，百会之顶，中正安舒。

4. 第四式："呬（sī）"字清肺法

1）动作：两腿直立，两脚分开，略宽于肩。双手高举过头，使两肺尽量扩张，以多吸入氧气，而后左脚向前迈一步，脚尖点地，挺胸。双手后仰，同时吸气，接着右脚也向前迈一步，成立正姿势，然后双手随身体向下弯腰，同时呼气，发出"呬"字音。见图5-27。

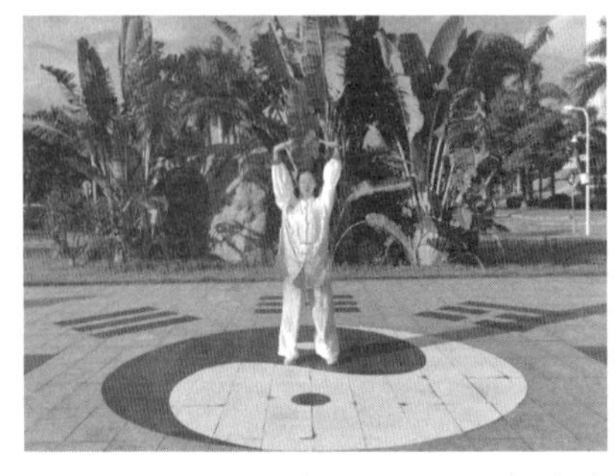

图5-27　第四式"呬"字清肺法

2）释义："呬（sī）"，该字音可以清肺，治疗肺部诸病，有颠浊留清之功效。

5. 第五式：踮脚归元法

1）动作：双脚开立，与肩同宽，双手叠握沉于丹田（男左手在里，女右手在里），分掌，手心向下，平举于头顶，手背相对，经体两侧收"阳气"归于肾。见图5-28。

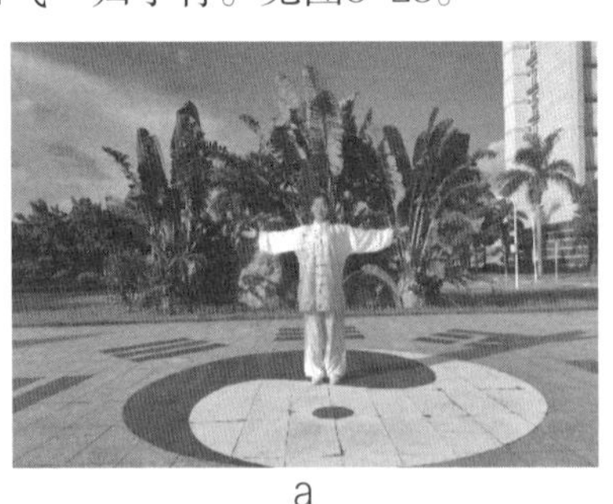

a

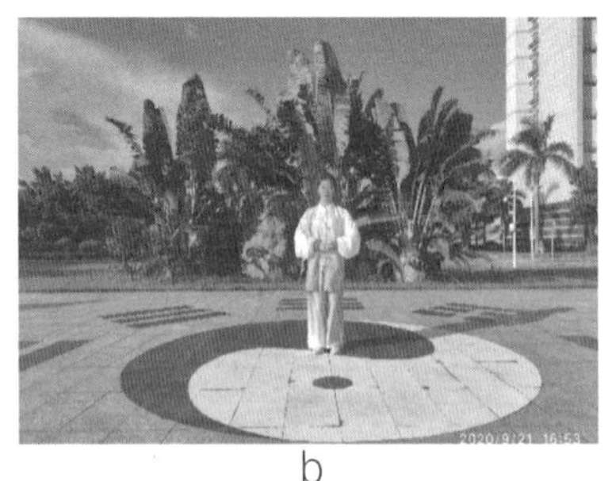

b

图5-28　第五式踮脚归元法

2）释义：双手护于丹田，平举于头，升阳气，双手侧抱，手心归于肾，纳"阳"于肾。同时双脚尖（跟）交替点地，挪动成立正姿势；中正安舒，行深呼吸两次；根据足底反射区与人体器官的对应关系，间接刺激全身。

三、日常防护运动处方

（一）益气固肺运动处方

此次新冠肺炎主要是人的肺部受到病毒侵扰，因此在疫情期间更应注重肺部健康，故专门设计了一套益气固肺运动处方。

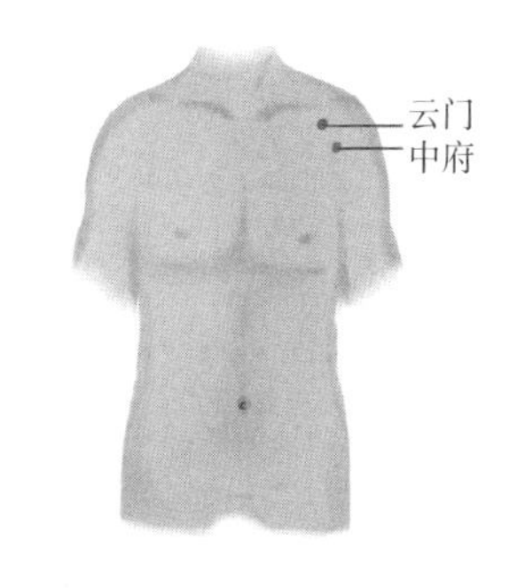

图5-29 云门、中府

1. 第一式

开肺门，中府、云门（图5-29）是肺门的俗称，主治肺系疾病，咳嗽、气喘。手掌张开，用拇指指腹点按胸前壁外上方，继而转按肩胛骨喙突上方。各36下。

2. 第二式

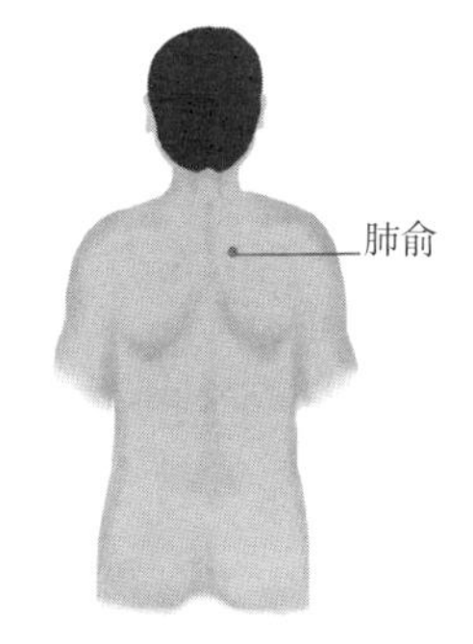

图5-30 肺俞

揉肺俞（图5-30），有预防感冒、抵御外感之功效。肺俞是治疗肺部疾病的要穴，在背部，在第3胸椎棘突下，旁开1.5寸，左右各一。揉按36下。

3. 第三式

擦大椎（图5-31），可治疗热病、疟疾、恶寒发热、咳嗽、气喘等外感病证。大椎在第一颈椎下，后发际线正中直上0.5寸。来回擦36下。

4. 第四式

疏肺经，沿上肢内侧边缘的肺经向下擦，擦到大拇指。

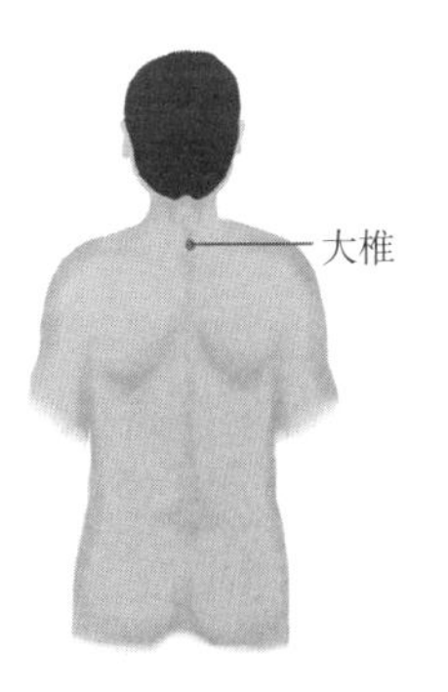

图5-31 大椎

（二）脊柱保健运动处方

在卫生安全疾病出现时，很多人会选择居家工作或隔离，但这样大大减少了人们的活动度，长期坐卧会引起颈腰背部不适，因此，做好脊柱保健，有利于身体健康，扶助正气。

1. 第一式：扩胸提背

原地开立站，双手背后交叉手心朝上，保持姿势向上举手。躯干拉直，伸长脖子，挺起胸膛，“抬头望月”。这节操的特点是打开胸廓，与胸椎做相对的牵拉，放松僵直的肌肉。见图5-32。

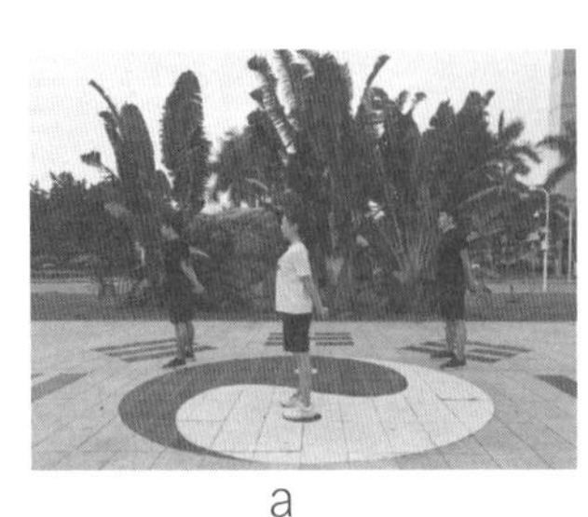
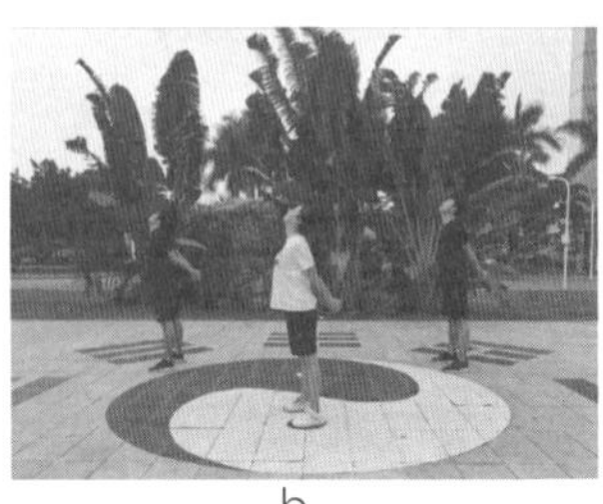

a　　b

图5-32　脊柱保健运动处方第一式

2. 第二式：背部牵拉

双手侧平举，屈肘，手指交叉于颈后，肘关节向外扩张，同时扩胸。颈部和双手相对用力，同时踮脚尖。该动作主要是对抗由于久坐和重力造成背部背阔肌和斜方肌的僵直导致的脊柱微变形。见图5-33。

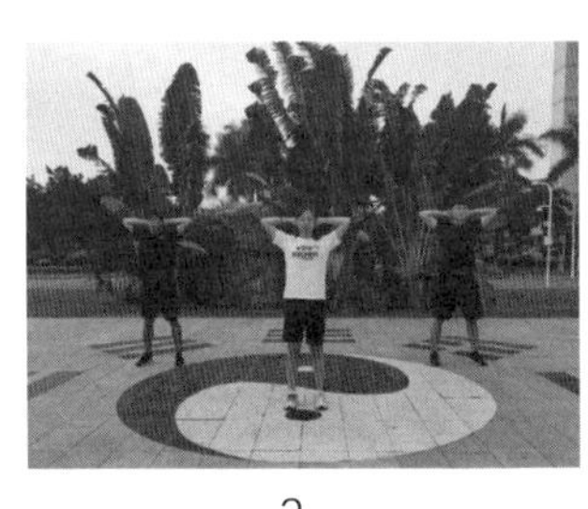
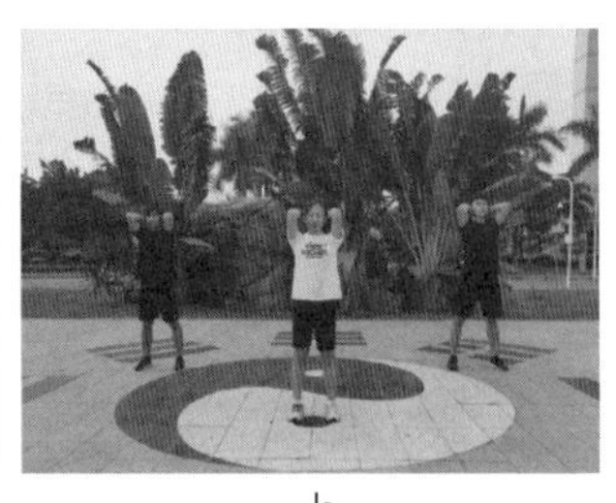

a　　b

图5-33　脊柱保健运动处方第二式

3. 第三式：头手对抗

两只手交叉放在自己的枕后部，保持眼睛平视前方，双肘尖向与双肩平行，保持动作，手交叉部和头部相对用力，保持数秒。该动作主要适用于长期伏案工作的人，长时间低头造成颈项部肌肉酸痛，产生疼痛，进一步影响颈椎。该动作对预防颈椎病有一定的效果。见图5-34。

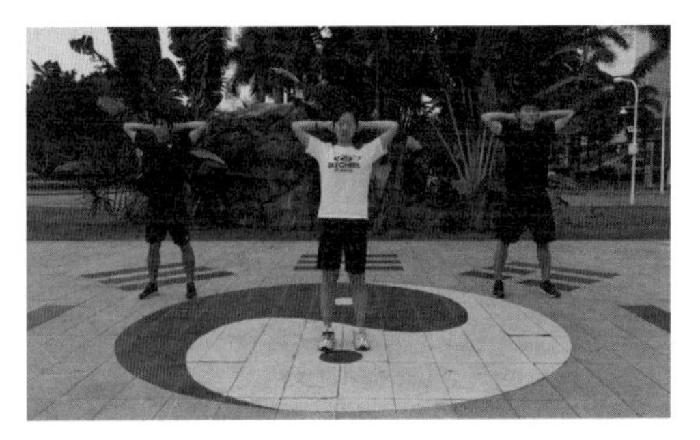

图5-34　脊柱保健运动处方第三式

4. 第四式：旱地划桨

双脚打开与肩同宽，双手前伸，挺胸塌腰以髋关节为轴向前倾，同时背部肌肉紧张，假设双手握船桨，向后划水。这个动作主要是针对锻炼腰大肌，进一步加强腰椎固定，同时提高核心力量。图5-35。

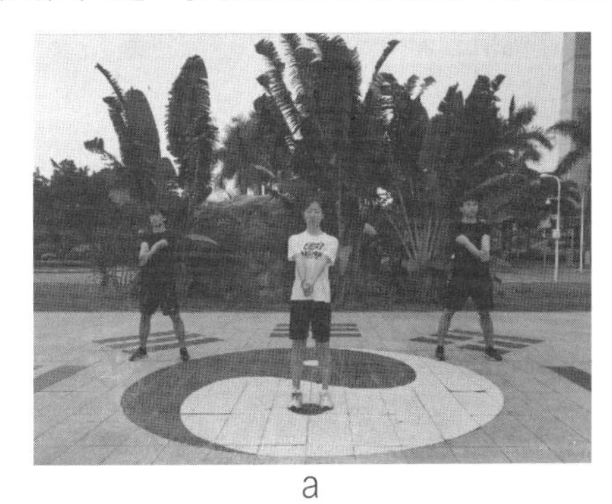

a

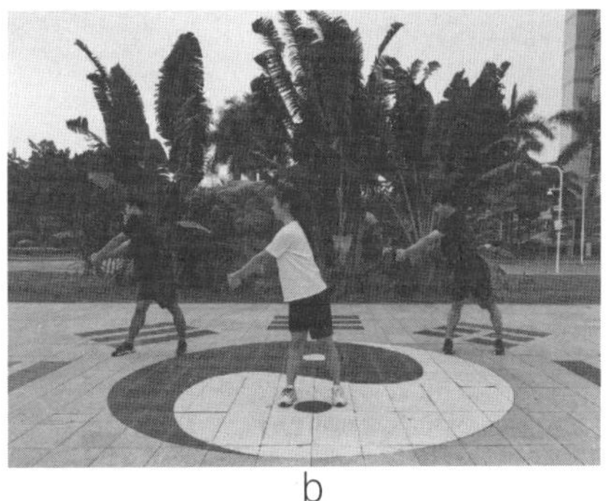

b

图5-35　脊柱保健运动处方第四式

5. 第五式：改良版雁式平衡

双脚成弓步，重心逐渐移动到前脚，抬头的同时，同时双手侧平举成"飞燕式"。这个动作针对整个脊柱，长久锻炼可有效恢复脊柱、颈椎的正常生理弯曲。见图5-36。

我国导引经过几千年的发展演变，动作从简的"大舞""禹步"到后来的"熊经鸟伸"，再到后来的范式化八段锦、易筋经、五禽戏等。近年随着国家对中医药的重视与支持，人们取其精华，并结合现代运动处方理念，为人类健康服务。到了21世纪，中医运动保健已经被提到国家战略水平，在促进体医融合和发展中医药政策的推动下，规范性、系统性、范式性的中医运动处方将成为人们健康保障的新选择，为健康中国助力。

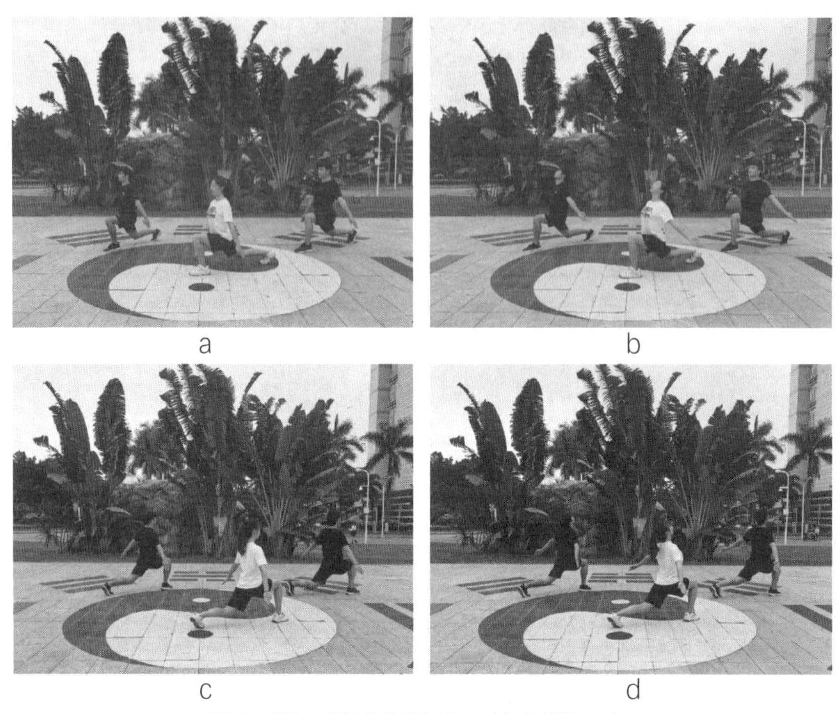

图5-36　脊柱保健运动处方第五式

第三节　饮食五味调养五脏六腑

精、气、神统称为人体三宝，饮食养生的要旨在于生精、益气、养神，人体所需要的营养物质通过食物得到供给，从而使得人体的生理功能及生长发育等生命活动得到保障。我国著名医家孙思邈曾在其著作《备急千金要方·食治》中提到“安身之本，必资于食；救疾之速，必凭于药。不知食宜者，不足以存生也”，明确指出了饮食疗养对身体的重要性。《素问·阴阳应象大论》说“形气不足者，温之以气，精不足者，补之以味”，指出可以根据食物的气、味的特点，以及人体阴阳盛衰的情况，给予适宜的饮食营养或以补精，或以补形，从而达到强身健体的作用。《寿老寿亲书·饮食调制》记载“高年之人，真气耗竭，五脏衰弱，全仰饮食以资气血”，指出饮食调养是长寿的重要环节。

一、五脏养生为根本

人体是一个有机整体，五脏是人体的核心，这种整体观念同样贯穿于饮食养生的理论体系中，要想保持健康，就必须顺应自然，注重五脏之间及五脏与组织之间的联系。五脏关系见图5-37。

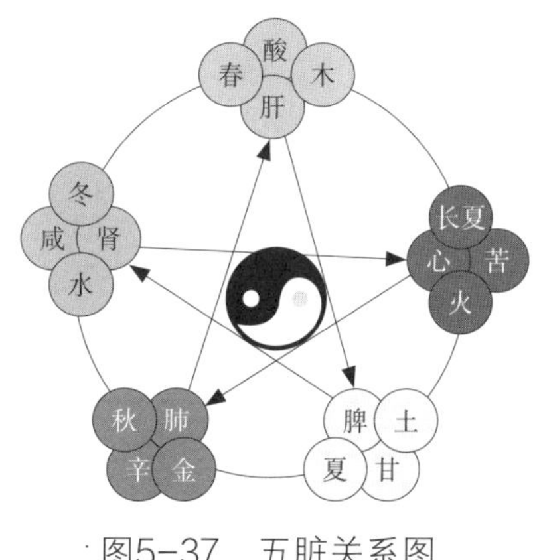

图5-37　五脏关系图

二、顺应四时，合理择食

（一）肝喜酸

肝主疏泄，性喜条达，不喜抑郁、约束，正应春季升发，生机盎然、草木条达之象，春季阳气升发有助于肝的疏泄，而肝的疏泄则顺势促进人体的升发，所以春季养生主在肝脏。为了顺应春季阳气升发和肝之疏泄的需要，在饮食上应适当食用辛温升散或辛甘发散类食物，但也不能过多食用辛辣或辛甘发散类的食物，以免发泄过度，引起疾病。宜多食蔬菜，如菠菜、韭菜、芹菜、春笋、荠菜等轻灵宣透、清温平淡之品。忌吃羊肉、狗肉、鹌鹑、荞麦、炒花生、炒瓜子、海鱼、虾及辛辣食物，忌食生冷油腻之品。应少食酸味食品，中医认为春季为肝气旺盛之时，多食酸味食品会使肝气过盛而损害脾胃。

（二）心喜苦

心主血脉，血脉喜温恶寒，遇热则行，得寒则凝，正应夏季阳气盛长，江河满盈奔腾之象。夏季阳气旺盛有助于鼓动心脏、畅通血脉，血脉畅则阳气长，所以夏季养生的重点在心脏，不可逆势受寒经冷。《素问·脏气法时论》说："心主夏……心苦缓，急食酸以收之。……心欲软，急食咸以软之；用咸补之，甘泻之。"夏季容易出汗，汗多则容易耗气伤阴，而酸味食物能收、能涩，所以适当食用酸能收敛汗液。夏季肠胃功能低下，脾胃虚弱，易患腹泻，可适当食用酸性食物，能止泻健脾。夏季阳气隆盛，气候炎热，其性如火，万物繁茂。夏宜清补，应选用清热解暑，清淡芳香之品，不可食用味厚发热的食物。在夏季，宜多食新鲜水果如西瓜、桃、菠萝等，其他清凉生津食品如金银花、菊花、芦根、绿豆、冬瓜、苦瓜、黄瓜、生菜、豆芽等均可酌情食用，以清热祛暑。

（三）肺喜辛

肺主呼吸，以肃降为顺，正应秋季阳气下降，阳气的潜藏之趋势，秋季气温下降，阳气潜藏有助于肺的肃降，而肺的肃降顺势促进人体的潜藏，所以秋季养生的重点是肺脏，不可燥热。为防止秋燥对人体产生不良的影响，在饮食上宜养阴润肺为法，可食用濡润阴类食物以保护阴津，如沙参、麦冬、胡麻仁、阿胶、甘草、鱼虾、家畜、家禽等。

（四）肾喜咸

肾主封藏，正应冬季万物生机潜藏，阳气下沉之象。冬季寒冷收藏利于肾脏积蓄能量加以封藏，而肾脏的吸纳封藏则顺势加强人体阳气沉降内收。所以冬季养生的重点是肾脏，不可躁动不安，扰动封藏。冬宜温补，选用温热助阳之品，以扶阳散寒，既不宜食用生冷，也不宜过食燥热，如姜、胡椒、羊肉、牛肉、大枣等温补之常用食品。素体阴虚者，宜进食养阴滋液之品，如阿胶、龟肉、兔肉、鳖甲等。

（五）脾喜甘

脾胃是饮食养生的基础。脾胃为后天之本，脾主运化，胃主受纳，脾主升清，胃主沉降，脾胃功能正常，气血津液生化有源，五脏六腑得以滋养，人体的各项生理功能才能正常，反之，脾胃内伤，则百病由生。四季脾旺则不受邪，所以在一年四季中都要注意顾护脾胃。

另外，春夏养阳，秋冬养阴，这是《黄帝内经》中阐述四季养生原则，所以春夏宜多食用温补阳气的食物，以补充人体的阳气，增强人体之免疫力，如韭菜、芹菜、萝卜等辛甘升发阳气之品。“秋冬养阴，无扰乎阳”，人体的阴精秘藏，阳气不至于妄泄，脾胃的功能每多健旺，是营养物质蓄积的最佳时机。秋冬季节，尤其是寒冬，应防寒保暖，多吃温热食物及血肉有情之品，既不能生冷，也不宜燥热，适宜用滋阴潜阳、热量较高的膳食。

三、根据体质，因人施食

（一）气（血）虚质

气虚质的特征：平素语音低怯，气短懒言，肢体容易疲乏，精神不振，易出汗，舌淡红，舌体胖大、边有齿痕，脉虚缓。

副项：面色偏黄，目光少神，口淡，唇色少华，毛发不华，头晕，健忘，大便正常，或有便秘但不结硬，或大便不成形，便后仍觉未尽，小便正常或偏多。

气血两虚者宜益气生血、益气活血、益气摄血。忌食寒湿、油腻、厚味食物。宜食糯米、粳米、小米、山药、香菇、蘑菇、猴头菇、大枣、牛肉、鸡肉、带鱼、黄花鱼等补气食物。针对气虚体质之人不耐寒冷、抵抗力差的特点，在冬季应增食部分温性食物，如冬虫夏草、胡桃仁、羊肉等，佐以肉桂、干姜等辛温之品以补助阳气，增加机体御寒能力。补气类食品易致气机壅滞，过食易碍脾胃运化功能，影响食欲，应配伍少许行气之品如陈皮、砂仁等。

1. 黄芪炖鸡

配料：生黄芪、母鸡、佐料。

功效：补肺益气，健脾养胃。

2. 小麦红枣粥（《本草纲目》）

配料：小麦、粳米、红枣、龙眼肉、白糖。

功效：养心安神。

3. 参枣汤（《十药神书》）

配料：人参、大枣。

功效：本品原名独参汤，为大补气血的代表方。适用于气血亏虚，虚弱劳损，贫血。本品补益之力较强，实证、热证者不宜食用。

4. 琼玉膏（《饮膳正要》）

配料：人参、茯苓、生地黄、蜂蜜。

功效：益气养阴，驻颜益寿。

（二）阳虚质

阳虚质的特征：平素畏冷，手足不温，喜热饮食，精神不振，睡眠偏多，舌淡胖嫩、边有齿痕，苔润，脉沉迟而弱。

肾阳为一身阳气之本，故云：“肾阳为根，脾阳为继。”阳虚质者宜适当多吃一些温阳壮阳的食物，以温补脾肾阳气为主。阳虚质，平时应少生冷黏腻之品，即使在盛夏也不要过食寒凉之品。常用的补阳的食物可选用羊肉、猪肚、鸡肉、带鱼、麻雀肉、黄鳝、虾（龙虾、对虾、青虾、河虾等）、刀豆、核桃、栗子、韭菜、茴香等，这些食物可补五脏，添髓，强壮体质。

1. 韭菜炒鲜虾仁

配料：韭菜、鲜虾、盐、葱、姜、黄酒、植物油。

功效：补肾壮阳。

2. 胡桃仁粥（《海上集验方》）

配料：胡桃仁、粳米。

功效：补肾固精，温肺定喘。本品偏于温补，故阴虚火旺及痰热咳嗽者不宜食用。

3. 当归生姜羊肉汤（《金匮要略》）

配料：当归、生姜、羊肉、黄酒、食盐。

功效：温中补血，祛寒止痛。适用于产后血虚，腹中冷痛，寒疝腹中痛，以及虚劳不足。

（三）阴虚质

阴虚质的主要特征：手足心热，平素易口燥咽干，鼻微干，口渴喜冷饮，大便干燥，舌红少津少苔。

阴阳是对立制约的，偏于阴虚者，由于阴不制阳而阳气易亢。肾阴是一身阴气的根本，阴虚质者应该多食一些滋补肾阴的食物，以滋阴潜阳为法，常选择的食物有芝麻、糯米、乌贼、龟、鳖、海参、鲍鱼、牛奶、牡蛎、蛤蜊、鸭肉、猪皮、豆腐、甘蔗、桃子、银耳等。这些食品皆有滋补机体阴气的功效。阴虚火旺之人，应少吃辛辣之品。

1. 黄精粥（《调疾饮食辩》）

配料：黄精、粳米。

功效：补虚损，益气阴。适用于虚弱劳损者。本品性质滋腻，易助湿生痰，故脾虚湿困、痰湿咳嗽及中寒便溏者不宜食用。

2. 莲子百合煲瘦肉

配料：莲子、猪瘦肉。

功效：清心润肺，益气安神。

3. 花旗参百合鹧鸪

配料：花旗参、百合、鹧鸪（可用瘦肉代替）、姜片。

功效：滋阴润肺，清热止咳。

（四）痰湿质

痰湿质的特征：面部皮肤油脂较多，多汗且黏，胸闷，痰多。面色淡黄而暗，眼胞微浮，容易困倦，平素舌体胖大，舌苔白腻，口黏腻或甜，身重不爽，脉滑，喜食肥甘甜黏，大便正常或不实，小便不多或微混。

常用的食物可选用赤小豆、扁豆、蚕豆、花生、枇杷叶、文蛤、胖头鱼、橄榄、萝卜、洋葱、冬瓜、紫菜、荸荠、竹笋等。

1. 山药冬瓜汤

配料：山药、冬瓜。

功效：健脾益气除湿。

2. 赤豆鲤鱼汤

配料：鲤鱼、红小豆、陈皮、辣椒、草果。

功效：健脾祛湿化痰。

（五）湿热质

湿热质的特征：平素面垢油光，易生痤疮粉刺，舌质偏红、苔黄腻，容易口苦口干，身重困倦。体偏胖或苍瘦，心烦懈怠，眼筋红赤，大便燥结，或黏滞，小便短赤，男性易阴囊潮湿，女性易带下增多，脉多见滑数。

以湿热内蕴为主要特征的体质状态，宜食用清热化湿的食品。温热食品和饮品宜少食和少饮。宜食薏苡仁、莲子、茯苓、红小豆、蚕豆、绿豆、鸭肉、鲫鱼、冬瓜、丝瓜、葫芦、苦瓜、黄瓜、西瓜、白菜、芹菜、卷心菜、莲藕、空心菜等。体质内热较盛者，禁忌辛辣燥烈、大热大补的食物，如辣椒、生姜、大葱、大蒜、牛肉、羊肉、酒等。

1. 冬瓜绿豆汤

配料：冬瓜、绿豆。

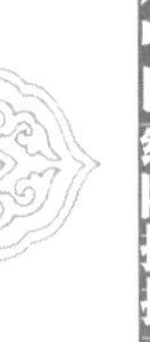

功效：清热解毒，除湿利水。

2. 苦瓜炒鸡蛋

配料：苦瓜、鸡蛋、白糖、食盐、鸡精、料酒、植物油。

功效：清热解毒，利湿。

3. 芥蓝牛柳

配料：牛柳、芥蓝、食盐、鸡精。

功效：清热化痰。

（六）气郁质

气郁质的特征：以性格内向不稳定、忧郁脆弱、敏感多疑，对精神刺激适应能力较差，平素忧郁面貌，神情多烦闷不乐。胸胁胀满，或走窜疼痛，多伴善太息，或嗳气呃逆，或咽间有异物感，或乳房胀痛，睡眠较差，食欲减退，惊悸怔忡，健忘，痰多，大便多干，小便正常，舌淡红，苔薄白，脉弦细。

气郁质者具有气机郁结而不行的潜在倾向，甚者影响肝、心、肺、脾等脏的生理功能，肝主疏泄，调畅气机，并能促进脾胃运化。应选用具有理气解郁、调理脾胃功能的食物。宜食如大麦、刀豆、蘑菇、豆豉、柑橘、萝卜、洋葱、苦瓜、丝瓜、菊花、玫瑰花等。

1. 橘皮粥

配料：橘皮、粳米。

功效：顺气，健胃，化痰，止咳。

2. 金针酸枣粉

配料：金针菜、酸枣仁、远志。

功效：金针菜性平味甘，养血平肝，安神解忧。

3. 甘麦大枣粥

配料：小麦、大枣、甘草。

功效：益气安神。适用于妇女脏器燥热，精神恍惚，时悲伤欲哭，不能自持，或失眠盗汗的患者。

（七）瘀血质

瘀血质的特征：平素面色晦暗，皮肤偏暗或色素沉着，容易出现瘀斑、易患疼痛，口唇暗淡或紫，舌质暗、片状瘀斑，舌下静脉曲张，脉细涩或结代。

眼眶暗黑，鼻部暗滞，发易脱落，肌肤干，女性多见痛经、闭经，或经血中多凝血块，或经色紫黑有块、崩漏，或有出血倾向、吐血。

瘀血质者具有血行不畅甚或瘀血内阻之虞，应选用具有活血化瘀功效的食物。对非饮酒禁忌者，适量饮用葡萄酒，对促进血液循环有益。宜食黑豆、黄豆、山楂、香菇、茄子、油菜、羊血、杧果、番木瓜、红糖、黄酒、葡萄酒、白酒等。

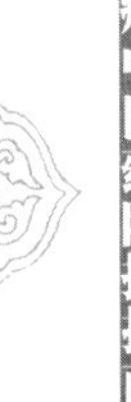

1. 红花酒（《金匮要略》）

配料：红花、白酒。

功效：活血化瘀。适用于妇女血虚、血瘀性痛经等。

注意：本品孕妇不宜服用。

2. 玫瑰花汤（《饲鹤亭集方》）

配料：初开玫瑰花、冰糖。

功效：以玫瑰花为主，理气和血以止血；以冰糖为辅佐，补益滋润，兼能止血，合用而成理气和血止血方。本品若专用于调经，则可用红糖，以增强活血调经的效果。本品有理气解郁，和血散瘀功效。适用于肝郁吐血，月经不调。

3. 山楂红糖汤

配料：山楂、红糖。

功效：活血化瘀。

（八）特禀质

当机体免疫能力下降，对外界的各种刺激反应过于敏感，称为过敏性体质，也就是特禀质。

常见表现：过敏性鼻炎、过敏性哮喘、过敏性紫癜、过敏性肾炎、过敏性荨麻疹，以及对花粉、鱼虾等各种物质产生的不适反应。特禀质者应根据个体的实际情况制定不同的保健食谱。其中，过敏体质者要做好日常预防和保养工作，避免食用各种致敏食物，减少发作机会。一般而言，饮食宜清淡，忌生冷、辛辣、肥甘油腻及各种“发物”，如酒、辣椒、肥肉、鱼、虾、蟹等，以免引动伏痰宿疾。

四、因地制宜，注重整体

饮食习惯很大程度上取决于地理环境（气候）。根据“用热远热，用寒远寒”原则，在气候寒凉地区和季节应少食性质属寒的食物，在气候炎热的地区和季节应少食性质属热的食物。要注意各地的饮食习惯与人体质的关系，因地制宜选择食物。

（一）欧洲辅以酸甘养阴之品

以俄罗斯为例，俄罗斯地大物博，横跨欧亚大陆，因俄罗斯处在纬度较高的地区，太阳辐射较弱，大部分地区属于高寒气候，冬季更是受到亚寒流的吹拂所以温度很低，为了抵御严寒俄罗斯除了增添衣物，更加需要从内而外的保持体温，度过寒冷的冬季，所以高热量的食物及烈酒成为俄罗斯人的必需品。因此，饮食养生可食用辛、甘之品，辛可发散、行气、行血，驱散寒邪，增加体热，甘能补益和中缓急，甘味之品可以提供热量。然而过食辛热之品，一方面会产生热毒，另一方面又会耗伤津液，引起咽胃肠道等疾患。因此，可辅以酸、甘养阴之品。酸、甘养阴，以滋阴潜阳，以防阳热过旺。

推荐高加索茶香羊肉汤。

配料：羊排、鹰嘴豆、羊肉、土豆、干红李、花茶、葱、黑胡椒。

功效：温阳散寒，滋阴健脾。羊肉具有温补气血、祛寒冷、补体虚的功效。

（二）亚洲辅以清热祛湿之品

以东南亚为例，东南亚为热带季风、雨林气候，一年四季降水丰沛，气温高，长夏无冬，形成独特的湿热环境，各个国家饮食虽略有不同，但主要以酸、辣为主，口味较重。由于气候炎热，湿气氤氲，临床致病多以湿热困脾为主。

推荐泰国香茅茶。

配料：香茅草、清水、姜片、蜂蜜、冰糖、柠檬。

功效：健脾祛湿，清热养阴。香茅是东南亚地区特有的食材，具有清热除湿、助消食、驱虫等功能，是当地常用的膳食佐料；也可以用香茅煮粥食用，具有清解暑热的作用。

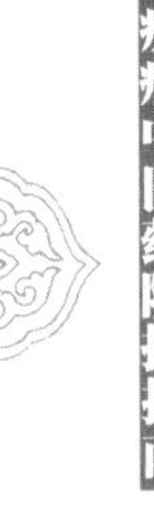

（三）大洋洲辅以健运脾胃之品

大洋洲绝大部分地区属于热带和亚热带，除澳大利亚的内陆地区属于大陆性气候外，其余地区属于海洋性气候。绝大部分地区的平均气温在25.8℃左右。以新西兰为例，属于温带海洋气候，季节与北半球相反，四季温差不大，夏季平均气温20℃左右，冬季平均气温10℃左右，全年温差一般不超过15℃。气候宜人，饮食喜食酸、甜、微辣。饮食调护方面，以顺应四季的变化，饮食有节，勿过饱过饥，常以健运脾胃为法，佐以祛湿。

推荐香煎鲍鱼。

配料：鲍鱼、黄油、酱油、食盐、黑胡椒。

功效：滋阴潜阳，健脾补肝。新西兰当地盛产海鲜，黑边鲍鱼尤负盛名，营养价值极高，具有清热滋阴、益胃养血、补肝肾之功效。

（四）欧洲辅以健脾祛湿之品

以英国为例，全岛属于海洋性温带阔叶林气候，四季差别不明显，温度不高，季节间的温度变化很小，雨天较多。英国人一般比较喜欢的烹饪方式是烩、烧烤、煎、油炸。根据2014年华盛顿大学调查，在英国成年人中，有三分之二的人属于过度肥胖，故多以痰湿、湿热型体质为主。

推荐薏米茶。

配料：薏苡仁、枸杞子、大枣。

功效：健脾祛湿，补血益阴。薏苡仁健脾祛湿清热之功，以茶代饮，更符合当地食用下午茶的习惯。

五、注意不同年龄的体质特点

儿童代谢旺盛，但脏腑娇嫩，为稚阴稚阳之体，宜选用性质平和，易于消化，又能健脾开胃食物，慎用滋腻峻补之品。中年人，生命活动由盛至衰，要减少肥甘厚腻食物的食用，适当减少食量，温化脾胃。老年人气血不足，阴阳渐衰，身体各部分功能减退，故宜选用有补益作用的食物滋养脾胃，慎用寒凉或温热及难以消化的食物。男女性别不同，生理各有特点，如男性在生理上因消耗体力过多，应常注意阳气的守护，宜多选补气助阳的食物。而女性有经、孕、产、乳等特殊生理时期，容易伤血，故宜选用补血为主的膳食，在生理期、妊娠期宜选养血补肾食物；产后考虑气血亏虚及乳汁不足，宜选补益气血、通乳汁的食物；如因脾虚白带过多，宜食健脾利湿之品。

总之，充分利用食物的各种性能，结合不同的体质特点，调节和稳定人体的内环境，使之与自然环境相适应，方能保持健康，延年益寿。另外，注意饮食有节，寒热适度，五味调和，食宜淡薄，均是饮食保养脾胃的重要原则。

第四节　情志调摄舒畅肝脾气机

《黄帝内经》说："静则神藏，躁则神亡。""静"泛指情志要保持淡泊宁静的状态，神气清净而无杂念，方能心神平安。中医认为情志是人对外界信息的正确反映，其中有代表性的七种正常情志活动喜、怒、忧、思、悲、惊、恐称为七情。《养性延命录》说："喜怒无常，过之为害。"正常的情志活动对人并无太大影响，只有在长期、过度强烈的七情刺激下，并超过人本身的承受能力时，才会导致机体脏腑气机逆乱，疾病发生。七情致病的特点是直接伤及脏腑，对人伤害较大，具体而言是心在志为喜，过喜则伤心；肝在志为怒，过怒则伤肝；脾在志为思，过度思虑则伤脾；肺在志为悲为忧，悲忧过度则伤肺；肾在志为恐，过恐则伤肾。见图5-38。

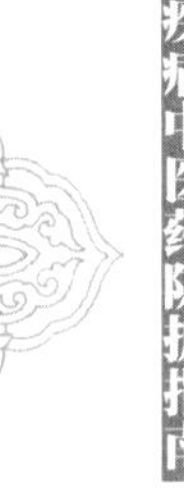

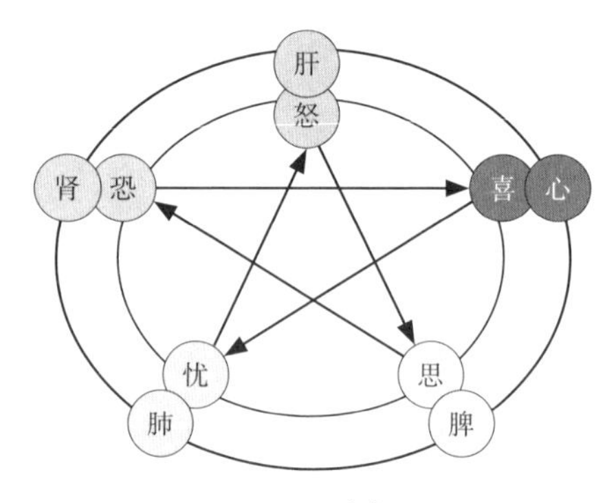

图5-38　五脏与五志

一、五志与五脏的关系

（一）喜伤心

清代小说家吴敬梓创作的讽刺小说《儒林外史》中有一个故事叫《范进中举》，讲的是一个叫范进的穷秀才，考了20多次科举才中了举人，一下子从穷人翻身到官员，那可真是"春风得意马蹄疾"，得知这个消息之后，范进喜极而发狂，大笑而不能自控，最后是范进最怕的岳父打了他一巴掌才使他清醒。这里的“喜极而狂”指的不是普通的欢喜，而是“大喜”，只有过度的喜悦才会“伤心”，损伤人的心神导致神志不清。七情对应五脏，五脏分属五行，五行之间有相生相克的关系，恐伤肾五行属于“水”，喜伤心五行属于“火”。根据五行相克原理水克火，用“恐”治“喜”，所以文中范进最恐惧的岳父一巴掌能够见效，打醒范进。

喜则气缓、伤心，过度喜乐，会使心气涣散或心神惮散。轻者可见心悸失眠、少气无力、精神不集中等，重者神志失常、狂乱，或心气暴脱而大汗淋漓、气息微弱、脉微欲绝等。情志致病主要在于刺激的强弱程度，和受刺激者的承受能力和调节能力，在日常生活中注重培养个人修养、面对突发状况不良情志时能够正确处理，运用五行之间相生相克的关系减缓情志的强烈刺激。

七情过度均属于不良刺激，但是适当的喜属于良性刺激。《素问·举痛论》里有：“喜则气和志达，荣卫通利。”说明精神乐观可使气血和畅，生机旺盛。心在志为喜，笑为心声，笑是喜形于外的体现，经常保持喜悦，乐观的情绪，对健康是大有益处的。

（二）怒伤肝

《三国演义》中“三气周瑜”这一段，说的是诸葛亮与周瑜斗智，三气周瑜导致周瑜仰天长叹“既生瑜，而何生亮”，连叫数声而亡。《东医宝鉴·内景》说：“七情伤人，唯怒为甚，盖怒则肝木克脾土，脾伤则四脏俱伤矣。”大怒常常致使肝气上逆，甚则血随气逆。临床主要表现为头胀痛，面红目赤，急躁易怒；血随气逆则呕血，甚至昏厥猝倒；若肝气横逆犯脾，可见腹痛、腹泻等症状。

大怒以后伤肝可以吃中成药保护肝脏，比较常见的是护肝片、柴胡疏肝散、木香顺气丸及逍遥丸。多补充液体，淡茶水、凉开水这些都可以很好地促进人体的体液代谢，防止气血瘀积，畅顺肝气。适当运动舒缓焦虑的情绪，饮食上注意多吃苦的、清淡的，还有新鲜的水果和蔬菜，都可以在一定程度上调理肝气。

（三）忧伤肺

在外留学的学子，普遍面临着文化差异和沟通障碍带来的忧虑，留学生觉得，人身安全得不到保障，在专业课上跟不上正常进度，不能顺利毕业，面对此类问题，中医解忧有妙招。我国经典名著《红楼梦》中林黛玉是忧伤肺的典型，林黛玉终日多愁善感，以泪洗面，最后泪尽而逝。虽然文中是有治疗，但是治疗这类病患，不是单纯地靠吃宣肺的药就能治疗好的，还需要心理调节才能从根本上解决病因，这样肺的功能才能逐渐恢复。肺以升为顺，而忧会导致肺气闭，一个人成天忧伤，悲伤之气郁结于肺，肺气就被损耗，过度忧伤会导致肺气耗伤或宣降失常。同时中医讲“肺主卫外”，这个“卫外”指的是抵御外邪的能力，过度悲哀、消沉导致肺气被损耗，抵御外邪的能力也就降低了，人就容易生病。忧伤过度临床常见意志消沉、精神不振、气短胸闷、乏力懒言等症状。忧愁是金，喜悦是火，火克金，缓解忧愁的最好办法是喜，俗语说“人逢喜事精神爽”，开心的事情能改变人的精神气，缓解忧愁。

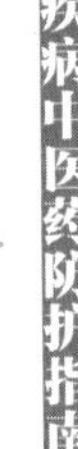

（四）思伤脾

国外社会环境复杂，在面对困难时只能靠自己，少了家人的关怀，加上客居他乡，思乡之情油然而生，出国之前从未离开过父母，甚至没有离开过家乡；生病了没有人照顾，想寻求安慰的时候因为时差而无法得到及时回应；当家的温暖被陌生的语言和文化所替代，关注和疼爱似乎都在远去，往往因此忧思。

如若过度思虑，则会导致心脾气机郁滞，运化失职，如《灵枢》里所述“心怵惕思虑则伤神”。那么，心属火，脾属土，心火生脾土，心为母脏，脾为子脏。如此一来，母病及子，就会引起脾气异常。临床可见心悸、失眠、多梦、精神萎靡及倦怠乏力、食少、腹胀、便溏等症状。思伤脾，以怒胜之，是利用发怒时肝气升发的作用，来解除体内气机之郁滞的一种疗法。

（五）恐伤肾

很多人都有一个留学梦，但是与之应运而生的是对国外不确定性的恐惧，担心海外生活环境、难以适应学习节奏、害怕语言不通、交友困难等种种问题。

中医认为，人在恐惧的时候，气就开始往下走，它首先影响到的就是肾，过度恐惧可导致肾气损耗失固，气陷于下，升降失调。临床可见大小便失禁、遗精、滑精、骨痿等症状。恐伤肾，以思胜之，恐惧很大程度是自己紧张导致不够清醒，缓解恐惧可以用“深思”的方法来解除其恐惧紧张的心理状态。

二、五音疗疾，流转五脏

《素问·阴阳应象大论》《素问·金匮真言论》把五音阶中宫、商、角、徵、羽与人的五脏（脾、肺、肝、心、肾）和五志（思、忧、怒、喜、恐）等生理、心理内容用五行学说有机地联系在一起，详细地提出：“肝属木，在音为角，在志为怒；心属火，在音为徵，在志为喜；脾属土，在音为宫，在志为思；肺属金，在音为商，在志为忧；肾属水，在音为羽，在志为恐。”两千年前，中医的经典著作《黄帝内经》就提出了“五音疗疾”的观点。见图5-39。

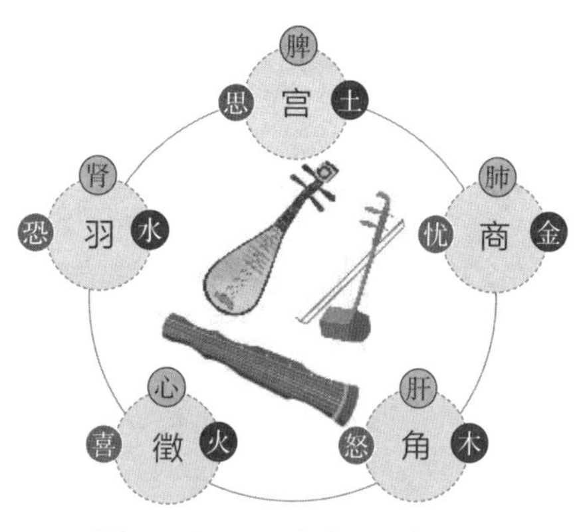

图5-39　五音与五脏

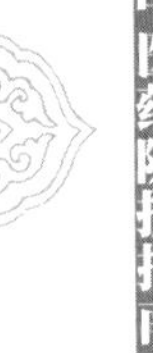

（一）宫乐沉静入脾

宫调式乐曲，悠扬沉静、淳厚庄重，有如“土”般宽厚结实。思在五行中属“土”，人在多思多虑，多愁善感时，可以多听宫调式乐曲，如《十面埋伏》《春江花月夜》《月光奏鸣曲》等。这些曲目悠扬沉静，敦厚庄重，可以净化心灵。

海外留学生和工作人员身处海外，生活习惯、饮食的改变，或者学习、生活压力所致，思虑过度等会让脾胃承担过重，出现脾不适。常见的有腹胀、便稀、肥胖、口唇溃疡、面黄等情况，这时脾气需要温和，多听宫调式乐曲，能够很好地平复我们的脾胃，使之在乐曲的带动下，有节奏地对食物进行消化、吸收。

（二）商乐高亢入肺

商调式乐曲，高亢悲壮、铿锵雄伟，具有“金”之特性。忧在五行中属“金”，忧愁时，应听商调式乐曲，如《将军令》《嘎达梅林》《潇湘水云》等，乐曲高亢悲壮，能发泄心头郁闷，摆脱悲痛，振奋精神，使人情绪松弛，补心平肺，摆脱悲伤与痛苦。

海外人员常年在外，难免会有思乡忧愁等情绪，过度忧愁会导致气短胸闷，精神不振。忧愁是金，喜悦是火，火克金，我们也可以听徵调式乐曲用欢快热情的曲调驱除忧愁，补心平肺，缓解忧愁。

（三）角乐蓬勃入肝

角调式乐曲，朝气蓬勃，生机盎然，具有“木”之特性。愤怒在五行中属“木”，愤怒生气时，应多听角调式乐曲，如《春风得意》《江南好》《胡笳十八拍》等，曲调亲切爽朗，生气蓬勃，清澈馨香，如暖流温心，疏肝理气。

海外各地政策风俗都不大相同，很多时候我们都不那么遂心如意，不论是不公正的对待，还是他人对我们国家的言论，或者政策等都难免让海外人员感到愤怒。过度愤怒只会损伤身体，肝气上逆，应听商调式乐曲，如《黄河》《悲怆》《威风堂堂》等，以佐金平木，用肺金的肃降制约肝火的上亢。

（四）徵乐欢快入心

徵调式乐曲，热烈欢快、活泼轻松，具有“火”之特性。喜在五行中属“火”，但是喜属于良性刺激，经常保持喜悦、乐观的情绪，对健康是大有益处的。听徵调式乐曲，如《轻骑兵进行曲》《喜洋洋》等，乐曲激昂欢快，能使人奋进向上。当然过犹不及，突然的大喜若超过人的承受能力，可以用水来克制，听些羽调式音乐，如《梁祝》《二泉映月》《汉宫秋月》等，缓和、制约、克制大喜带来的强烈冲击。

（五）羽乐柔润入肾

羽调式音乐，凄切哀怨，苍凉柔润，如行云流水，具有“水”之特性。恐在五行中属水，人恐惧的时候，肾气损耗，过度恐惧，致使肾气失固。恐惧时可以听羽调式音乐，能放松人紧张的情绪，镇静安神，蕴藏肾气。同时可以选用欢快、明朗的徵调式乐曲，补火制水，使水气不至于过凉，保肾藏精；或悠扬沉静的宫调式乐曲，以土克水，以思胜之，缓解惊恐平复思绪。

三、怡情快志，精神内守

《素问·上古天真论》说：“虚气贼风，避之有时；恬淡虚无，真气从之；精神内守，病安从来？”说的是人若心神安泰，就不容易生病。而如何做到精神内守，方法是多样的，如移情法，又称转移法，通过一定的方法和措施改变人的情绪和意志，以解脱不良情绪的苦痛。分散对某个事物的注意力，使思想焦点从当前事物转移于他处，这就是“移情易性”的意疗方法，其意义如《续名医类案》中说：“失志不遂之病，非排遣性情不可。”“虑投其所好以移之，则病自愈。”

《理瀹骈文》中说：“七情之病者，看书解闷，听曲消愁，有胜于服药者矣。”当心情不佳，烦闷不安时，如在美国可以考虑听一场美式脱口秀、看一场喜剧电影，或捧腹大笑一场，紧张和苦闷的情绪也随之而消。愤怒暴躁的时候，可以通过打球、跑步、打太极拳等运动放松，出一场大汗，用肌肉的紧张去消除精神的紧张。思虑过度时，到山清水秀的地方旅行，去郊外旷野锻炼散步，陶醉在蓝天白云、花香鸟语的自然环境里，舒畅情怀，忘却忧烦；或者用顽强的意志战胜不良情绪的干扰，用理智战胜生活中的不幸，并把理智和情感化作行动的动力，投身于事业。用这些方法排解愁绪，寄托情怀、舒畅气机、怡养心神，有益于人的身心健康。在五志过极而产生病理影响（如失眠、躯体化障碍、创伤后应激障碍等）时，不仅要学会自我调节，也要适时寻求医学帮助。

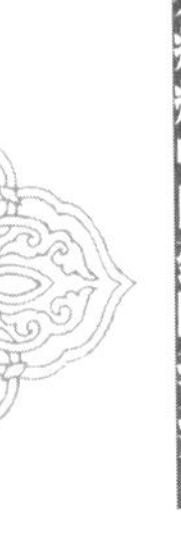

（一）失眠

研究证实，生活中的压力性事件是失眠的导火索之一，应激性失眠多由思虑过度、焦虑烦恼等引起，常伴有焦虑紧张、心情低落等焦虑或抑郁表现。失眠给人们带来了巨大困扰，早在《黄帝内经》中就有关于失眠的记载：“留于阳则阳气满，阳气满则阳跷盛，不得入于阴则阴气虚，故目不瞑矣。”将不寐的病机概括为：阳不入阴，阳气盛，阴气虚。通过调和营卫，交汇阴阳，可收到较好的效果[9]。

1. 恐惧导致的失眠（心胆不宁证）

临床表现：失眠多梦，心胆俱怯，遇事易惊，神情淡漠，精神抑郁，恐惧不安，面色黄或白，脉弦。

1）心理疏导处方：采用说理开导方法，针对产生恐惧的原因，采用诱导的方式开启其思考，使其能够神志清醒地、理智地分析问题，克服恐惧的心理。

2）音乐处方：沉而低的羽调乐曲，如《梁祝》《二泉映月》《小夜曲》等，极度受到惊吓、恐惧者可听浊而重的宫调乐曲，如《春江花月夜》《月儿高》《月光奏鸣曲》[10]。

3）佩香处方：朱砂、石菖蒲、远志。

4）针刺疗法：以足太阳膀胱经与足少阴肾经为主，心俞、胆俞、神门、三阴交等。可根据情况配合灸法、耳穴压豆、拔罐等中医传统疗法。

2. 思虑导致的失眠（阴血亏虚证）

临床表现：因思虑太过，虚烦少寐，手足心热，口舌生疮，大便干结，舌红少苔，脉细数。

1）心理疏导处方：故意违逆患者意愿，通过夺其所爱等方式激发其愤怒的情绪，使盛怒冲破忧思。

2）音乐处方：浊而重的宫调乐曲，如《春江花月夜》《月儿高》。极度思虑的人可听长而高的角调乐曲，如《胡笳十八拍》《江南好》《春风得意》《平沙落雁》《江南丝竹乐》等。

3）佩香处方：合欢花、远志、百合花、干柠檬、金盏菊。

4）针刺疗法：以足太阴脾经为主，主穴为丰隆、中脘、厉兑、隐白、胃俞、三阴交。可根据情况配合灸法、耳穴压豆、拔罐等中医传统疗法。

3. 悲伤导致的失眠（肝郁血虚证）

临床表现：失眠，伴悲观失望、心情低落、意志消沉，两胁作痛，头痛目眩，口燥咽干。

1）心理疏导处方：通过各种欢快喜悦的事情陶情悦志，使患者豁然开朗，重展笑颜。

2）音乐处方：响而强的商调乐曲，如《江河水》《走西口》《阳春白雪》《广陵散》等。极度悲伤者可听高而尖的徵调乐曲，如《十面埋伏》《花好月圆》《喜洋洋》。

3）佩香处方：薄荷、陈皮、郁金、石菖蒲、夜交藤。

4）针刺疗法：以足太阴脾经为主，主穴为丰隆、中脘、厉兑、血海、太冲、行间。可根据情况配合灸法、耳穴压豆、拔罐或刮痧等中医传统疗法。

4. 愤怒导致的失眠（肝火扰心证）

临床表现：不寐多梦，易躁易怒，严重时彻夜难眠。常伴有头晕耳鸣，面红目赤，口苦，不思饮食。

1）心理疏导处方：应当动之以情，晓之以理，使患者产生悲伤的情绪，令其怒气消解。

2）音乐处方：长而高的角调曲目，如《胡笳十八拍》《平沙落雁》《江南丝竹乐》《春风得意》《江南好》等。极度愤怒时可以听响而强的商调乐曲，如《阳春白雪》《江河水》《广陵散》《走西口》等。

3）佩香处方：决明子、菊花、夏枯草、桑叶。

4）针刺疗法：以足厥阴肝经为主，主穴为行间、足窍阴、侠溪、太冲、神门等。可根据情况配合放血疗法、耳穴压豆、拔罐或刮痧等中医传统疗法。

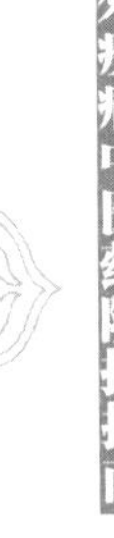

（二）躯体化障碍

躯体化障碍是指以自觉躯体不适为特征的，最常见的是胃肠症状（恶心、呕吐、胃痛、打嗝、泛酸等）及异常的皮肤感觉(瘙痒、麻木、刺痛、烧灼、刺痛等)，常有明显焦虑或抑郁的症状[11]。

临床表现：患者自觉躯体不适为主要特征，多表现为胃肠症状及异常皮肤感觉。

1）心理疏导处方：①对患者给予支持与安慰；②进行健康宣教，引导患者了解自身疾病；③采用暗示疗法和放松训练。

2）音乐处方：响而强的商调乐曲，如《江河水》《走西口》《阳春白雪》《广陵散》等。极度悲伤者可听高而尖的徵调乐曲，如《十面埋伏》《花好月圆》《喜洋洋》。

3）佩香处方：茯神、远志、旋覆花、生龙骨、石菖蒲。

4）针刺疗法：肝俞、脾俞、心俞等穴，采用平补平泻手法，每天1次。可根据情况配合灸法、耳穴压豆、埋线疗法、拔罐或刮痧等中医传统疗法。

（三）创伤后应激障碍

创伤后应激障碍（posttraumatic stress disorder，PTSD）是指突发性应激事件的幸存者遭受了超出个人承受能力的灾难性创伤事件之后，受事件情景及机体损伤的影响而产生的不同程度的心理或生理的变化。疫情中受到伤害的人群尤其值得关注，失去亲人、与死神擦肩而过等痛苦都会引起创伤后应激障碍[12]。

临床表现：经历超出个体承受能力的重大灾难后，出现过度警觉、抑郁、焦虑、睡眠障碍等症状。

1）心理疏导处方：消除觉醒状态下的恐惧反应，削弱睡眠状态中的恐惧反应，避免恐惧记忆的反复巩固。

2）音乐处方：沉而低的羽调乐曲，如《梁祝》《二泉映月》《小夜曲》等，极度受到惊吓、恐惧者可听浊而重的宫调乐曲，如《春江花月夜》《月儿高》《月光奏鸣曲》。

3）佩香处方：生磁石、生铁落、石菖蒲、远志。

4）针刺疗法：心俞、胆俞等穴。采用平补平泻手法，每天1次。可根据情况配合灸法、耳穴压豆、拔罐等中医传统疗法。

第五节　起居有常平衡气血阴阳

《素问·上古天真论》说："饮食有节，起居有常，不妄作劳，故能形与神俱，而尽终其天年，度百岁乃去。"可见古人非常重视起居对养生使的作用，说明起居有常是调养精气神的重要法则。合理的作息安排能使人体精力充沛、神采奕奕，反之起居无常违反了自然规律和身体正常运行规律，长久下来就会面色不华、神气衰败。

一、劳逸有度，充养身体

（一）朝食之法

俗话说一日之计在于晨，经过一晚上的休息调整，身体状态应该达到最佳。5:00—7:00是起床的最好时间，各个地区时区不一样，可以采用当地时间或者晨光初放即披衣起床，来确定起床时间。天亮了是天门开，同时人体对应的地户（肛门）也需要开，这个时候是大肠经当令，起床洗漱完先喝一杯温水再去排便，把垃圾毒素排出来保护了肝脏和肠胃，减轻了肝脏和肠胃的负担。养成早上排便的好习惯，能大大改善便秘等症状，还有益于胃肠道和肾脏的健康。早上起来可以做一些适当的运动提神醒脑，可叩齿300下，活动双肩，伸展筋骨，将双手搓热，擦鼻两侧熨摩双目五六遍，揉搓耳朵六七遍，再双手抱后脑勺，手掌心掩耳，食指放中指上，敲击头枕部各24次，这叫“鸣天鼓”。随后可到户外活动。

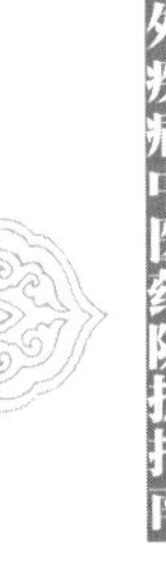

排便以后，差不多就到辰时即7:00—9:00，这个时候是胃经当令，所以这个时间段吃早饭是最容易消化的。早餐注意一定要吃多吃好，营养搭配，碳水化合物、蛋白质等都是必不可少的，同时可以适当地补充一些糖。就算再忙早餐也不能落下，如果不吃早餐就会导致空运化，长此以往对人伤害较大。不吃早餐临床上容易导致营养不均衡，抵抗力低，长期不吃早餐会造成肠内壁过度摩擦，损伤肠黏膜，导致消化系统疾病，会影响胃酸分泌和胆汁排出，减弱消化系统功能，诱发胃炎、胆结石等疾病，所以早餐就算是对付一下，随便吃点也不能不吃。

9:00—11:00也就是巳时，这时是脾经当令，脾主运化，也就是消化吸收食物，此时可敲打按摩下肢内侧的足太阴脾经促进运化。这时人的精力会比较充沛。9:00—11:00这个时间段是工作学习的第一个黄金时间，可以干一些脑力付出较多，需要多思考的事情，这个时间段人的精神会比较集中，能够明显地感觉到工作效率高于其他时间段。

（二）午时养神

11:00—13:00是午时，午时是心经当令，这个时间点吃午饭要吃得饱，不是单纯地感觉到肚子饱，而是要身体补充到足够的营养，这才是真正意义上的饱，能够为整个下午提供充足的能量。身处国外可能当地饮食习惯有所差异，只需注意荤素搭配，合理膳食，保证充足的营养即可，吃饭时细嚼慢咽。子时和午时是天地气机的转换点，人体也要注重这种天地之气的转换点，对于普通人来说，这时睡子午觉最为重要。午睡不要饭后即睡，刚吃了午饭，胃内充满了食物，消化功能处于运动状态，如这时午睡会影响胃肠道的消化，不利于食物的吸收，长期这样会引起胃病；午睡正确的姿势是以右侧卧位为好，但实际上，由于午睡时间较短，可以不必强求卧睡的偏左、偏右、平卧，只要能迅速入睡就行，如果是趴在桌子上午睡的话，最好拿个软而有一定高度的东西垫在胳膊下，这样可以减轻挤压，比较容易入睡。午睡时间不宜过长，以30～60min为宜。

（三）日晡当动

13:00—15:00是未时，未时是小肠经当令，此时可以按摩敲打上肢外侧后的小肠经，小肠主吸收。当小肠经把食物里的营养吸收得差不多，我们可以喝一杯水或者茶，稀释血液的浓度，能很好地保护血管。这个时间段我们正常学习工作即可，适当减少做运动量较大的事情。

15:00—17:00是申时，申时膀胱经当令，此时应多喝水，增加肾脏灌注，促进排尿。这时小肠经已经把午饭的营养都送到了全身，人体精力较好，是工作学习的第二个黄金时间，这个时间段可以做一些强度较大的事情，也可以把体力劳动放在这个时间段。这时运动也是最佳时间，16:00是人体新陈代谢最高的时候，此时锻炼身体最不容易受伤，而且锻炼的时候应该用力出汗为最好，促进新陈代谢，有助于提高身体的免疫力，这样才能够强健身体。放松运动可以按摩敲打背部足太阳膀胱经，稳固阳气，放松身体，缓解疲劳。

（四）日落藏精

17:00—19:00是酉时，酉时是肾经当令，肾主藏精。这个时间段可以做适当的运动，如慢跑、八段锦、太极拳等强度较低的运动，也可双手将涌泉穴摩擦热，按摩涌泉穴促进血液循环，补肾滋阴。注意运动中补水，喝水能够清洗我们的肾和膀胱，把毒排掉，并且能够减少得肾结石、膀胱癌、肾炎的概率。

运动以后适当休息后就是晚饭时间，晚饭不宜吃太油腻和太多，用俗语形容就是“晚饭吃根草”是古人对晚饭的总结性评价。当然这并不代表晚餐就不重要可以被忽视，还需注意的是晚餐经常吃荤食会使体内胆固醇的含量增高，而过多的胆固醇则会堆积在血管壁上，时间久了就会诱发动脉硬化和冠心病。晚餐摄入过多的甜食，会使体内的脂肪堆积，久而久之会令人发胖。晚餐吃得太晚，入睡后血流速度会明显降低，从而导致血脂在血管壁上不断沉积，胃也要跟着加起夜班来，使夜间血液中的糖、脂肪、氨基酸含量增加，并转化为自身的脂肪使人发胖，可导致动脉粥样硬化、胃病、糖尿病等疾病患病风险增加。

（五）日暮喜乐

19:00—21:00是戌时，戌时是心包经当令。心包经又主喜乐，此时阴气正盛，阳气将尽，喜乐出焉，人应在这时放松娱乐，可以散步或者看电影听音乐打发时间，同时可以拍打按摩双手，甩动双臂，调理心包经。这时也是工作学习的第三个黄金时间，可以看书思考或者反思一天的工作及安排明日任务，或者加班都是很好的选择。

21:00—23:00是亥时，亥时三焦经当令，三焦指连缀五脏六腑的网膜状的区域，三焦一定要通畅，不通则生病，三焦通百脉。这个时间点就是准备睡觉的时间点了，最好是在这个时间段入睡，只有在休息的状态下，百脉才能休养生息。睡前可以热水泡脚，或者加适当的中药例如当归、生地黄、桂枝、老姜等都行，可舒畅三焦气机、疏通经络、活血化瘀及缓解脚臭，促进睡眠。

23:00到次日1:00是子时，子时胆经当令，这时是一天中最黑暗的时候，阳气开始生发。《黄帝内经》里有一句话叫作“凡十一脏皆取于胆”，即十一脏功能的发挥，取决于胆气的生发，胆气生发起来，全身气血才能随之而起。这段时间是人体细胞休养生息、推陈出新的时间，也是人随地球旋转到背向太阳的一面，阴主静，是人睡眠的良辰，此时休息，才会有良好的身体和精神状态。注意这个时间是需要熟睡的，而不是上床，虽然现在人们的休息时间基本上都接近这个时间段，但是我们最好还是在23:00之前上床睡觉。

1:00—3:00是丑时，这时是肝经当令，肝经主生发，肝脏解毒造血就在这个时候，所以晚上不要酗酒熬夜。

3:00—5:00是寅时，肺经当令，这个时候恰恰是人体气血由静转动的过程，它是通过深度睡眠来完成的，如果这时候突然醒来或者大汗淋漓说明气血不足可能是身体有问题的信号。熬夜通常在寅时最难受，因为这个时间段熬夜会打乱整个身体的气血平衡，对人体伤害较大。

二、饮食男女，阴阳调和

孔子曰：“饮食男女，人之大欲存焉。”《素女经》中说：“天地有开合，阴阳有施化，人法阴阳，随四时。今欲不交接，神气不宣布，阴阳闭膈，何以自补？”古人明确地指出性是人类的天性，是人的自然生理，它与呼吸、心跳、消化、排泄一样。正常的房事生活是人类天性和生理之需，也是生活情趣上不可缺少的。各国文化根源不同，性文化同样有所差异，如西方某些国家性观念比较开放，未婚男女接触性生活相对较早，而有些国家性文化并不流行，甚至受到群众的忽视和压抑，日常生活都尽量避开与性相关的，归根到底是文化的差异和意识形态不同所导致的。

（一）房事卫生

大量的医学临床资料证明，很多疾病是因男女行房不注意卫生而引起的。例如，易引起的妇科病有月经不调、闭经、慢性宫颈炎、感染性阴道炎、子宫内膜炎等；易引起的男科疾病有尿潴留、急性前列腺炎、尿道滴虫病、泌尿系感染、阳痿等。因此，注意房事卫生是防病保健的一项重要措施。

1）房事前做好双方卫生，保持生殖器官的清洁。

2）床单、被套应该勤洗勤换，减少寄生在床上用品上的细菌数，房事结束以后更换干净的内衣内裤。

3）建议佩戴正规安全套，安全套可以有效防止淋病、艾滋病等性病的传播。

4）房事结束后小便一次，清水洗净下身。女性因尿道短直，更是要特别注意同房前后卫生，以免出现各种泌尿科、妇科疾病。

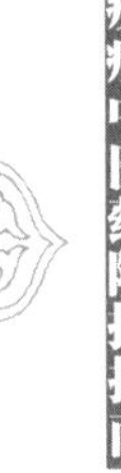

（二）房事节度

房事节度即行房时有节制有尺度，遵循一定的原则才能有益于身心健康，做到阴阳和谐强身健体。具体而言如《素女经》云："人二十者，四日一泄；三十者，八日一泄；四十者，十六日一泄；年五十者，二十一日一泄；年六十者，一月一泄。"这个讲的是房事次数的问题，但衡量房事适当的标准是日常精神抖擞、心情愉快、没有疲劳感，那么这个尺度就算合适的。参考这个根据自身实际情况来决定，年轻力壮者可以一周三到四次，上年纪或者身体虚弱适当减少次数。同时行房事时忌酒醉入房、身体疲劳入房、七情过激入房、妇女经期孕期入房。

（三）晚婚优育

中医主张晚婚优育，如《泰定养生主论》中指出"古法以男三十而婚，女二十而嫁"。在身体完全发育成熟以后才可以婚育，过早孕胎生育会消耗人体大量气血，过多生育更甚。从现代医学的角度解释，人体骨骼钙化过程要在23～25岁才能完成，也就是身体才能完全发育成熟，而女性的最佳婚育期是21～28岁，男性最佳婚育期是24～32岁，这个时间段可以较好避免孕期并发症及后代智力缺陷、畸形等问题。

（四）辨识早孕

正常情况下，怀孕是一件很令人期待的事情，但对留学人员或海外工作者比较麻烦，如何及时发现自己是否怀孕，把对身体和生活的影响降到最低尤为重要。女性刚刚怀孕的时候身体会给出很多的信号，通过这些信号就可以初步判断自己是否怀孕，再配合一些医学手段，即可确诊。下面就给大家介绍8种判断怀孕的方法。

1）月经停止：月经停止是怀孕的第一信号。一个月经周期正常且有性生活的女性如果月经停止就要注意自己是不是怀孕了。

2）体温升高：正常女性在排卵期体温都会升高0.4℃左右，几天后会恢复到原来的体温。如果女性的体温持续偏高，月经又未准时来潮，就很可能是怀孕了。

3）尿频：很多怀孕初期的女性都会出现小便增多的现象，有一些女性每小时都会排尿一次，这是子宫增大压迫膀胱的结果。

4）嗜睡：黄体酮的大量分泌会使女性感觉很疲倦，出现嗜睡的症状。

5）饮食口味改变：月经期过1周左右怀孕的女性就会出现胃口改变的现象，以前不爱吃的东西现在特别爱吃。早上起来出现呕吐、恶心、泛酸，3个月后基本会消失。

6）乳房变化：怀孕的女性乳房也会发生变化，出现发胀、疼痛、变大，乳头会感觉刺痛，乳晕变大。

7）早孕反应：停经40天左右出现恶心呕吐的症状，也很可能是怀孕了。除了恶心呕吐，还会出现厌食或喜食酸辣的现象。

8）早孕试纸：很多女性在发现自己月经未按时来的时候，会使用早孕试纸进行检查，这个是很好的判断方法，准确率也高。

若有出现以上现象，应尽快到医院进一步检查以确诊。

（五）孕期保健

怀孕时做好保健工作非常重要，这样能够让孕妇更加健康，同时有效预防婴儿出生缺陷的发生。海外人员有怀孕准备或者意外怀孕时，需要了解当地的孕期检查流程，孕期的注意事项等，为小宝宝的降临做好准备。

1. 定期检查

孕期应做的各项检查时间及项目如表5-1所示。

表5-1　孕期检查时间和项目

检查时间	检查项目
停经5周至孕期6周	尿检是否怀孕，早期超声检查排除宫外孕
孕期12至14周	胎心和身体检查，并做B超，同时NT测量
孕期16至20周	B超检查、唐氏综合征产前筛选检查、血常规检查、尿常规检查
孕期22至28周	妊娠期糖尿病筛查、身体检查和胎心，B超筛查胎儿畸形
孕期29至32周	身体检查、血常规检查、尿常规检查，B超排畸检查
孕期32—35周	B超检查估测胎儿体重和孕妇身体常规检查
孕期36周	B超检测胎心胎位是否正常和孕妇身体常规检查，为生产做好准备
孕期37至39周	每周检测一下胎心胎位和胎儿大小等情况，孕妇在此期间需要注意胎动频率，此期间有可能会提早生产

2. 早孕反应

早孕反应一般多见于孕期6周左右，一般在孕期12周左右自行消失，表现为厌食怕冷、恶心、呕吐等。早孕反应一般不需要特殊治疗，缓解主要以调理饮食、放松心情、适当运动、针灸推拿等。饮食方面少食多餐、避免油腻刺激食物、多喝水、不强迫自己吃东西；运动方面可以进行室外散步、做孕期保健操等来改善心情强健体质。针灸推拿需要由专业医生指导进行，平时可以自己按摩刺激攒竹、内关、足三里、公孙等穴位[13]；或耳穴压豆，用75%酒精棉球擦拭耳郭油垢，耳穴选取心、肝、脾、肾、胃、十二指肠、神门、交感，用带王不留行籽的胶布贴压于一侧耳穴上按压固定，以出现酸、麻、胀、痛等为佳，每天按压5～6次，1次5min，3天后交替贴压另一侧耳穴，6天为1个疗程[14]；或者佩戴穴位腕带都能有效缓解早孕反应。值得一提的是，整个孕期过程中服用药物要谨慎，建议服药前先咨询医生，切勿自行服药，以免影响胎儿生长发育。

3. 孕期药膳调理

采用中药调理孕早期的胃肠道不适，增加孕期营养的摄入，提高孕妇的免疫功能，保证胎儿的营养供给。

（1）安胎鲫鱼姜仁汤

配料：鲫鱼1条（约500g），生姜8g，春砂仁15g，猪油、精盐、味精少许。

功效：安胎，止吐，醒胃。对于妇女妊娠期间呕吐不止、胎动不安，有较好的疗效；同时，又能增加孕妇的食欲。

（2）莲子糯米粥

配料：莲子60g，糯米120g，白糖适量。

功效：补中益气，清心养神，健脾和胃，养胎。对孕妇腰部酸痛有一定疗效，常食可以养胎，预防习惯性流产。

4. 孕期保健运动

孕期应当避免繁重体力劳动，但是需要适当运动，加强锻炼，日常可以练习养生保健功法八段锦、太极拳等强度低幅度较小的运动，也可以做孕期保健操。

孕期保健操有坐立四式和站立环抱两种体式。

（1）坐立四式

第一式：屈肘扩胸收肩鼻子吸气，双手合掌互推；嘴巴张开哈气，双手打开扩展胸腔。全程注意脖子肩膀放松。

第二式：转动胸椎呼气，手臂展开转动胸椎向后，眼随手动；吸气，手臂带动胸椎回正，手合掌。

第三式：点赞手，上提下拉吸气，手臂向上，大拇指在头顶上方，肩下沉；呼气，屈肘手臂下拉收肩。

第四式：手臂向上拉伸双手十指交扣，翻转掌心向上吸气，伸展过头顶，脖子肩膀放松，停留3～5组呼吸呼气，双手打开放松下来。

练习频次：6～8组。

（2）站立环抱

第一式：吸气打开，展肩，胸部往两边展开，像环抱着大自然一样，有种心胸开阔的感觉。

第二式：哈气下蹲，整个背往后推，可以让我们的脊柱变得灵活，缓解孕期的腰背痛。

功效：刺激膻中穴，同时增强腿部和臀部的力量。

练习频次：10组左右即可。

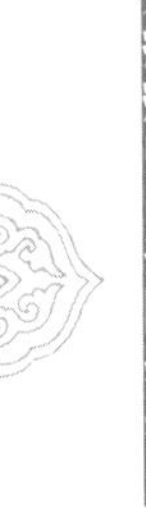

参考文献

[1] 张佳乐，代金刚. 中医导引养生法的研究现状及对策建议［J］. 中华中医药杂志，2019，34（12）：5771-5774.

[2] 陈昌乐，刘峰，邢锐. 导引定义探析［J］. 中华中医药杂志，2019，34（10）：4920-4923.

[3] QASEEM A，WILT T J，MCLEAN R M，et at. Noninvasive treatments for acute，subacute，and chronic low back pain：a clinical practice guideline from the American College of Physicians［J］. Ann Intern Med. ［Epub ahead of print 14 February 2017］doi：10.7326/M16-2367.

[4] 巢元方. 诸病源候论［M］. 北京：人民卫生出版社，2013.

[5] 李媛媛. 2010年全球脑卒中发病情况分析［D］. 郑州：郑州大学，2015.

[6] 中国卒中防治报告编写组.《中国卒中防治报告2019》概要［J］. 中国脑血管杂志，2020，17（5）：172-181.

[7] 胡文焕. 养生导引法（中风门）［M］. 北京：中医古籍出版社，1986.

[8] 王玉光，齐文升，马家驹，等. 新型冠状病毒肺炎中医临床特征与辨证治疗初探［J］. 中医杂志，2020，61（4）：281-285.

[9] 张民庆. 诸病源候论译注［M］. 北京：中国人民大学出版社，2009.

[10] 冯淬灵，王琦. 王琦辨体—辨病—辨证治疗失眠经验[J]. 中医杂志，2020，61(17)：1498-1502.

[11] 杨玉兴，权元文，杨艳斐，等. 关于五行音乐疗法的哲学思考[J]. 中华中医药杂志，2015，30(8)：2759-2762.

[12] 于海亭. 逍遥散合温胆汤治疗躯体化障碍临床观察[J]. 中国中西医结合杂志，2006(12)：1114-1116.

[13] 李越峰，张育贵，牛江涛，等. 中医药防治新型冠状病毒肺炎所致创伤后应激障碍用药探析[J]. 中草药，2020，51(5)：1130-1138.

[14] 陈伊镕，于海波，丁鹂瑶. 针灸疗法治疗妊娠恶阻的临床运用[J]. 广州中医药大学学报，2020，37(9)：1711-1715.

[15] 杨艳. 梅花针循经叩刺结合耳穴埋豆治疗妊娠恶阻疗效观察[J]. 实用中医药杂志，2019，35(7)：873.

第六章 海外疾病的中西医防护

作为留学大国，我国出国留学人数每年都在增加，海外留学人员的身心健康及安全是我们关注的首要问题。由于某些国家医疗水平较低，或者就诊途径不够便捷，很多出国留学人员都会随身携带一些药品出国，以便日常需求。身处海外，对于当地的医疗服务体系也应提前了解，以便不时之需。本章就出国随身带药建议、国外医疗保健政策及体系、中医远程诊疗如何服务海外人员、海外中医药发展的壁垒及展望等方面展开，综合论述与海外人员息息相关的中西医防护体系和手段，为未来中医药在海外发展提供思路，让“中国智慧”借助留学生这一特殊群体走进更多国家，走向更宽广的未来。

第一节 海外出行随身用药指南

由于医疗体制的差异，不少国家处在“缺医少药”的状态，对于长期在海外交流学习的人员来说，可以选择购买当地医疗保险，但赴外短期交流人员往往没有合适的医疗保险可以选购。出国留学人员在当地购买药品时往往会遇到多种问题，如常用药品名称在不同国家有所不同，比如，乙酰氨基酚在英国叫作paracetamol，而在美国被称为acetaminophen。此外，在不同国家具有相同专有名词的药物可能含量不同或者有额外的成分，药物的服用方法、用药剂量亦具有差异，这给非医疗专业的留学人员挑选和使用药品无形中增加了困难。在某些发展中国家，药品质量也难以保证，可能会买到假药或者质量不合格的药品，即使在当地购买进口药品，也可能是假冒伪劣产品。因此在出国前，了解和掌握随身带药成为每一位海外留学人员不可或缺的技能。

一、海外出行常见疾病带药指南

海外出行，药品是必备之品。在海外生活期间，很多事情是无法预料的，因此海外出行需做到“有备无患”。本节将就海外生活期间可能出现的常见八大系统疾病进行论述，对出境人员出行带药做出指导，从必备药品种类、不同药品适应证及不良反应、用药常见误区、服药禁忌及出境带药申报等各方面提供全方位的指导，为我国出境人员出行安全提供切实可行的医疗保障。

（一）呼吸系统疾病带药指南

呼吸系统疾病是一种常见病、多发病，主要病变在气管、支气管、肺部及胸腔，病变轻者多咳嗽、胸痛、呼吸受影响，重者呼吸困难、缺氧，甚至呼吸衰竭而致死，在城市的死亡率占第3位，而在农村则占首位。更应重视的是大气污染、吸烟、人口老龄化及其他因素，使国内外的慢性阻塞性肺病（简称慢阻肺，包括慢性支气管炎、肺气肿、肺心病）、支气管哮喘、肺癌、肺部弥散性间质纤维化，以及肺部感染等疾病的发病率、死亡率有增无减。在海外常见的呼吸系统疾病有上呼吸道感染、支气管哮喘等，预防疾病的发生发展对于出行安全的保障是非常重要的。常备药物见表6-1。

表6-1　呼吸系统疾病常备药物

疾病种类	随身常备药	作用	适应疾病	用法
上呼吸道感染	布洛芬缓释胶囊	解热镇痛	普通感冒或流行性感冒引起的发热等	遵医嘱服用
	对乙酰氨基酚片	解热镇痛	普通感冒或流行性感冒引起的发热等	

（续表）

疾病种类	随身常备药	作用	适应疾病	用法
支气管哮喘	甲泼尼龙片	抗呼吸道过敏	呼吸道过敏性疾病等	遵医嘱服用
	氨茶碱片	松弛平滑肌	支气管哮喘、喘息型支气管炎、阻塞性肺气肿等	

（二）消化系统疾病带药指南

消化系统疾病是由消化道和消化腺两大部分发生病变为主的疾病，临床表现除消化系统本身症状及体征外，也常伴有其他系统或全身性症状。海外出行常见的消化系统疾病有腹泻、便秘、胃炎等，因海外饮食习惯及气候条件等的变化经常诱发消化系统的功能紊乱，随身带药可随机应变。常备药物见表6-2。

表6-2　消化系统疾病常备药物

疾病种类	随身常备药	作用	适应疾病	用法
腹泻	蒙脱石散	止泻	急、慢性腹泻，结肠疾病等	遵医嘱服用
	小檗碱片	肠道抗感染	肠道感染等	内服
便秘	乳果糖口服液	促进排泄	慢性便秘等	遵医嘱服用
	开塞露	软化大便	便秘	外用
胃炎	奥美拉唑肠溶片	抑制胃酸	胃溃疡、十二指肠溃疡、应激性溃疡等	遵医嘱服用
	碳酸镁铝片	中和胃酸、保护胃黏膜	慢性胃炎等	遵医嘱服用

（三）循环系统疾病带药指南

循环系统疾病主要指血管性疾病，以心脑血管疾病为代表。心脑血管疾病严重威胁生命，特别是50岁以上中老年人的常见病具有高患病率、高致残率和高死亡率的特点，即使应用目前最先进、完善的治疗手段，仍可有50%以上的脑血管疾病幸存者生活不能完全自理。全世界每年死于心脑血管疾病的人数高达1 500万人，居各种死因之首。常见的循环系统疾病有高血压病、高脂血症、脑卒中等。常备药物见表6-3，其中部分药物为快速降压药，副作用较大，甚至引起全身病变，故一定要遵医嘱服用。

表6-3 循环系统疾病常备药物

疾病种类	随身常备药	作用	适应疾病	用法
高血压病	硝苯地平片	降压等	心绞痛、高血压病（单独或与其他降压药合用）	遵医嘱服用
	氯沙坦片	降压等	原发性高血压病等	
高脂血症	洛伐他汀片	降血脂	高胆固醇血症、混合型高脂血症等	遵医嘱服用
	烟酸缓释片	降血脂	高胆固醇血症等	
脑卒中	阿司匹林片	抗血小板聚集	心肌梗死、暂时性脑缺血或中风等	遵医嘱服用
	华法林	持续抗凝	血栓栓塞性疾病	

（四）神经系统常见疾病带药指南

神经系统疾病范围较广泛，诸如癫痫、晕厥这类突发性疾病，一旦发生，若没有及时救治可能会产生较为严重的后果。而这类突发性疾病在日常生活中随时可能发生，对于癫痫、头痛等较为常见的神经系统疾病最重要的是日常防治，减少发病频率，减轻发病症状。常备药物见表6-4。

表6-4 神经系统疾病常备药物

疾病种类	随身常备药	作用	适应疾病	用法
癫痫	丙戊酸钠缓释片	抗癫痫	全身性癫痫	遵医嘱服用
	奥卡西平片	抗癫痫	成人癫痫部分性发作	
头痛	布洛芬缓释胶囊	缓解轻至中度疼痛	中度疼痛，如头痛等	遵医嘱服用
	对乙酰氨基酚片	缓解轻至中度疼痛	轻至中度疼痛，如头痛	

（五）泌尿系统疾病带药指南

泌尿系统疾病是泌尿系统各器官（肾脏、输尿管、膀胱、尿道）发生的疾病，主要表现在泌尿系统本身，如排尿改变、肿块、疼痛等。常见的泌尿系统疾病有尿道炎、肾结石、膀胱炎等，海外出行带药可以达到预防及初步治疗泌尿系统疾病的目的。常备药物见表6-5。

表6-5　泌尿系统疾病常备药物

疾病种类	随身常备药	作用	适应疾病	用法
尿道炎	头孢克肟片	抗感染	尿道感染	遵医嘱服用
	阿奇霉素片	全身抗菌	男女性传播疾病中由沙眼衣原体所致的单纯性生殖器感染等	
肾结石	吲哚美辛胶囊	镇痛	肾结石引发的疼痛等	遵医嘱服用
	橼酸氢钾钠颗粒	溶解结石	肾结石、膀胱结石等	

（六）生殖系统疾病带药指南

生殖系统疾病是发生在生殖器官或整个系统的疾病，如男性生殖系统常见的疾病有睾丸炎、精索及附睾炎、急/慢性前列腺炎等，还有性传播疾病如梅毒、尖锐湿疣等；女性生殖系统常见的疾病有外阴及阴道疾病、子宫疾病、输卵管疾病、卵巢疾病等。常备药物见表6-6。

表6-6　生殖系统疾病常备药物

疾病种类	随身常备药	作用	适应疾病	用法
宫颈炎	头孢克肟片	抗感染	细菌感染性疾病	遵医嘱服用
	阿奇霉素片	全身用抗菌	男女性传播疾病中由沙眼衣原体所致的单纯性生殖器感染等	
前列腺炎	阿奇霉素片	全身用抗菌	男女性传播疾病中由沙眼衣原体所致的单纯性生殖器感染等	遵医嘱服用
	环丙沙星片	广谱抗菌	泌尿生殖系统感染	

（七）内分泌系统常见疾病带药指南

内分泌系统疾病是指内分泌腺或内分泌组织本身的分泌功能和/或结构异常时发生的症候群，包括激素来源、受体异常，以及由于激素代谢失常引起的生理紊乱所发生的症候群。内分泌系统疾病在国内外非常常见，在美国成年人中，内分泌系统疾病的患病率不低于5%。常见内分泌系统疾病有甲状腺功能亢进、糖尿病、肥胖症等疾病。常备药物见表6-7。

表6-7 内分泌系统疾病常备药物

疾病种类	随身常备药	作用	适应疾病	用法
甲状腺功能亢进	丙硫氧嘧啶片	抑制甲状腺激素分泌	甲状腺功能亢进症等	遵医嘱服用
	琥珀酸美托洛尔缓释片	抑制甲状腺激素分泌	甲状腺轻至中度肿大	
糖尿病	格列苯脲片	降血糖	轻、中度非胰岛素依赖型糖尿病	遵医嘱服用
	阿卡波糖片	降低糖耐量减低者的餐后血糖	糖尿病	
肥胖症	奥利司他片	抑制脂肪的消化及吸收	肥胖或体重超重（体质指数≥24）	遵医嘱服用

（八）运动系统常见疾病带药指南

国外学校每年都会举办一些全校性活动，如舞会、节日庆典，诸如校园棒球赛、橄榄球赛等运动项目也是必不可少的。在这些活动中，由于人数较多或者激烈运动，不可避免会出现一些肢体碰撞带来的外伤、扭伤，甚至是关节脱位等运动系统疾病。运动系统疾病是发生于骨、关节、肌肉、韧带等部位的疾病，可表现为局部疾病也可表现为全身性疾病，局部者如外伤、骨折、脱位、畸形等，全身性疾病如类风湿性关节炎，可发生于手、腕、膝与髋等部位。一般海外出行常见运动系统疾病有外伤、脱位、软组织损伤等。常备药物见表6-8。

表6-8　运动系统疾病常备药物

疾病种类	随身常备药	作用	适应疾病	用法
外伤	碘伏棉签	清洁伤口，消毒，杀菌	烧伤、冻伤、刀伤、擦伤、挫伤等一般外伤	外用
	红霉素软膏	抗感染	化脓性皮肤感及一般的挫伤、划伤、烧伤、烫伤	外用
关节脱位	吲哚美辛搽剂	缓解局部疼痛	肌肉痛、关节痛及拉伤、扭伤和运动损伤引起的疼痛和肿胀	外用，涂布患处，轻轻揉搓
	布洛芬缓释胶囊	解热镇痛、非甾体抗炎	轻至中度疼痛	遵医嘱服用
软组织损伤	布洛芬缓释胶囊	解热镇痛、非甾体抗炎	轻至中度疼痛	遵医嘱服用
	扶他林乳胶剂	缓解肌肉、软组织和关节的轻至中度疼痛	肌肉、软组织和关节的轻至中度疼痛	外用，按照痛处面积大小，使用本品适量，轻轻揉搓

二、海外出行常见传染病预防与疫苗接种

每年全球各地都有传染性疫情出现，传染病种类多，影响范围广。新型冠状病毒肺炎自2019年年底席卷全球，目前在多个国家形势仍严峻。其他典型的重大烈性传染病如埃博拉出血热、霍乱、黄热病和拉沙热疫情仍在非洲地区持续流行；蚊媒传染病和呼吸道传染病在非洲、美洲和亚洲多个国家流行；麻疹在人口密集而未普种疫苗的地区广泛流行。出行海外感染传染病风险显著增加，为防止感染传染病，降低传染病传播对健康造成的危害，我们需要有针对性地做好预防工作，明确疾病的传播对象和有效的预防措施，切实做好出行海外的健康安全保障工作[1-2]。

（一）海外常见传染病

1. 新型冠状病毒肺炎

新型冠状病毒肺炎是一种急性感染性肺炎，其病原体是一种从未在人体中发现过的新型冠状病毒，即2019新型冠状病毒。以发热、乏力、干咳为主要表现，少数患者伴有鼻塞、流涕、咽痛和腹泻等症状；重症患者多在发病1周后出现呼吸困难或低氧血症，严重者快速进展为急性呼吸窘迫综合征、脓毒症休克、难以纠正的代谢性酸中毒和凝血功能障碍及多器官功能衰竭。

（1）传染源

传染源主要是新型冠状病毒感染的患者和无症状感染者。

（2）传播途径

呼吸道飞沫传播和密切接触传播是主要的传播途径。接触病毒污染的物品也可造成感染。在相对封闭的环境中长时间暴露于高浓度气溶胶情况下存在经气溶胶传播的可能。由于在粪便、尿液中可分离到新型冠状病毒，应注意其对环境污染造成接触传播或气溶胶传播。密闭、不通风场所可能存在气溶胶传播风险，需加强预防和隔离处理。

（3）日常预防与疫苗接种

1）饮食方面：不食用野生动物（即野味），禽、肉、蛋要充分煮熟后食用；注意营养、避免偏食、保证摄入食物多样化，尤其是新鲜蔬菜、水果等；养成良好饮食习惯，按时按量用餐，避免暴饮暴食；

2）运动方面：积极锻炼，控制体重。此外，适度运动也有助于提高免疫力。

3）戒烟、限酒；保证充足睡眠、注意休息、避免熬夜；关注心理健康，注意缓解紧张情绪、减轻心理压力。

4）采用新型冠状病毒疫苗预防接种。

日常监测体温，如有以下情况请及时就医：①发病前14天内有病例报告社区的旅行史或居住史。②发病前14天内与新型冠状病毒感染的患

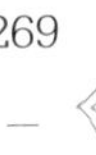

者或无症状感染者有接触史。③发病前14天内曾接触过来自有病例报告社区的发热或有呼吸道症状的患者。④聚集性发病（2周内在小范围如家庭、办公室、学校班级等场所，出现2例及以上发热和/或呼吸道症状的病例）。

2. 登革热

登革热是由登革病毒引起的由伊蚊传播的急性传染病。临床特点为突起发热，全身肌肉、骨、关节痛，极度疲乏，皮疹，淋巴结肿大及白细胞减少，若出现以上疑似症状请及时就医。

（1）传染源

登革热患者和隐性感染者是主要传染源。

（2）传播途径

蚊媒传播是主要的传播途径，埃及伊蚊和白纹伊蚊是本病的主要传播媒介。

（3）日常预防

1）休息与运动：注意休息，避免过度疲劳，适当锻炼身体，加强体质。

2）生活环境：改善卫生环境，消灭伊蚊滋生地，清理积水，喷洒杀蚊剂消灭成蚊。

3）卫生保健：患者应注意个人卫生，勤洗手。

3. 麻疹

麻疹（measles）是由麻疹病毒感染引起的急性呼吸道传染病，为自限性疾病，传染性强。常见临床表现有发热、咳嗽、流涕、结膜炎、口腔麻疹黏膜斑、皮肤斑丘疹等，病后大多可获得终身免疫。出现疑似症状请及时就医。

（1）传染源

人是麻疹病毒的唯一宿主，因此麻疹患者是唯一传染源，病毒主要存在于患者的口、鼻、咽、眼结膜分泌物中。

（2）传播途径

1）呼吸道飞沫传播是主要的传播途径。患者咳嗽、打喷嚏时，病毒随排出的飞沫经口、咽、鼻部或眼结膜侵入易感者。

2）与患者密切接触或直接接触患者的鼻咽分泌物也可传播。

（3）预防与疫苗接种

婴幼儿广泛接种麻疹疫苗是预防麻疹的关键。此外提高机体免疫力，远离传染源，也有助于预防麻疹的发生。

1）接触麻疹后5天内立即给予免疫血清球蛋白，可预防发病或减轻症状。

2）避免与麻疹患者密切接触。

3）疾病流行期间不去人群密集、空气不流通场所。

4）日常规律作息，注意个人卫生，合理饮食，适当锻炼，有助于增强体质，保持机体免疫力。

5）采用麻疹减毒活疫苗预防接种。

4. 疟疾

疟疾（malaria）是由人类疟原虫感染引起的寄生虫病，主要由雌性按蚊叮咬传播。临床上以反复发作的间歇性寒战、高热、继之出大汗后缓解为特点。出现疑似症状请及时就医。

（1）传染源

疟疾患者和疟原虫携带者。

（2）传播途径

1）主要由雌性按蚊经叮咬人体传播。

2）少数病例可因输入带有疟原虫的血液而感染。

3）母婴传播。母婴传播的疟疾称为先天性疟疾或经胎盘传播的疟疾。

（3）预防与疫苗接种

1）在疟疾好发地区居住者需要做好防蚊措施，如挂蚊帐、使用灭蚊灯等，日常可穿长裤、长衫。

2）尽量避免到疟疾流行地区工作或旅行。

3）化学药物预防是目前较常应用的措施。间断预防性服药，每周1次使用预防疟疾的药物，有助于减少高危人群的感染，高疟区的健康人群及外来人群需按照医嘱使用。

4）可通过注射疟疾疫苗来进行预防。

5. 百日咳

百日咳（pertussis）由百日咳杆菌引起的急性呼吸道传染病，多发于儿童，临床特点为阵发性、痉挛性咳嗽，咳嗽终止时可伴有鸡鸣样吸气吼声。出现疑似症状请及时就医。

（1）传染源

百日咳患者、隐性感染者及带菌者为本病的传染源。从潜伏期开始至发病后6周均有传染性，尤以潜伏期末到病后卡他期2~3周内传染性最强。

（2）传播途径

本病主要由呼吸道飞沫传播，间接传染的可能性小。咳嗽、说话、打喷嚏时带菌分泌物散布在空气中形成气溶胶，人吸入后可被百日咳杆菌感染，故家庭内传播较为多见。

（3）预防与疫苗接种

1）疾病流行期少去人群聚集、空气流通差的公共场所。

2）养成良好卫生习惯，勤洗手，避免与百日咳患者密切接触。

3）注意天气变化，及时添减衣物，以防受凉感冒、降低机体免疫力。

4）适当锻炼身体，增强体质，有助于提高机体抗病能力。

5）定期进行疫苗接种。

6. 慢性乙型肝炎

慢性乙型肝炎是指慢性乙型肝炎病毒检测为阳性，病程超过半年或发病日期不明确而临床有慢性肝炎表现者。临床表现为乏力、畏食、恶心、腹胀、肝区疼痛等症状。肝大，质地为中等硬度，有轻压痛。出现疑似症状请及时就医。

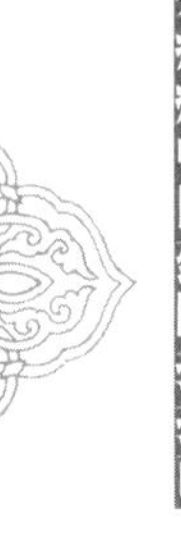

（1）传染源

慢性乙型肝炎患者及无症状病毒携带者。

（2）传播途径

主要包括血液传播、母婴传播和性传播，预防乙型肝炎的有效措施是注射乙肝疫苗。

（3）预防与疫苗接种

慢性乙型肝炎患者和乙型肝炎病毒携带者不得献血。感染者不能从事饮食业、幼托机构等工作。养成良好的个人卫生习惯，接触患者后要用肥皂和流动水洗手；严格执行消毒制度；提倡使用一次性注射用具。接种乙肝疫苗是预防乙型肝炎病毒感染最有效的方法，易感者均可接种，接种对象主要是新生儿，定期复查抗体。

7. 中东呼吸综合征

中东呼吸综合征（Middle East respiratory syndrome，MERS）为2012年在中东地区出现的一种新型冠状病毒，可导致严重的下呼吸道感染。其症状可表现为发热、畏寒、寒战、咳嗽、腹痛、腹泻、呕吐等。出现疑似症状请及时就医。

（1）传染源

感染病毒的动物或人。

（2）传播途径

1）经呼吸道传播或密切接触感染禽类的分泌物或排泄物而感染。

2）通过接触病毒污染的环境传播至人。

3）不排除有限的非持续的人传人。

（3）日常预防

1）避免与骆驼接触。

2）避免食用生骆驼奶和/或骆驼产品。

3）避免进食或喝任何类型的生乳，生乳制品及任何可能被动物分泌物污染的食物。

4）参观农场、谷仓或菜市场等区域之后应清洁双手。

8. 埃博拉出血热

埃博拉出血热（Ebola hemorrhagic fever）是由一种丝状病毒感染导致的急性出血性、动物源性传染病。临床患者可出现高热、头痛、喉咙痛、关节痛等全身中毒症状，继之出现严重呕吐、腹泻。出现疑似症状请及时就医。

（1）传染源

埃博拉病毒是一种人畜共患的病原体。整个撒哈拉中部和南部的非洲地区有不同种类的果蝠携带这种病毒。

（2）传播途径

直接接触感染者分泌物如汗液、眼泪、唾液、呕吐物、腹泻物或血液是埃博拉病毒传播的基本途径。

（3）日常预防

不要食用被污染的食物，并且在食用其他表面没有被出血热病毒污染的食物时，最好是经过高温加热后再食用。我们还应避免通过接触而感染出血热，如已经接触了一定要及时洗手。同时接触了公共设施后，也一定要及时洗手，避免感染出血热。

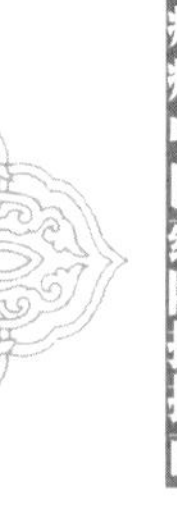

（二）出行海外常见疫苗接种

1.新冠病毒疫苗

（1）作用

用于预防新型冠状病毒肺炎。据国家卫生健康委员会网站消息，截至2022年1月12日，中国31个省（自治区、直辖市）和新疆生产建设兵团累计报告接种新冠病毒疫苗29.18亿剂次。截至2022年1月11日，海外新冠病毒感染超3.09亿，累计接种疫苗超94.33亿剂次。

（2）接种方式及注意事项

1）疫苗种类：腺病毒载体疫苗、灭活疫苗、重组蛋白疫苗共3类，基于不同社区和不同人群需求可选择不同的疫苗，全程免疫满6个月的18岁以上人群可打强化针。

2）推荐接种剂次和间隔（建议出行前安排好时间，确保在国内完成接种程序）：①新冠病毒灭活疫苗（Vero细胞），接种2剂。2剂之间的接种间隔建议≥3周，第2剂在8周内尽早完成。②重组新冠病毒疫苗（5型腺病毒载体），接种1剂。③重组新冠病毒疫苗（CHO细胞），接种3剂。相邻2剂之间的接种间隔建议≥4周，第2剂尽量在接种第1剂次后8周内完成，第3剂尽量在接种第1剂次后6个月内完成。

3）接种途径和接种部位：推荐上臂三角肌肌肉注射。

4）接种前注意事项：清淡饮食，注意休息，预防感冒等。

5）接种后注意事项：接种后留观30min，无异常情况才可离开；保持接种部位皮肤的清洁，避免用手搔抓接种部位；若出现接种部位红肿、疼痛、瘙痒等症状属于不良反应；若出现高热（≥38.5℃）、皮疹等不适症状时，请及时就医并报告接种门诊。

6）疫苗接种注意事项：①对疫苗的活性成分、任何一种非活性成分、生产工艺中使用的物质过敏者，或以前接种同类疫苗时出现过敏者禁止接种。②既往发生过疫苗严重过敏反应者（如急性过敏反应、血管神经性水肿、呼吸困难等）禁止接种。③患有未控制的癫痫和其他严重神经系统疾病者（如横贯性脊髓炎、格林巴利综合征、脱髓鞘疾病等）禁止接种。④正在发热者，或患急性疾病，或慢性疾病的急性发作期，或未控制的严重慢性病患者禁止接种。⑤妊娠期妇女禁止接种，虽然目前尚无哺乳期女性接种新冠病毒疫苗对哺乳婴幼儿有影响的临床研究数据，但基于对疫苗安全性的理解，建议对新冠病毒感染高风险的哺乳期女性（如医务人员等）接种疫苗，考虑到母乳喂养对婴幼儿营养和健康的重要性，参考国际上通行做法，哺乳期女性按种新冠病毒疫苗后，建议继续母乳喂养。⑥目前新冠病毒疫苗注射的年龄段为3～17岁及18～59岁。⑦接种疫苗一段时间后，疫苗对部分人的保护效果可能会减弱，根据疫情防控需要，全程接种疫苗满6个月的18岁及以上人群可进行加强疫苗接种。⑧对于不同厂家生产的同一种类型疫苗，可以进行混打。⑨若未能在接种程序间隔要求的时间完成接种的，应尽早补种，免疫程序无须重新开始，补种完成相应剂次即可。

2. 麻疹-腮腺炎-风疹三联减毒活疫苗

（1）作用

用于预防麻疹、腮腺炎和风疹。

（2）注意事项

注射部位常见局部发红、局部疼痛和肿胀；全身发热（肛温＞39.5℃，腋下/口腔≥39.0℃）、皮疹和精神紧张等反应。妊娠妇女不应接种本品。

3. 百白破联合疫苗

（1）作用

可使机体产生免疫应答，用于预防百日咳、白喉、破伤风。

（2）注意事项

多于注射10余小时后出现局部反应，可表现为红肿、疼痛、发痒，一般1～2天自行消退，个别出现淋巴结肿大，大多在10余天后消失，少数人消失较慢。全身反应主要是体温升高。注射后数小时体温开始上升，10～16h达高峰，24h左右可恢复正常。

4. 乙肝疫苗

（1）作用

可使机体产生免疫应答，用于乙型肝炎的预防。

（2）注意事项

与“百白破联合疫苗”相同。

5. 甲型肝炎灭活疫苗

（1）作用

预防甲型肝炎。

（2）注意事项

在发热、急性病、进行性慢性病情况下，应延缓接种。接种疫苗后3年可进行加强免疫。接种后少数可能出现局部疼痛、红肿，全身性反应包括头痛、疲劳、发热、恶心和食欲下降，一般72h内自行缓解。

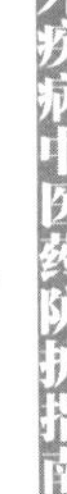

6. 卡介苗

（1）作用

卡介苗是由减毒牛型结核杆菌悬浮液制成的活菌苗，接种后可预防儿童结核病，特别是能防治那些严重类型的结核病，如结核性脑膜炎。

（2）注意事项

皮内接种卡介苗后2～3天在接种部位的皮肤上略有红肿，为非特异性反应，会很快消失；大约2周后局部会出现红肿的丘疹样硬块，有时软化为白色小脓疱，以后自行溃破形成浅表溃疡，一般不超过0.5cm，有少量脓液，然后逐渐结痂，痂皮脱落后留有轻微瘢痕。

7. 乙型脑炎减毒活疫苗

（1）作用

预防流行性乙型脑炎。

（2）注意事项

①一般接种疫苗后24h内，注射部位可出现疼痛和触痛，多数情况下于2～3天自行消失。②一般接种疫苗后1～2周可能出现一过性发热反应。其中大多数为轻度发热反应，一般持续1～2天可自行缓解，不需处理。③接种疫苗后，偶有散在皮疹出现，一般不需特殊处理，必要时可对症治疗。

8. 流脑疫苗

（1）作用

用于预防由脑膜炎双球菌感染引起的化脓性脑膜炎，用于2岁以上儿童及成年人。

（2）注意事项

接种后的不良反应很轻微，表现为注射部位红晕、压痛，大多在24h内自行消退。个别婴幼儿可能发生过敏反应，应向医生咨询。

9. 黄热病疫苗

（1）作用

黄热病疫苗即黄热减毒活疫苗，可刺激机体产生抗黄热病毒的免疫力，用于预防黄热病。

（2）注意事项

注射后有发热、头晕、皮疹者应注意观察，必要时给予适当治疗。少数人注射后局部可出现疼痛、轻微肿胀，一般可在1～3天消退。

三、海外出行用药注意事项

（一）随身用药几大误区

1. 误区一：成人药减量儿童用

用药首先强调的是安全性，只有在这个前提下，才能谈到合理用药。儿童不可随意减量用成人药，应根据医生建议合理用药，家长要详细了解药品说明书和注意事项，尤其要关注慎用和禁用信息。

2. 误区二：自行停药没危害

有些患者长期服用药物，担心会增加不良反应发生率，在自我感觉病情好转或者症状减轻后就马上停止服药，不按照医嘱正确用药。而药物治疗需要一定疗程，自行停药容易导致病情反复甚至加重，危及生命。应咨询医生或在药师的指导下逐渐减量、停药、换药或更改治疗方案，避免直接骤然停药而引发严重后果。

3. 误区三：药品怎么吃都行

错误的给药方式有时不但不能治病，还会直接影响药效的发挥，甚至会对身体造成伤害。

4. 误区四：别人能用的我就能用

人体存在基础水平、个人体质和疾病病情的差异，如跟风用药，可能因错误用药而掩盖病症进而延误治疗，严重者会损害身体。

5. 误区五：不良反应很可怕

药物不良反应的发生有一定概率，但不是一定会发生。药品说明书中记载的不良反应越详细，对药物的疗效、不良反应的后果及避免和救治的方法也越清楚，也才能更好地权衡患者用药的利弊得失。

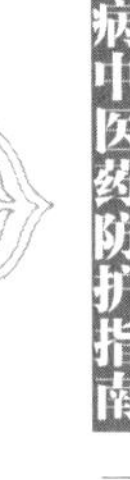

6. 误区六：偏方秘方治大病

偏方，通常是指那些组方简单、药味不多、易于就地取材、对某些疾病具有特殊疗效的方剂。这些方子也经常被称为土方、便方、验方等，在使用这些偏方治疗疾病时务必慎重。有些流传下来的偏方确实有疗效，但有些偏方却是江湖游医行骗的幌子。

（二）与酒同服药品禁忌

在海外生活期间，学校舞会、同学聚会总免不了要喝酒。殊不知很多药物都不能与美酒同服，因为酒中的乙醇会影响药物的吸收和药物代谢酶的活性。当然，某些药物也会干扰乙醇的正常代谢，造成乙醛蓄积中毒，轻则出现头晕、头痛、呕吐等不适，重则导致脏器衰竭甚至危及生命。因此，在服用以下药物期间，我们一定要注意避免饮酒。

1. 头孢类抗菌药和咪唑衍生物

如头孢哌酮、头孢哌酮舒巴坦、头孢曲松、头孢拉啶（先锋I号）、甲硝唑、替硝唑等。

这些药物的化学结构中含有“甲硫四氮唑侧链”，抑制了肝细胞线粒体内乙醛脱氢酶的活性，使乙醛产生后不能进一步氧化代谢，从而导致体内乙醛聚集，出现“双硫仑样反应”。“双硫仑样反应”通常表现为心律突然增加、面部潮红、胃肠刺激、恶心呕吐，甚至发生过敏性休克，乃至死亡。而临床上容易误诊为急性冠脉综合征、心力衰竭等。

目前，临床上报告最多的是头孢哌酮导致的“双硫仑样反应”，患者在服用头孢哌酮后，再吃酒心巧克力或服用藿香正气水，甚至仅用酒精处理皮肤都可能发生“双硫仑样反应”。此外，氯霉素、甲苯磺丁脲、格列本脲、苯乙双胍等药物与酒同服也可引起“双硫仑样反应”。

2. 治疗中度至重度疼痛的镇痛药

如阿片制剂、可待因、哌替啶、丙氧芬等。

阿片制剂吗啡和酒精同时服用，可增强该类物质的镇静作用，如果过量服用，死亡风险会明显增加，单剂量酒精可提升丙氧芬的生物利用度，从而增加镇静的不良反应。

3. 抗过敏药

如氯雷他定、地氯雷他定、非索那定、苯海拉明、溴非尼拉明、西替利嗪等。

这些药物与酒同服时可导致嗜睡、眩晕，还可能出现血压低，尤其是老年人应该引起重视。此外，止咳药右美沙芬虽有镇静作用，但与酒同服时可造成幻觉和异常行为。

4. 解热镇痛药

如阿司匹林、对乙酰氨基酚、索米痛片、布洛芬、吲哚美辛、双氯芬酸等。

这类药物与酒同服，可加剧酒精对胃的刺激，甚至会导致胃出血。乙醇可使血清胃泌素大量分泌，解热镇痛药同样可使血清胃泌素分泌增加，二者联用可致胃泌素浓度剧增，胃酸大量分泌，以致破坏胃黏膜屏障，损伤黏膜下血管，有引起胃出血的危险。

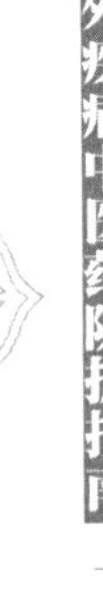

5. 感冒药

绝大多数感冒药中都含有对乙酰氨基酚，用于治疗感冒发烧及缓解疼痛。而对乙酰氨基酚在体内生物转化过程中，会产生一种有毒的代谢物质，需要与体内的还原型谷胱甘肽等保护因子结合才能降低毒性。过量饮酒时会消耗体内大量的还原型谷胱甘肽，致使对乙酰氨基酚生成的代谢物无法与谷胱甘肽结合，增加肝脏衰竭的风险。

6. 降血压药

如硝酸甘油、利血平、肼屈嗪等。

这些药物能迅速扩张血管，而乙醇具有扩张血管，抑制交感神经及血管运动中枢和减弱心肌收缩力的作用。如果酒后服用降血压药，将使小血管更为扩张可能出现头痛，严重者使血容量进一步减少，血压骤降，出现直立性低血压或昏厥。

7. 降血糖药

乙醇具有抑制糖吸收和糖异生作用，而降血糖药（如二甲双胍、阿卡波糖、格列吡嗪等）也主要作用于这些环节。两者协同产生的后果会引起血糖下降过快甚至出现低血糖昏迷。此外，酒后服用苯乙双胍等双胍类降血糖药还可能引起乳酸中毒。

鉴于酒精与药品的相互作用十分复杂，且难以预知，故建议在服药期间，禁止酒精摄入，即使是啤酒、果酒，甚至是酒心巧克力都要避免食用，以免出现意外。

（三）药物相互作用及配伍注意事项

（1）避免药理性配伍禁忌

即配伍药物的疗效互相抵消或降低，或增加其毒性。除药理作用互相对抗的药物如中枢兴奋剂与中枢抑制剂，升压药与降压药等一般不宜配伍外，还须注意可能遇到的一些其他药理性配伍禁忌。

（2）理化性配伍禁忌

主要须注意酸碱性药物的配伍问题。例如：阿司匹林与碱类药物配成散剂，在潮湿时易引起分解；生物碱盐（如盐酸吗啡）溶液，遇碱性药物，可使生物碱析出。

（四）服用新药须慎重

在开始服用前，应先仔细听从医嘱，查阅有关资料，明确药物相关副作用，做到心中有数。在服用过程中，注意观察服药后身体变化情况。用量一般应根据医师建议服用，不可擅自增加或者减少服用剂量，以确保自身用药安全。

本节从海外日常生活中最常见的疾病及用药问题为我国出境人员带来指导，旨在让出境人员出行带药“有的放矢”，安心出行。

第二节　海外中成药的应用指南

我国作为医药大国，中医药扮演着极其重要的角色。海外出行，除了以上所提及的常用西药之外，中药（中成药）更是许多人的首选之品。据调查表明，很多留学生出国之前都是带家里常用的中成药出门。如今，许多年轻人可能不了解这些中成药的具体作用，只是在平日出现一些“小毛病”时父母会直接让他们服用这些中成药，长此以往，服用中成药解决日常的“小病痛”已经成为他们的一种习惯。本节将对海外留学期间可能出现的疾病，以及防治疾病的常用中成药进行讲解，对其作用、适应证及用药注意事项等展开说明，以便海外留学生对中成药的使用有更清晰的认识，对其日常生活的健康问题提供多重保护。海外人员是中华文化走出去的桥梁，学习正确使用中成药不仅能维护自身身体健康，更有助于促进中医药的海外交流。

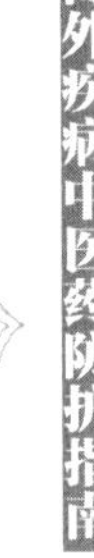

一、中成药的选购

中成药是在中医学理论指导下，以中药材为主要原材料，按照一定处方规范、方剂组成原则和生产工艺制成，为治疗人体疾病而设的药剂。中成药因其便携的优势，成为许多工作忙碌的年轻人的首选。作为临床常用药物，中成药具有明确的功能主治、适应证、严格的用法用量、确切的疗效，部分中成药流传千年，历经沧桑，溢散着先民的智慧。

海外出行时可以携带治疗感冒、便秘、腹痛、腹泻、跌打损伤等常见疾病的中成药，以备不时之需。在选购中成药时，应当注意辨证施治的原则，除了看药名以外，还应仔细了解其组成、功效和适应证。

（一）呼吸系统疾病中成药带药指南

1. 感冒

表6-9所示为感冒常用中成药推荐。

表6-9 感冒常带中成药

病证分型	症状	中成药	主要成分	备注
风寒感冒	感冒恶寒重，发热轻，无汗，肢体酸痛	解热感冒片	板蓝根、黄芩、荆芥穗、苦地丁、防风、白芷、玄参、柴胡、葛根、薄荷、蒲公英、芦根、苦杏仁、甘草	大多数国家可携带
		九味羌活丸	羌活、防风、苍术、细辛、川芎、白芷、黄芩、甘草、地黄	
风热感冒	身热明显，微恶寒，汗出不畅，口渴欲饮	双黄连口服液	金银花、黄芩、连翘	大多数国家可携带
		桑菊感冒片	桑叶、菊花、薄荷、苦杏仁、桔梗、连翘、芦根、甘草	
暑湿感冒	感冒发热，微恶寒，伴胸闷脘痞，头重如裹	藿香正气水	苍术，陈皮，厚朴(姜制)，白芷，茯苓，大腹皮，生半夏，甘草浸膏，广藿香油，紫苏叶油	大多数国家可携带
		暑湿感冒颗粒	藿香、防风、紫苏叶、佩兰、白芷、苦杏仁、大腹皮、香薷、陈皮、半夏、茯苓	
气虚感冒	平素神疲气弱，少气懒言，易感冒	玉屏风颗粒	黄芪、防风、白术（炒）	大多数国家可携带

注：携带感冒药出国要注意部分感冒药含有麻黄碱等违禁成分，选购时需要注意选择不含麻黄的中成药。

2. 咳嗽

表6-10所示为咳嗽常用中成药推荐。

表6-10 咳嗽常带中成药

病证分型	症状	中成药	主要成分	备注
风寒咳嗽	咳嗽，喉痒，痰白清稀，鼻流清涕	杏苏止咳糖浆	紫苏叶、前胡、苦杏仁、陈皮、桔梗、甘草	大多数国家可携带
		桂龙咳喘宁片	桂枝、龙骨、白芍、生姜、大枣、炙甘草、牡蛎、黄连、法半夏、瓜蒌皮、苦杏仁（炒）	含有牡蛎，不能带入美国等禁止携带动物药国家
风热咳嗽	咳嗽，咽喉肿痛，鼻流黄涕，痰黄而黏	清肺抑火片	黄芩、栀子、黄柏、苦参、天花粉、知母、桔梗、前胡	大多数国家可携带
		川贝枇杷露	川贝母、枇杷叶、百部、前胡、桔梗、桑白皮、薄荷脑	
风燥咳嗽	喉痒，干咳少痰，咽干口燥	蜜炼川贝枇杷膏	川贝母、枇杷叶、桔梗、陈皮、水半夏、北沙参、五味子、款冬花、杏仁水、薄荷脑、蜂蜜	大多数国家可携带
		养阴清肺丸	地黄、麦冬、玄参、川贝母、白芍、牡丹皮、薄荷、甘草、蜂蜜	
痰湿咳嗽	咳嗽声重，痰多色白，恶心纳差	二陈丸	陈皮、半夏（制）、茯苓、甘草、生姜	大多数国家可携带
		橘红痰咳颗粒	化橘红、苦杏仁、百部、水半夏、白前、茯苓、五味子、甘草	

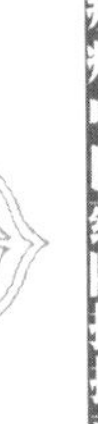

（续表）

病证分型	症状	中成药	主要成分	备注
痰热咳嗽	咳嗽气粗，痰多色黄质稠	清气化痰丸	黄芩、瓜蒌、半夏、胆南星、陈皮、苦杏仁、枳实、茯苓	大多数国家可携带
		复方鲜竹沥液	鲜竹沥、鱼腥草、生半夏、生姜、枇杷叶、桔梗、薄荷	
肺阴亏虚	干咳，伴有午后潮热，两颧潮红，夜寐盗汗	百合固金丸	白芍、百合、川贝母、当归、地黄、甘草、桔梗、麦冬、熟地黄、玄参	大多数国家可携带
		润肺膏	莱阳梨清膏、党参、黄芪、紫菀、百部、川贝母	

注：携带止咳药物出国应注意部分止咳药含有麻黄碱、阿片等违禁成分。

（二）脾胃系疾病中成药带药指南

1. 胃痛

表6-11所示为胃痛常用中成药推荐。

表6-11　胃痛常带中成药

病证分型	症状	中成药	主要成分	备注
寒邪客胃	疼痛暴作、遇冷痛重	良附丸	高良姜、香附	大多数国家可携带
		丁桂温胃胶囊	丁香、肉桂	
肝气犯胃	胃脘胀痛，气怒痛甚	气滞胃痛颗粒	柴胡、延胡索、枳壳、香附、白芍、炙甘草	大多数国家可携带
		六味安消胶囊	土木香、大黄、山柰、寒水石、诃子、碱花	含木香，新西兰等国家不可携带

（续表）

病证分型	症状	中成药	主要成分	备注
痰饮停胃	胃脘痞闷，咳痰	二陈丸	陈皮、制半夏、茯苓、甘草、生姜	大多数国家可携带
		参苓白术颗粒	人参、茯苓、白术、山药、白扁豆、莲子、薏苡仁、砂仁、桔梗、甘草	大多数国家可携带
食滞胃肠	胃痛伴脘腹饱满、厌食拒按	枳实导滞丸	枳实、大黄、黄连、黄芩、六神曲、白术、茯苓、泽泻	大多数国家可携带
		保和丸	山楂、六神曲、半夏、茯苓、陈皮、连翘、莱菔子、麦芽	
湿热蕴胃	胃脘灼热疼痛，伴肛门灼热、小便短赤	三九胃泰颗粒	三叉苦、九里香、两面针、木香、黄芩、茯苓、地黄、白芍	含木香，新西兰等国家不可携带
		香砂平胃丸	苍术、陈皮、厚朴、砂仁、木香、甘草	
瘀血阻胃	胃脘刺痛，痛有定处	元胡止痛片	醋延胡索、白芷	大多数国家可携带
		胃力康颗粒	柴胡、赤芍、枳壳、木香、丹参、延胡索、莪术、黄连、吴茱萸、大黄、党参、甘草	含木香，新西兰等国家不可携带
胃阴亏虚	胃脘灼热，烦渴思饮	养阴清胃颗粒	石斛、知母、黄连、苦参、茯苓、白术、黄芪等	大多数国家可携带

（续表）

病证分型	症状	中成药	主要成分	备注
胃阴亏虚	胃脘灼热，烦渴思饮	阴虚胃痛颗粒	北沙参、麦冬、石斛、川楝子、玉竹、白芍、甘草（炙）	大多数国家可携带
脾胃虚寒	胃痛隐隐，喜温喜按，伴神疲纳呆，手足不温	黄芪建中丸	黄芪、白芍、桂枝、炙甘草、生姜、大枣、饴糖	大多数国家可携带
		胃复春片	红参、香茶菜、麸炒枳壳	

2. 便秘

表6-12所示为便秘常用中成药推荐。

表6-12　便秘常带中成药

病证分型	症状	中成药	主要成分	备注
热秘	大便干结，小便短赤，口干口臭	麻仁润肠丸	火麻仁、苦杏仁、大黄、木香、陈皮、白芍	含木香，新西兰等国家不可携带
		当归龙荟片	当归、芦荟、大黄、龙胆、黄连、黄芩、栀子、黄柏、木香	
气秘	大便秘结，嗳气，胁腹痞闷胀痛	枳实导滞丸	白术、大黄、茯苓、黄连、黄芩、六神曲、泽泻、枳实	大多数国家可携带
		木香槟榔丸	木香、槟榔、枳壳、陈皮、青皮、香附、三棱、莪术、黄连、黄柏、大黄、牵牛子、芒硝	含木香，新西兰等国家不可携带
气虚秘	大便不干，伴头晕神疲，少气懒言	便秘通	白术、肉苁蓉、枳壳	大多数国家可携带

（续表）

病证分型	症状	中成药	主要成分	备注
阴虚秘	大便秘结，状如羊屎，伴两颧潮红，手足心热	便通胶囊	白术、肉苁蓉、当归、桑葚、芦荟等	大多数国家可携带
血虚秘	大便干结，伴面色无华，头晕目眩	五仁润肠丸	生地黄、桃仁、火麻仁、郁李仁、柏子仁、苁蓉、广陈皮、熟大黄、当归、松子仁	大多数国家可携带
阳虚秘	大便干结，喜热怕冷，腹中冷痛	苁蓉通便口服液	肉苁蓉、何首乌、枳实、蜂蜜	大多数国家可携带

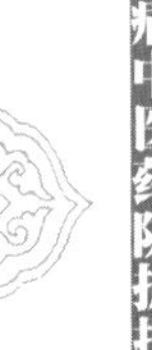

3. 泄泻

表6-13所示为泄泻常用中成药推荐。

表6-13　泄泻常带中成药

病证分型	症状	中成药	主要成分	备注
寒湿困阻	泻下清稀，泻物腥秽	藿香正气口服液	苍术、陈皮、厚朴、白芷、茯苓、大腹皮、生半夏、甘草浸膏、广藿香、紫苏叶	大多数国家可携带
		六合定中丸	广藿香、紫苏叶、香薷、木香、白扁豆、檀香、茯苓、桔梗、枳壳、木瓜、陈皮、山楂、厚朴、甘草、麦芽、谷芽、六神曲	含木香，新西兰等国家不可携带
湿热蕴肠	泻下急迫，伴小便短赤，肛门灼热	葛根芩连丸	葛根、黄芩、黄连、炙甘草	大多数国家可携带

（续表）

病证分型	症状	中成药	主要成分	备注
湿热蕴肠	泻下急迫，伴小便短赤，肛门灼热	加味香连丸	木香、姜黄连、黄芩、黄柏、白芍、当归、姜厚朴、麸炒枳壳、槟榔、醋延胡索、制吴茱萸、炙甘草	含木香，新西兰等国家不可携带
食滞胃肠	泻下粪便稠臭如败卵，其中夹杂着不消化的食物	保和丸	山楂、六神曲、半夏、茯苓、陈皮、连翘、莱菔子、麦芽	大多数国家可携带
		枳实导滞丸	白术、大黄、茯苓、黄连、黄芩、六神曲、泽泻、枳实	
肝气乘脾	因情绪因素使泄泻发作或加重，疼痛暴泻，泻后痛减	逍遥丸	柴胡、当归、白芍、白术、茯苓、炙甘草、薄荷	大多数国家可携带
		痛泻宁颗粒	白芍、青皮、薤白、白术	
脾胃虚弱	大便时溏，反复发作，伴有倦怠乏力	参苓白术散	莲子肉、薏苡仁、缩砂仁、桔梗、白扁豆、白茯苓、人参、甘草、白术、炙甘草、山药	大多数国家可携带
脾胃虚弱	大便时溏，反复发作，伴有倦怠乏力	补中益气丸	炙黄芪、党参、炙甘草、白术、当归、升麻、柴胡、陈皮	大多数国家可携带
肾阳虚衰	黎明前泄泻，完谷不化中	四神丸	肉豆蔻、补骨脂、五味子、吴茱萸、大枣	大多数国家可携带
		固本益肠丸	党参、白术、山药、黄芪、补骨脂、炮姜、白芍、当归	

（三）心系疾病中成药带药指南

1. 失眠

表6-14所示为失眠常用中成药推荐。

表6-14　失眠常带中成药

病证分型	症状	中成药	主要成分	备注
心火亢盛	心烦失眠伴舌尖红，小便黄	朱砂安神丸	朱砂、黄连、当归、生地黄、炙甘草	处方药，需要医生处方
		磁朱丸	磁石、朱砂、六神曲	
心脾两虚	失眠多梦，易惊，面色少华	人参归脾丸	人参、白术、茯苓、甘草、黄芪、当归、木香、远志、龙眼肉、酸枣仁	含木香，新西兰等国家不可携带
		人参养荣丸	人参、土白术、茯苓、炙甘草、当归、熟地黄、白芍、炙黄芪、陈皮、制远志、肉桂、五味子	大多数国家可携带
气血不足	精神恍惚，多梦盗汗，健忘，乏力	柏子养心丸	柏子仁、党参、炙黄芪、川芎、当归、茯苓、远志(制)、酸枣仁、肉桂、五味子、半夏曲、炙甘草、朱砂	大多数国家可携带
肝郁化火	失眠伴急躁易怒、胸胁胀满	龙胆泻肝丸	龙胆、柴胡、黄芩、栀子、泽泻、木通、车前子、当归、地黄、炙甘草	大多数国家可携带
心胆气虚	睡眠易惊醒伴心慌心悸	安神温胆丸	制半夏、陈皮、竹茹、枳实、茯苓、人参、熟地黄、五味子、酸枣仁、朱砂、远志、大枣、甘草	处方药，需要医生处方

2. 头痛

表6-15所示为头痛常用中成药推荐。

表6-15　头痛常带中成药

病证分型	症状	中成药	主要成分	备注
风寒头痛	头痛起病急，病势剧烈，伴有恶寒发热等表证	川芎茶调散	白芷、薄荷、川芎、防风、甘草、荆芥、羌活、细辛	大多数国家可携带
		九味羌活丸	羌活、防风、苍术、细辛、川芎、地黄、白芷、黄芩、甘草	
风热头痛	起病急，遇热加重，伴有口舌生疮	芎菊上清丸	羌活、川芎、白芷、菊花、连翘、蔓荆子、薄荷、防风、荆芥穗、藁本、黄芩、黄连、栀子、桔梗、甘草	大多数国家可携带
		清眩丸	川芎、白芷、薄荷、荆芥穗、石膏	
肝阳头痛	巅顶头痛，伴烦躁易怒	天麻钩藤饮	天麻、钩藤、石决明、山栀子、黄芩、川牛膝、杜仲、益母草、桑寄生、夜交藤、朱茯神	大多数国家可携带
		龙胆泻肝丸	龙胆、柴胡、黄芩、栀子、泽泻、木通、车前子、当归、地黄、炙甘草	
气血两虚	头隐隐作痛，遇劳加重，神疲乏力	八珍丸	党参，白术，茯苓，甘草，当归，白芍，川芎，熟地黄	大多数国家可携带
		归脾丸	党参、白术、黄芪、炙甘草、茯苓、远志、酸枣仁、龙眼肉、当归、木香、大枣	含木香，新西兰等国家不可携带
痰浊内阻	头痛昏蒙，伴恶心食少，胸闷脘痞	半夏天麻丸	天麻、羌活、独活、杜仲、牛膝、粉萆薢、附子、当归、地黄、玄参	处方药，需要医生处方
瘀血阻滞	头痛如刺，痛处固定	正天丸	钩藤、白芍、川芎、当归、地黄、白芷、防风、羌活、桃仁、红花、细辛、独活、麻黄、附片、鸡血藤	大多数国家可携带
		大川芎口服液	川芎、天麻	

（四）皮肤病中成药带药指南

表6-16所示为皮肤病常用中成药推荐。

表6-16　皮肤病常带中成药

疾病	病证分型	症状	中成药	主要成分	备注
手足癣	糜烂型	皮损刺痒难忍，渗液较多，溃烂流黄水	脚气散	荆芥穗、白芷、枯矾	大多数国家可携带
	水疱型	皮损初起为小水疱，数天后周围出现红晕，皮肤灼热瘙痒	愈裂贴膏	白及、尿囊素	
	脱屑型	皮肤干燥粗糙，皲裂脱屑，角化过度，轻度瘙痒或不痒	复方土槿皮酊	土槿皮、苯甲酸、水杨酸	
粉刺	肺胃实热	粉刺局部疼痛，颜面潮红，或面部有结节、脓疱，便秘舌红	连翘败毒散	连翘、金银花、苦地丁、天花粉、黄芩、黄连、大黄、苦参、荆芥穗、防风、白芷、羌活、麻黄、薄荷、柴胡、当归、赤芍、甘草	大多数国家可携带
	湿热蕴结	皮肤油腻，皮损多为脓疱，大便黏腻	清热暗疮丸	金银花、大黄、穿心莲、牛黄、蒲公英、珍珠粉、山豆根、甘草、栀子	
冻疮	气血亏虚	冻疮反复发作，日久不愈	治冻灵	蟹壳粉、樟脑	大多数国家可携带
	寒凝血瘀	冻疮初起，局部冷痛、发凉，肿胀结块	风痛灵	杜仲，续断，当归，乳香，白芍，血竭，川芎，郁金，独活，桂枝，三七，延胡索，牛膝，秦艽	

（五）急症中成药带药指南

1. 中暑

中暑是长时间处在烈日下或高温环境中，体温调节失常产生的疾病。可选用碧玉散、六合定中丸、藿香正气丸、清暑益气丸等。

2. 烧烫伤

由于热力造成人体组织损伤者都属烧烫伤范畴，可选用湿润烧伤膏、烧伤灵酊等。

3. 跌打损伤

由于皮肉筋骨受到外力的作用发生的出血、扭伤等，临床表现为局部疼痛、肿胀、青紫等，均属于跌打损伤的范畴。可选用跌打活血散等。

治疗急症的中成药可见表6-17。

表6-17　急症常带中成药

病症	中成药	主要成分	备注
中暑	六合定中丸	广藿香、紫苏叶、香薷、木香、白扁豆、檀香、茯苓、桔梗、枳壳、木瓜、陈皮、山楂、厚朴、甘草、麦芽、谷芽、六神曲	含木香，新西兰等国家不可携带
	藿香正气丸	广藿香、紫苏叶、白芷、白术、陈皮、半夏、厚朴、茯苓、桔梗、甘草、大腹皮、生姜、大枣	大多数国家可携带
	清暑益气丸	人参、黄芪、苍术、黄柏、青皮、当归、麦冬、白术、六神曲、陈皮、葛根、泽泻、五味子、甘草、升麻	
烧烫伤	烧伤灵酊	虎杖、黄柏、冰片	大多数国家可携带
跌打损伤	跌打活血散	红花、当归、血竭、三七、骨碎补、续断、乳香、没药、儿茶、大黄、冰片、土鳖虫	大多数国家可携带

（六）海外出行常用医疗器具

1. 真空拔罐器

真空拔罐器材质轻，便于携带，耐摔，经久耐用，起罐容易、安全，非专业人士也能很容易地上手操作，尺寸多样，适用于人体多个部位。拔罐能祛风寒湿邪、瘀血火毒，使全身气血通畅，可用于治疗多种疾病，尤其是脊柱疾病。拔罐时应该注意：

1）保持室内温暖，避免受凉感冒。

2）应该选择肌肉丰厚，毛发较少的部位进行拔罐。

3）前一次拔罐斑块未消失，应避免在该部位再拔罐。

4）非专业人士应该避免在头部、腹部进行操作。

5）过度疲劳、汗泄过度、醉酒、饥饿等情况下，应适当休息、合理饮食，等恢复之后再施罐。

6）注意对罐体消毒，避免感染。

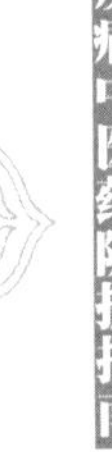

2. 刮痧板

刮痧能增强局部血液循环，增强人体新陈代谢，能有效预防疾病，改善亚健康状态。能通关节，活气血，对局部扭伤、肩周炎、颈椎病等有较好的治疗效果。刮痧时应该注意：

1）皮肤有破损、渗液、皮炎等应该避免使用刮痧疗法。

2）凝血功能障碍等全身性疾病的患者应该避免刮痧。

3）有心脏病、高血压病、糖尿病等慢性疾病的患者，刮痧手法不宜太重，儿童刮痧治疗也不宜太重。

3. 香囊

中药香囊中艾叶、苍术等成分能散发出芳香的气味，对空气中的细菌、病毒有较好的杀灭作用，能很好地预防瘟疫，同时，也能防止蚊虫叮咬，预防虫媒疾病。此外，合欢花、忘忧草等成分能调节情志，帮助人们忘却忧愁。

二、中医医疗机构院内制剂选购

如今，许多医院的院内制剂疗效尤佳，甚至闻名全国。院内制剂是各医院根据临床需要，依托名老中医经验方自行研发，经过国家批准而配制，经规范的制剂生产线制作，市场上没有供应的固定处方制剂。院内制剂弥补了市场不足、保障了人民健康，具有疗效确切、安全可靠的优点。当中成药缺乏相应药物时，院内制剂也是一个很好的选择。全国各省市医院均有特色的院内制剂可供选择。需要注意的是，院内制剂来源于中医临床经验的总结，而在目前的条件下无法达到标准化生产，不能完全明确其成分，因而受到部分国家限制。如果选择院内制剂，出行前一定要了解所前往国家的相关规定及限制。

（一）呼吸系统疾病院内制剂带药指南

1. 感冒

（1）荆银合剂（上海中医药大学附属曙光医院）

成分：荆芥、金银花、蒲公英等。

功效：祛风透表，清热解毒，宣肺利咽。

主治：风热感冒。

（2）翁花袋泡茶（广州中医药大学第一附属医院）

成分：水翁花、金银花、广藿香、苦杏仁等。

功效：疏风散热，退热止咳。

主治：风热感冒。

（3）上凉颗粒（广东省中医院）

成分：金银花、连翘、防风、白茅根等。

功效：疏散风热，解表祛湿。

主治：风热感冒，上呼吸道感染，咽喉肿痛等。

（4）柴葛感冒退热颗粒（广州中医药大学第一附属医院）

成分：板蓝根、柴胡、粉葛等。

功效：清热解毒，退热解肌。

主治：风热感冒，急性呼吸道感染，急、慢性扁桃体炎，咽喉炎等。

2. 咳嗽

（1）肺宁合剂（江苏省中医院）

成分：麻黄、甘草、杏仁、桔梗、瓜蒌皮、前胡、枇杷叶等。

功效：宣肺平喘，清热化痰。

主治：肺热有痰，痰少难咯，咳甚气急。

（2）复方川贝枇杷止咳露（广州中医药大学第一附属医院）

成分：川贝母、桔梗、前胡等。

功效：祛痰止咳，和胃降气，开音利咽。

主治：感冒，急、慢性咽炎，急、慢性支气管炎引起的咳嗽，咽痛。

（3）小儿麻杏石甘合剂（广东省中医院）

成分：麻黄、鱼腥草、苦杏仁等。

功效：宣肺降气，清热化痰。

主治：肺热喘咳，急性支气管炎。

（4）薤葶合剂（江苏省中医院）

成分：薤白、杏仁、丹参、桑白皮、防风、瓜蒌皮、法半夏、炙麻黄、葶苈子、黄芩等。

功效：清浊宽胸，化痰定喘。

主治：痰湿咳喘。

（5）蝉贝合剂（杭州市中医院）

成分：蝉蜕、浙贝母、桔梗、黛蛤散、前胡等。

功效：清热宣肺，化痰利咽。

主治：咽痛咽痒、干咳无痰等慢性咳嗽。

3. 咽喉炎

（1）玄柏爽声颗粒（复旦大学附属眼耳鼻喉科医院）

成分：玄参、黄柏等。

功效：清热滋阴，开音利咽。

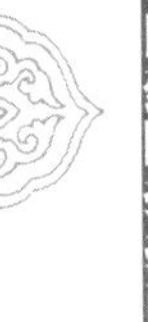

主治：喉炎，声带红肿，早期声带小结。

（2）喉宁雾化吸入溶液（广东省中医院）

成分：毛冬青、瓜蒌皮、僵蚕等。

功效：活血祛瘀散结，化痰清热消肿。

主治：急、慢性咽喉炎。

（3）健喉片（广东省中医院）

成分：生地黄、鳖甲、川贝母等。

功效：活血行气散结，清热化痰开音。

主治：急、慢性咽喉炎，声带小结、息肉及其他肥厚性声带炎引起的声嘶。

（4）岗梅清咽合剂（广州中医药大学第一附属医院）

成分：岗梅根等。

功效：清热解毒，利咽止痛。

主治：急性咽喉炎，急性扁桃体炎。

4. 鼻炎

（1）辛菊雾化剂（广东省中医院）

成分：当归、白芷、辛夷、鱼腥草等。

功效：清热消炎，活血通窍。

主治：急、慢性鼻炎，鼻窦炎等。

（2）鼻敏宁片（广东省中医院）

成分：黄芪、苍耳子、女贞子等。

功效：祛风散邪通窍，益气健脾补肾。

主治：过敏性鼻炎，虚人感冒。

（3）慢性鼻炎片（广东省中医院）

成分：黄芪、苍耳子、辛夷等。

功效：益气敛肺，辛散风寒，消肿止痛，通利湿邪。

主治：慢性鼻炎，慢性鼻窦炎，过敏性鼻炎。

（4）黄连滴鼻液（广东省中医院）

成分：黄连。

功效：消炎，抗感染。

主治：急、慢性鼻炎，鼻黏膜充血、水肿。

（5）天灸散（广东省中医院）

成分：白芥子、麻黄、细辛等。

功效：温经散寒，疏经活络，活血化瘀，扶正固本。

主治：慢性鼻炎，过敏性鼻炎，虚型感冒。

（6）复方辛夷滴鼻液（广州中医药大学第一附属医院）

成分：辛夷等。

功效：清热解毒，通鼻窍，除涕。

主治：急、慢性鼻炎，急、慢性鼻窦炎，过敏性鼻炎。

（7）复方苍耳子片（北京大学第三医院）

成分：苍耳子、辛夷。

功效：祛风散寒除湿，通鼻窍。

主治：慢性鼻炎，过敏性鼻炎。

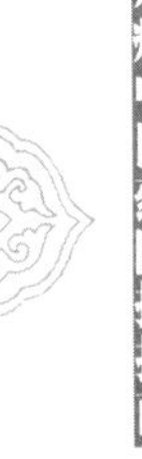

（二）脾胃系疾病院内制剂带药指南

1. 胃痛

（1）茵连和胃颗粒（河北省中医院）

成分：茵陈、黄连、石菖蒲、当归、瓜蒌、荔枝核、茯苓、地榆、三七、白芍、鸡内金、麦冬、白术等。

功效：和胃降逆，化湿清热，解痉止痛。

主治：萎缩性胃炎，浅表性胃炎，胃酸分泌功能失调。

（2）小儿消滞颗粒（广东省中医院）

成分：杧果核、山楂、枳壳等。

功效：消食导滞，理气化湿。

主治：日常预防保健，消化不良等。

（3）胃炎清片（广东省中医院）

成分：黄芪、蒲公英、三七等。

功效：补中益气，行气止痛。

主治：慢性胃炎。

2. 泄泻

（1）调肠消炎片（广东省中医院）

成分：黄芪、黄连、木香等。

功效：清热利湿，行气活血，健脾理气。

主治：溃疡性结肠炎之腹胀腹痛，里急后重，腹泻或便秘，纳差。

（2）调肠健脾片（广东省中医院）

成分：党参、白术、白头翁等。

功效：健脾理气，调肠止泻。

主治：溃疡性结肠炎之大便溏烂，时有黏液，完谷不化，腹痛肠鸣。

3. 便秘

山术运肠丸（临沂市中医医院）

成分：白术、生地黄、山药、陈皮、当归、何首乌等。

功效：补益肝肾，益肺运脾，调肠理便。

主治：便秘。

（三）心系疾病院内制剂带药指南

1. 失眠

（1）养益气心安神口服液（广东省中医院）

成分：党参、麦冬、酸枣仁、知母、龙眼肉、浮小麦等。

功效：疏肝理气，益气养血，养心安神。

主治：肝、心血虚所致不易入睡，多梦，易醒，心烦易怒，心悸，神疲，乏力。

注意事项：肝火亢盛者慎用。

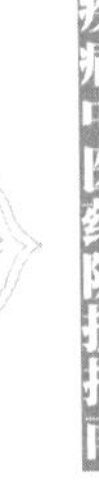

（2）疏肝宁神片（广东省中医院）

成分：柴胡、郁金、黄连等。

功效：疏肝和胃，清心宁神。

主治：失眠、心烦不宁、善叹息、胸腹胀闷等失眠症。

注意事项：脾胃虚寒患者慎用。

（3）温胆片（广州中医药大学第一附属医院）

成分：法半夏、竹茹、枳实、橘皮、茯苓、郁金等。

功效：理气化痰，清胆和胃。

主治：痰浊型高血压、心悸；痰浊闭阻型冠心病，胆郁痰扰引起之失眠、焦虑、抑郁。

（4）生脉Ⅱ号（中国中医科学院西苑医院）

成分：人参须、党参、麦冬、五味子。

功效：补气养阴，敛汗生津。

主治：气阴两虚之失眠。

（5）镇静安神颗粒（长春中医药大学附属医院）

成分：酸枣仁、首乌藤、合欢皮、远志、茯苓、黄芪、当归、白芍、女贞子、焦栀子、白胡椒、炙甘草。

功效：调气和血。

主治：气血失调之失眠。

2. 眼病

目舒丸（中国中医科学院眼科医院）

成分：当归、熟地黄、白芍、醋延胡索、天麻、全蝎、川芎。

功效：养血活血，解痉止痛。

主治：视疲劳。

（四）皮肤病院内制剂带药指南

1. 脱发

（1）茶菊酯溢性洗剂（广东省中医院）

成分：茶籽饼、菊花等。

功效：清热除湿，散风止痒，润燥生发。

主治：头部脂溢性皮炎，皮脂溢出症之瘙痒、头屑多、油腻、脱皮等。

（2）祛脂生发酊（广东省中医院）

成分：仙鹤草、肿节风、苦参等。

功效：祛脂除湿，活血通络，养发固发。

主治：脂溢性皮炎、脱发以头部皮脂溢出为主者。

（3）乌发生发酊（广东省中医院）

成分：西洋参、三七、红花、川芎等。

功效：乌发生发。

主治：脱发。

（4）滋阴祛脂生发口服液（广东省中医院）

成分：甘草、积雪草、桑葚、女贞子等。

功效：滋养肝肾，养阴清热，生发养发。

主治：肝肾不足、偏阴虚之脱发。

（5）固肾健脾生发口服液（广东省中医院）

成分：甘草、制何首乌、女贞子、黄芪等。

功效：补益肝肾、健脾化浊、活血清热、启窍生发。

主治：脂溢性脱发、斑秃、症状性脱发等。

（6）凉血祛脂生发口服液（广东省中医院）

成分：蒲公英、绵茵陈、白鲜皮、生地黄等。

功效：凉血清热，除湿祛脂，健脾生发。

主治：血热湿热之脂溢性脱发。

（7）益气固肾生发口服液（广东省中医院）

成分：炙甘草、制何首乌、党参、菟丝子、黄精等。

功效：补益肝肾，乌须养发。

主治：肝肾不足之脱发。

（8）硫黄脂溢性洗液（广东省中医院）

成分：升华硫等。

功效：祛风止痒、燥湿除脂、养发固发。

主治：头部脂溢性皮炎，皮脂溢出症之瘙痒、头屑多、油腻、脱发等。

（9）止痒生发酊（广东省中医院）

成分：鱼腥草、白芷、薄荷等。

功效：祛风止痒，固发生发。

主治：脂溢性皮炎、脱发以瘙痒为主者。

2. 疮疡

（1）解毒膏（广州中医药大学第一附属医院）

成分：黄芩、关黄柏、大黄、红花、儿茶、血竭、乳香、没药等。

功效：解毒消肿、敛疮。

主治：一切阳疮，热毒痈肿。

（2）红纱条（首都医科大学附属北京中医医院）

成分：朱砂、红粉。

功效：活血生肌。

主治：感染性疮面、皮肤溃疡等。

3. 湿疹

肤光粉（重庆市中医院）

成分：地肤子、野菊花、蛇床子、苦参、白鲜皮、千里光、蒲公英、薄荷、大叶桉。

功效：清热解毒，祛湿止痒。

主治：湿疹。

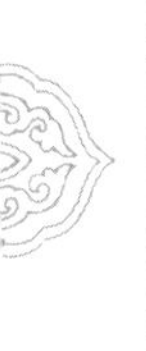

（五）急症院内制剂带药指南

1. 跌打损伤

（1）疗筋膏（广州中医药大学第一附属医院）

成分：白芷、黄芩、赤芍、两面针、大黄、冰片等。

功效：活血祛瘀，消肿止痛。

主治：外伤性疾病和风湿性疾病。

（2）跌打止痛膏（西安市中医医院）

成分：大黄、乳香、没药、血竭、樟脑、自然铜、延胡索、姜黄、土鳖虫、红花、当归、川乌、冰片等。

功效：活血化瘀，消肿止痛，续筋接骨。

主治：外伤所致的肿痛及骨折等。

（3）乾坤散（重庆市九龙坡区中医院）

成分：归尾、红花、赤芍、三七、橘络、姜黄、生栀子、大黄、黄柏、甲珠、川乌等。

功效：活血散瘀，消肿止痛。

主治：无皮肤破损的跌打损伤。

（4）金黄膏（上海中医药大学附属龙华医院）

成分：姜黄、大黄、黄柏、苍术、厚朴、陈皮、甘草、生天南星、白芷、天花粉。

功效：消肿止痛，清热解毒，散瘀化痰。

主治：疮疡肿痛、丹毒流注、跌打损伤等。

2. 筋骨疼痛

（1）宣痹洗剂（中国中医科学院望京医院）

成分：威灵仙、伸筋草、海桐皮、花椒、细辛、红花等。

功效：活血通络止痛，祛风散寒除湿。

主治：膝骨关节炎。

（2）地黄骨痛康胶囊（西安市中医医院）

成分：地黄、鹿角胶、枸杞子、川牛膝、山药等。

功效：补益肝肾，强筋健骨，通络止痛。

主治：由肝肾阴虚所致的筋骨疼痛、腰膝酸软等。

（3）弃杖膏（湖北省中医院）

成分：当归、姜黄、紫荆皮、透骨草等。

功效：活血祛瘀，消肿止痛。

主治：急性扭挫伤，软组织损伤。

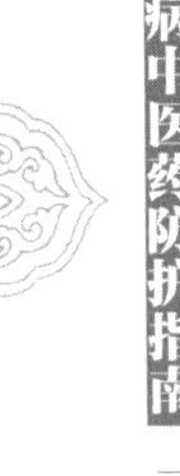

（六）妇科院内制剂带药指南

1. 月经不调

育阴丸（黑龙江中医药大学附属第一医院）

成分：熟地黄、龟板、山茱萸、白芍、续断、桑寄生、山药、杜仲、牛膝、牡蛎、海螵蛸等。

功效：补益肝肾，滋阴潜阳。

主治：由肝肾阴虚所致的月经不调、腰膝酸软、胎动不安等。

2. 乳房疾病

乳核散结丸（济宁市中医院）

成分：橘核、荔枝核、柴胡、菟丝子、鹿角霜、牡蛎、当归、王不留行、甘草等。

功效：补肾疏肝，化瘀散结。

主治：乳腺囊性增生，乳痛，乳腺纤维腺瘤。

三、中成药的储存

生活中，有些人为了储存方便，常常将药物从外包装中取出，放入药箱。储存中成药时最好保留完整的药物标签，包括药名、用法用量、适应证、生产批号、生产日期等，以防误用、错用发生意外。储存时应该将中成药置于干燥、阴凉、通风的环境中，注意防潮，避免阳光直射和高温环境，并将外用药和内用药分开保存。糖浆、蜜丸等容易发生霉变的药物，开封后应该尽快吃完，剩余的药物久置后不可再用。

一般来说，如果中成药发生变质就不可以服用了，在保质期以内的药物通常都是可以服用的。对于生产日期无法考证的药物，可以通过以下几种方法鉴别中成药是否变质。

（一）观察形状

颗粒剂、散剂、胶囊容易受潮，若药物粘连结块，表面凹凸不平，触摸起来有潮湿的感觉，说明已经变质。蜜丸、水丸等存放太久，水分散失，会出现药物干裂硬结，析出点状晶体等。

（二）观察颜色

含糖的中成药或者糖衣包裹的中成药很容易发生霉变，发霉后，常常带有灰绿色或灰白色的斑点。糖浆霉变后，可在底部看见白色的絮状物，通过仔细检查，很容易识别出异样。

（三）闻气味

如果气味中含有酸腐霉变的气味，说明药物已经变质，不可以再服用。若糖浆剂乳酸菌大量繁殖会出现酒精的气味，并使瓶体发胀。

（四）尝味道

若药物本来的滋味发生变化，如糖浆变酸，也是变质的表现。

四、中成药的使用注意事项

（一）中成药的服用方法

1．选择合适的用水

一般来说，服药时宜选用水质清洁的纯水。有些人喜欢用茶水送服药物，茶叶中含有鞣酸，它能与药物中的生物碱、蛋白质及重金属盐发生化学反应，生成沉淀，降低药物疗效。

2. 选择合适的服药时间

在日常生活中，我们经常看见桂花秋日飘香，梅花凌霜而放，芍药花日出展笑颜，午时花午时献美貌，夜来香夜放醉人香，公鸡报晓，候鸟南飞，这些都是动植物的生物钟，人也有天然的生物节律。子午流注（图6-1）研究人体气血阴阳盛衰与天地四时变化的关系，具有一定的科学性。药物的疗效与服药时间也有关系，选择合理的时间服用药物，可以充分发挥药物的疗效。中成药颗粒剂一般每天2次，2次间隔时间为4～6h。

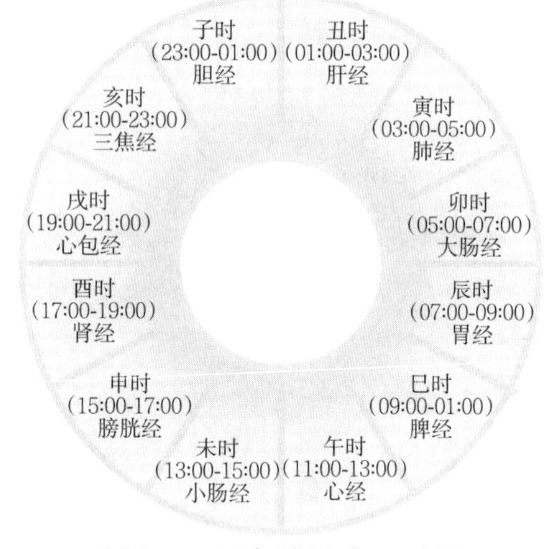

图6-1　子午流注十二时辰

（1）清晨服

服药时间为3:00—5:00，补阳药、涌吐药和行气利水药应该在清晨服用。补阳药主要是指补肾阳药，清晨阳气生发，阴气收敛，有利于药物发挥作用。水湿之邪多留于阳分、气分，这是借助营卫之气行阳之际，载药达病所。清晨正是人体内阳气上升之时，也是服用涌吐药最佳时机。

（2）午前服

服药时间为11:00之前，一般为9:00—11:00，发汗解表药宜午前服用。午前人体气机升浮，到达肌表，腠理易开，是发汗解表药开泄腠理的最佳时机。

（3）入夜服

服药时间为睡前15～30min，补阴药及安神药要在夜晚服用，夜晚阳气入阴分，夜晚服用养阴药和安神药，借助营卫之气行阴之际，引阳入阴，使药达病所。

（4）饭前服

服药时间为饭前60min左右，饭前服用有利于药物的吸收，大多数药都宜在饭前服用。病位在胸膈下者宜在饭前服用，包括胃、肝、肾等脏腑的疾患。

（5）饭后服

服药时间为饭后60min左右，病位在胸膈上者宜在饭后服用，包括心、肺等脏腑的疾患。对胃肠道有刺激性的药物也应该饭后服用，可减少药物对胃肠的损害。

（6）空腹服

在8～10h没有进食的情况下服用，通常是早餐前。滋补的药物宜空腹服，有利于药物充分吸收，也可以避免滋腻碍胃。除此之外，驱虫药、峻下逐水药、攻下药宜空腹服，这样能使药物迅速到达病所，发挥最大疗效。

3. 注意饮食禁忌

遵从一定的饮食禁忌可以提高疗效、减少不良反应，防止食物诱发原有病症或继发新病。一般来说，服药期间忌食生冷、油腻、有刺激性的食物。此外，根据病情的不同，饮食禁忌也有差异。热性病患者忌食辛辣、油腻、煎炸的食物；寒性病患者不可食用生冷、清凉的食物；胸痹患者忌食脂肪、肥肉、烟酒等；头晕目眩、烦躁易怒等肝阳上亢者宜减少食用白酒、胡椒、辣椒等辛热助阳之品；黄疸胁痛患者忌食动物油、烟酒；脾胃虚弱者不可食用难以消化的食物；肾病患者忌食盐碱过多的食物；疮疡等皮肤病患者忌食海鲜等发物。

（二）中成药的不良反应

一般来说中成药的毒性比西药要小得多，但是中成药也存在一些不良反应。对于普通人来说，中成药的不良反应以预防为主，若出现强烈的不良反应，应当及时就医。中成药的不良反应多是剂量过大、用药时间过长、辨证用药不当、药物联用不合理、药物过敏等因素所致。

1. 中成药毒副作用

有些药物如蟾酥、斑蝥、朱砂、铅丹等，毒性强、副作用大，合理运用使药达病所，可以有效治疗疾病。有毒性的药物应在病情好转后马上停止服用，若是盲目、过量、长期服用，可能引起有害物质蓄积，引起不良反应甚至中毒。这类药品多属于处方药，需严格按照医生的要求服用，不可自行增加剂量。

此外，补药也不可盲目、过度服用，许多人认为人参是上好的补药，随着人们生活水平的提高，不少人选择自行购买人参、自行服用，引起了不少人参滥用所造成的疾病。“人参杀人无过，大黄救人无功”，并不是每一个人都适合补药，对于身体强壮、无虚证的人，服用补药反而适得其反。

2. 中成药合理联用

合理的中成药联用或中西药联用可以增强疗效、减少用药剂量、降低毒副作用、缩短病程，但是若盲目联用，谋求“双管齐下”，不注意药物的配伍禁忌，不仅会造成疗效降低、药物浪费，还会因超出安全剂量，使毒副作用增加，引起药源性的疾病，比如西药地高辛与中成药六神丸联用会引起心脏室性早搏，严重威胁人体健康。

3. 特殊人群用药

同种药物作用在不同的人体中，往往存在个体差异，一般来说，儿童、老年人、妇女在用药时要尤其注意。有高血压病、心脏病、肝肾功能不全者，应该在医生的指导下服用。

4. 合理的辨证选药

辨证论治是中医学的一大特点，也是中医学理论的核心，应当选用与

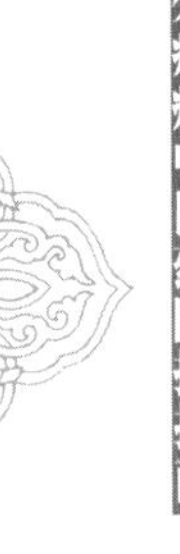

证型相吻合的中成药。如果盲目用药，药不对证，甚至药性相反，就会导致病情加重，产生不良反应，也不可迷信偏方、秘方，盲目服药。

五、海外国家对入境药品的相关要求

（一）各国禁止入境的中成药分类

药品不同于普通物品，往往受到严格的管控，且每个国家的管控标准都不同，稍有不慎，甚至有限制入境的危险。有些国家如美国对药物有着十分严格的规定，即使某些药物在其他国家是合法药物，并持有其他国家医生开具的处方，但只要是未经该国药品管理局认证的药物均不能入境。关于药物管控的详细信息往往可以在各国的大使馆、各国药品管理局及各国边防部门的官网中查询。一般来说，药物需要完整的包装，不确定能否入境的药物都需要提前向海关申报。各国海关特别提示，以下几类是明令禁止携带的药物。

1）阿片类。阿片有另一个让人熟知的名字——鸦片，它主要来源于罂粟的提取物，阿片类药物止痛能力极强，对于患某些疼痛疾病的患者而言，它就如同天使一般，服用后即可大幅度缓解疼痛，改善生活质量。同时，阿片类药物也能够抑制咳嗽的反射中枢，具有镇咳的作用，有很多止咳药物用到了它，如复方甘草片中含有阿片粉或罂粟提取物。有新闻报道，有人受朋友之托，从国内携带了大量复方甘草片，被警方遣返回国，限制入境。除了复方甘草片以外，咳喘宁、克咳、咳速停、京万红软膏、肠胃宁等药物中也含有阿片类提取物。

2）麻黄碱、伪麻黄碱类。麻黄碱能改善鼻黏膜充血，是感冒药、退烧药、止咳药的常见成分。但由于麻黄碱和伪麻黄碱的分子结构与“冰毒”极其相似，通过一些并不复杂的化学制药，即可将麻黄碱、伪麻黄碱制作成冰毒。所以各国对含有麻黄碱、伪麻黄碱的药物都有严格的限制。含有麻黄碱的药物有很多，一般来说以麻黄、麻黄根为主要成分的中成药都含有麻黄碱，如麻杏石甘软胶囊、麻黄止嗽丸、复方川贝止咳糖浆、活络消痛片、柴连口服液、同仁大活络丸、人参再造丸、新康泰克、急支糖浆等。

3）士的宁类。士的宁是中药马钱子的一种主要成分，是一种中枢神经系统兴奋剂，也是常见的缓解疼痛的药物。1904年圣路易斯奥运会的马拉松比赛上，有运动员依靠士的宁获得了金牌，并由于其副作用永远失去了参赛机会。《基督山伯爵》中，维尔福夫人毒死自己的孩子所用的毒药，也正是马钱子的提取物。少量使用士的宁虽然可以缓解疼痛，但使用不当或非法使用，便会成为剧毒的杀器。有些治疗跌打损伤、腰肌劳损的药物含有士的宁，如跌打万花油、骨刺胶囊、颈腰康胶囊、腰痛宁胶囊。此外，云南白药由于配方保密，无法出示药物的配方，也常常被限制入境。

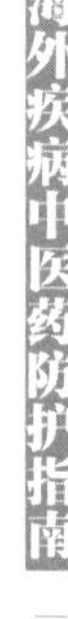

（二）部分国家对携带药品的特殊规定

1. 美国

美国只允许经过美国食品和药品管理局（FDA）批准过的药品入境，可事先在美国FDA官方网站药品页面（https://www.fda.gov/drugs）中查询。如需携带的药品含有潜在成瘾性或属于麻醉精神类药物，必须向海关人员申报。成分中含有动物或动物器官的中成药，如牛黄解毒丸、熊胆粉、虎骨酒等是不允许带入美国境内的。值得注意的是，如果药品包装上有动物标志，也很容易被当作动物制品，难以通过北美国家的海关。一些名贵中药材如鹿茸、冬虫夏草、人参、雪哈等也不能通过海关。

2. 澳大利亚

澳大利亚对药品入境的详细规定可查阅澳治疗药品行政处（Department of Health Therapeutical Goods Administration）网页。澳大利亚禁止携带类固醇类药物，低于三个月用量的类固醇类药品、麻醉药品、处方药、镇静剂均需要申报，申报书需要随身携带医生英文版的处方信。携带其他药品必需提前准备好英文版的说明书。

3. 英国

英国对药品并没有太多的限制，中成药在英国取得了一定程度的认可，即使不带中药，在英国也可以轻松购买。常用药品只要包装完整，一般都能顺利通过海关。如果是液体药品，要求每瓶不超过100mL，总量不超过1 000mL。

4. 新西兰

新西兰对药品的管控十分严格，有关详情可见新西兰海关网站(www.customs.govt.nz/personal/travel-to-and-from-nz/travelling-to-nz）。新西兰禁止有木香、天麻、麝香、熊胆、虎骨、羚羊角、犀牛角、龟板等成分的药品入境。如果携带处方药必需出示有效的医生处方。传统草药被列为风险项目，入境大概率会被没收后处理，处理需要支付一定费用。

5. 加拿大

加拿大对药品管制非常严格，其他国家的非处方药如保健品在加拿大可能也需要处方。由于动植物有携带病毒、外来物种入侵的风险，加拿大所有进口的食物、植物、动物及其相关产品必须申报。

第三节 海外医疗救治路径指引

一、海外主要国家的医疗服务体系

根据目前各国和地区的医疗卫生发展模式，大致上可分为社会保险型、国家保障型、商业保险型及储蓄医疗保险型四种模式（图6-2）。每一种医疗卫生保健类型的医疗服务体系均有不同的特点。在海外就医与在国内就医有着非常大的不同。对于刚刚出国的人员，最好对当地的就医方法和流程有一定的了解。

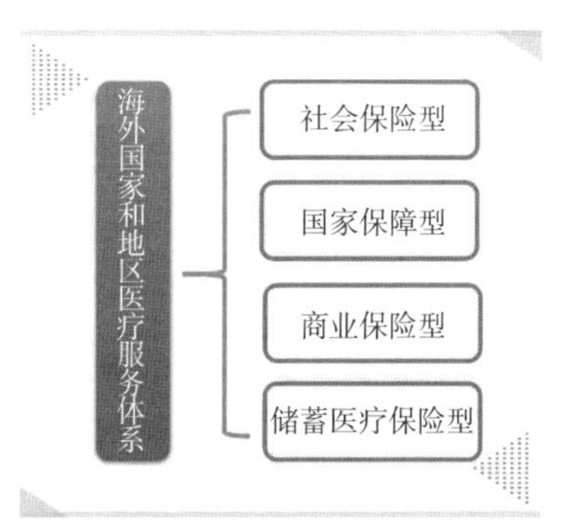

图6-2 海外医疗服务体系示意

（一）社会保险型

德国是世界上最早实施社会保险制度的国家[1]，下面以德国为例讲述此类体系。德国社会保险立法的奠基人正是德国历史上首任首相俾斯麦（Otto von Bismarck），他在德国建立了世界上最早的社会保险制度。目前社会保险制度已推广到世界100多个国家和地区，成为世界上主要的保险制度之一。在德国，医疗保险属于强制性的，无论是企业雇员及其家属或农民，还是残疾人或大学生，甚至失业者和养老金领取者都必须参加法定医疗保险。

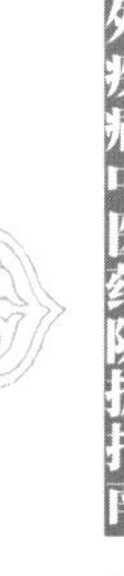

（二）国家保障型

英国与加拿大均属于典型的国家保障型的医疗服务体系，下面以英国为例讲述此类体系。英国[1]是一个实行国家医疗服务体系（National Health Service，NHS）的国家，NHS建立于1948年，是英国福利制度中的一项特色工程，旨在为英国全体国民提供免费的基本医疗保健服务。在英国，不仅是英国公民才能享受这种待遇，来英留学的每一位国际学生及海外人员，只要符合条件的都能自动享受到与英国公民同样的免费医疗服务。英国的医疗保健服务主要有两个方面：一是NHS的医院服务（hospital-based specialist services），由各科的专科医师负责并接手由全科医生（general practitioners，GP）所转诊的患者，或者处理一些重大的意外事故患者及急诊者，而英国95%的医院归国家所有。二是各地提供初级卫生保健服务，以社区为主的第一线医疗网（community-based primary health care/residence-based healthcare system），主要由开业医师（包括全科医生、牙科医生、眼科医生和药剂师等）和开业护士组成，而开业医生会与NHS的家庭医生协会签订合同。

（三）商业保险型

商业保险型的医疗服务体系，主要以美国为例进行讲述。美国[1]是发达国家中唯一没有全民医保的国家，作为典型实施商业保险型医疗保险模式的国家，其主要通过市场筹资和提供服务，并且私人医疗保险占比较大。对于没有购买医保的人来说，遇到重症急诊，医疗费可能是很多低收入者无法承受的。美国的医疗保险和国内有很大的不同，如果购买了某保险公司的保险，这个保险公司有一个医疗网，患者在该保险公司覆盖的医疗机构或者医生处就诊可以获得保险报销。因为美国很多医生在不同的医院出诊，因此可能会存在一个情况——保险覆盖的医疗机构中会有医生不属于该保险公司承担的范围，这便是商业保险型的医疗服务体系需要人们留意的地方。

（四）储蓄医疗保险型

储蓄医疗保险医疗服务体系，又称为个人积累制医疗保险，指依据法律法规强制性地要求建立医疗储蓄基金，对象为雇员和雇主，或者以个人/家庭为单位，通过纵向的基金积累支付家庭成员的医疗费用，而以此为基础形成的医疗保障制度。新加坡[2]属于储蓄医疗保险医疗服务体系的国家之一。新加坡独立之前实施的是英国医疗服务制度模式，即国家保障型。新加坡独立以后，政府对医疗制度进行了改革。新加坡卫生部1983年发表全民保健计划蓝皮书，实行全民医疗储蓄计划，逐步形成一个具有本国特点的全民医疗保健制度。新加坡医疗制度由医疗储蓄计划、大病保险计划、穷人医疗救济计划和乐龄健保计划组成。新加坡医疗服务体系拥有双重的卫生保健服务系统，分为公立系统与私立系统。公立系统由政府管理，分为两大垂直整合网络，即国家卫生保健集团（National Healthcare Group，NHG）和新加坡卫生服务集团（Singapore Health Services，SHS）。

综上所述，海外大部分国家都是采用分级诊疗，但每个国家的医疗服务体系不同，保险购买及覆盖范围等不同，看病流程有一定差异。需要了解各国各地区的医疗服务体系及其医疗机构分类，才能更好更快地得到合理的治疗。

（五）主要医疗机构分类

由于每个国家和地区医疗服务不同，主要医疗机构分类也有一些差异。例如德国主要医疗机构分类包括医院、私人诊所、急诊中心及医疗急救、药店等。在英国，NHS的医院服务包括公立医院、专科、急诊，而以社区为主的第一线医疗服务包括社区诊所、医疗中心、专科（如牙科、眼科等）、药房、特殊医疗等。美国主要医疗机构分类包括政府医院、私立医院或诊所、急诊、药店等。在新加坡主要分为公立医院、私立医院、专科医院、综合诊所（polyclinic）、家庭医生式诊所（general practitioner clinic）等。

1. 医院

在德国，公立医院在德国国家医疗服务中起主导作用，医疗服务包括急诊、门诊、短期住院和长期住院。在德国医院就诊，除非急诊，一般需由门诊医生转诊方可入院。普通医院和专科医院均可向患者提供床位及治疗，如需住院或手术的患者，一般由急诊或专科医生决定。在美国，诊所（clinic）并非我国国内意义上的小诊所，大部分时候与医院（hospital）同一个意思。大部分医院除急诊外都是采用预约制。值得一提的是，综合实力排名及专科排名靠前的医院大部分是私立非营利医院，如梅奥诊所正是一家私立非营利性医院，在《美国新闻与世界》（*U.S. News & World Report*）的2020年第31届年度最佳医院中排名第一。波士顿儿童医院是全球较大的儿科医学中心之一（图6-3）。由于美国民众医疗需求量很大，一般情况较轻的疾病，医院

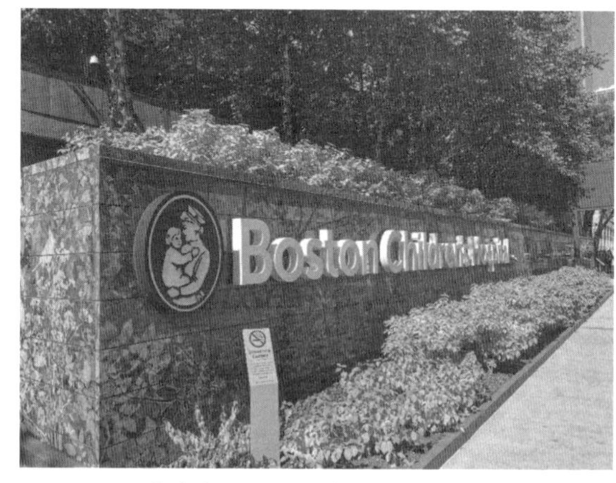

图6-3　波士顿儿童医院（Boston Children's Hospital）

不予接诊，且住院若超出时间，保险可能不予报销，每多住院1天，可能会支付昂贵的费用。

在新加坡，患者如选择公立医院就诊必须由综合诊所转诊才能进入大医院诊治；若情况紧急，可以选择去私立医院就医。

2. 急诊（accident and emergency services，A&E）、急诊中心及医疗急救

一般急诊中心都是24小时服务的，如在诊所非营业时间生病或者出现紧急情况，可寻求急诊服务。患者无须通过诊所转诊、无须预约，可直接自行前往医院的急诊处（casualty department）、急诊（emergency room）或急救（urgent care），在急诊服务处（casualty reception）挂号。如行动不便或不能轻易移动时，可拨打急救电话（德国：112；英国：999；美国：911；新加坡：995），或拨打紧急医疗服务专线（德国：116/117）。在德国如需使用救护车，其费用一般在311.5欧元左右。但只要经过相关医生确认当时情况属于医疗必要的会予以签发相应证明，使用救护车的全部费用将由保险公司报销。在新加坡，无论是本国人还是外国人，一般不会收取呼叫救护车的费用，待患者在大医院治疗后，如病情稳定，需适时转入社区医院。在英国，按照NHS的规定急诊不得拒收患者，而且提供免费医疗，连药费都不需要支付。但急诊处理顺序是依病情严重性分类，由于急诊服务需求量大，病情较轻者在繁忙时间段可能需要候诊数小时，甚至更久。

3. 诊所、免预约诊所（Walk-in）、专科医疗服务

在德国，私人诊所的医生分为全科医生（德：allgemeinarzt）和专科医生（德：facharzt）。全科医生，又称为家庭医生（德：hausarzt）。德国家庭医疗服务工作开展得很普遍。专科医生，指在取得医生执照后，分至某个特定医疗科目且通过专科考试的医生。除了牙科，其余专科均需要先通过全科医生开转诊证明（德：überweisung）方可前往专科医生处预约就诊。

在英国，私人诊所主要负责处理常见病和日常健康问题咨询，为患者

开处方，负责将患者转诊给专科医生和医院。患者首先来诊所就诊，通常这里的医生被称为GP。在英国，如果生病了，是不能直接去医院的，患者需要先去所在区域的社区诊所找自己的GP，得到初步诊断后，再进行治疗。如果情况严重，GP会将其转诊给专科医院或综合性医院。在英国患者是不能直接到专科医院就诊的，只有在社区诊所处理不了的患者，由GP开具转诊单进行转诊，患者方可转入专科医院。由于英国居民基本都可享受NHS公费服务，仍有部分患者无法得到及时的诊治。英国有私立医疗机构可为患者提供医疗服务，虽然能让患者较快获得救治，享受更好的服务，但医疗费用昂贵。

在新加坡，综合诊所主要由政府经营，部分医药费可享受政府津贴，新加坡公民和绿卡居民（PR）看病比较优惠。部分家庭医生式诊所会分科，如妇科、牙科、眼科诊所等。另外，新加坡还有专科医院，专科医院分为公立和私立，综合诊所或家庭医生式诊所的医生解决不了的情况下，会根据病情将患者介绍到专科医院或综合医院。

部分国家私人诊所部分提供免预约服务，如果是没有政府补助的外国人，综合诊所和家庭医生式诊所费用差不多。和英国一样，美国也有很多免预约诊所（图6-4）。感冒、发热、头晕头痛等小毛病基本都能在附近的诊所解决。紧急情况或无法预约到初级保健医生/家庭医生，可以选择这些诊所就诊。

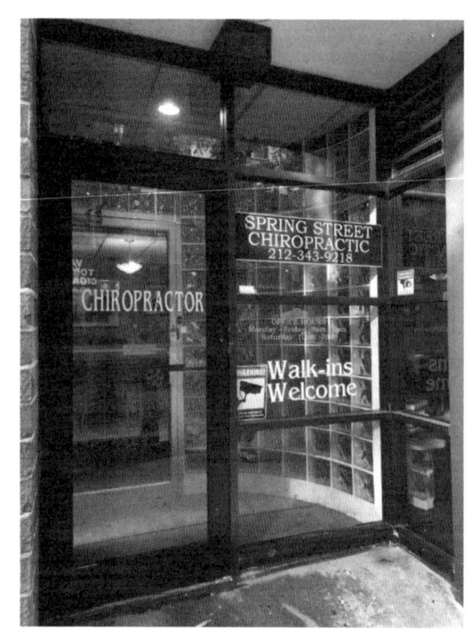

图6-4　免预约诊所（Walk-in）

4. 药店

德国采用医药分离制度，只有药店才可以出售药品。药店出售的药品包括处方药（德：rezeptpflicht arzneimittel）及非处方药（德：rezeptfrei arztneimittel）。处方可按颜色进行区分，粉色处方是指由法定医保公司承担的处方药，通常需自行支付药费的10%，剩余90%由法定医保公司支付；绿色处方则是医生建议用于辅助治疗的非处方药，这种处方一般属于自费；蓝色处方则是针对私立保险人群，需要自行预付，保留支付凭证，随后再找保险公司报销；黄色处方则是管制类药品，适用于需在家使用麻醉药的人群，如强力镇痛药吗啡之类。此外，药店还出售非处方药，无须绿色处方，便可直接在店内药剂师指导下购买。英国各地区对NHS患者购买处方药，或到牙科、眼科就诊，或接受特殊医疗时，收费有不同的规定，部分人员可享受免费医疗，无须支付费用，但这需要了解当地的医疗体系。在美国买药可以去专门的药店或者大型超市。非处方药可以直接购买，店员会帮忙推荐。但处方药需凭处方购买。美国对药品管控较为严格，抗生素这类药品必须有处方才能买到，部分药店可以进行疫苗注射。

（六）分级诊疗流程

国外大部分国家地区采取分级诊疗制。

德国的全科医生/家庭医生医疗体系，这是德国医疗体系中最基础的环节，以家庭为基本服务对象。另外便是区域卫生规划（四级医院服务体系）。德国的医院里，均无收费处，因为包括住院、手术等都无须患者支付医疗费，这皆与社保缴纳时间、社保卡内金额无关，患者均不需要额外支付费用，就诊结束后将由保险公司结算。

在美国，分级诊疗中，初级保健医生/家庭医生（primary care physician，PCP）会处理日常的健康状况，一般采用预约制，美国人会定期去PCP那里检查，且很少更换医生，因为这样有利于个人的健康情况跟踪。因此，很多医生不愿意接受在无PCP转诊或特殊情况下，突然中途转诊的患者。在美国，转诊推荐会有正式的流程，不仅是口头推荐，有的保险对于是否承保专科医生可能会存在限制，并要求患者必须有全科医生的推荐才可前往专科医生处就诊，不然可能无法报销。因此，在美国看诊前，需要多和医生及保险公司沟通确认。

新加坡采用双层双向转诊制度，如果社区医院没有能力治疗，可进行转诊，给患者开具介绍信，让其到大型的综合医院或专科医院就诊。

（1）预约医生与时间

一旦生病，首先联系自己的家庭医生。家庭医生主要负责患者的初诊和处理常见疾病，根据患者具体病情开具处方或检查单，如遇无法处理或需专科治疗的患者，会根据情况转诊到专科诊所或医院。此外，家庭医生会帮助整理资料及完成一系列手续（转诊或办理入院）的手续。提前看好诊所及医生的出诊时间，通过电话或网络向当地的诊所或医疗中心预约。若到预约时间仍未就诊，则需重新预约。针对紧急情况，有些诊所提供免预约服务，有固定的免预约服务时间（walk-in hour），但仍可能需要长时间的等待。

（2）携带相关证件，按时就诊

按时到达诊所后，先进行报到登记或自助登记候诊，做好就诊准备，就诊前可将自身病情梳理一遍，以便让医生了解病情。通常按照预约时间就医，无特殊情况，等待时间不会过长。在德国看病时，只需要把医保卡交予医生，无须支付现金。德国属于“一人交保，全家共用”，家人可以拿着自己的医保卡就医，并享受同样的医疗保障服务。

（3）就医

由护士引导到医生处，医生充分了解患者病情后作出诊断，开具处方。

（4）取药

药品费用根据保险及处方的类别支付即可。在英国，社区诊所是不负责卖药的，GP开好处方后，患者需自行去药店取处方药，药不用花钱，但处方是收费的。

海外分级诊疗流程一般如图6-5所示。

二、海外的中医服务体系

近年来，在全球暴发的几次公共卫生突发传染病事件中，尤其是此次

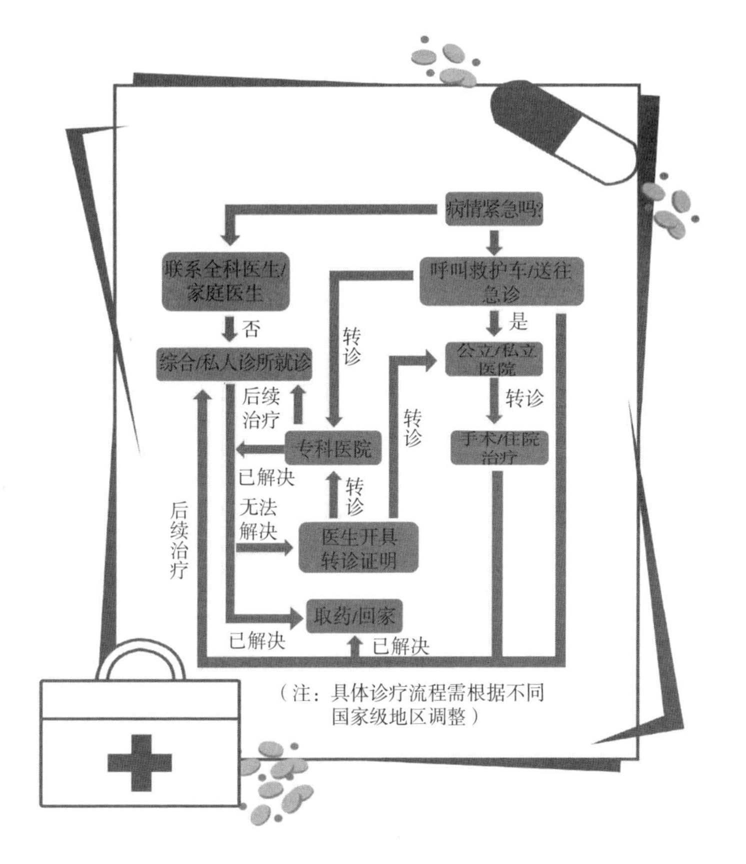

图6-5　海外分级诊疗流程

抗击新型冠状病毒肺炎中，中医取得的成效受到了全球瞩目，随着中医文化的不断普及，全球掀起的“中医热”狂潮不断升温。截至2020年，中医药已传至全球183个国家和地区，中国与40多个外国政府、地区主管机构和国际组织签订了专门的中医药合作协议。当身处海外患上疾病时，特别是面对西医难以治愈的疑难杂症或慢性病，此时，可以寻求中医的帮助。

海外获取中医信息及咨询的途径，主要包括咨询家人及朋友、电话及邮件、图书、网站及中医远程诊疗等。海外中医药及中医传统疗法诊疗途径，具体如下。

1）确定地点，提前预约。可在网上搜寻或到当地唐人街或华人较多的地区寻找可以提供中医药及中医传统疗法服务的正规中医诊所（图6-6），通过现场、电话或者网络进行预约。由于海外各个地区法律法规不同，中药及中医传统疗法会有不同的限制，需要根据当地的法律，按正规渠道就诊。

2）按照预约时间前往就诊。在就诊前需注意，饥饿、过饱、过劳等均不适宜进行部分中医药治疗。如需进行中医传统疗法，建议穿着宽松或具有弹性的衣物，方便治疗，尤其是针灸、刮痧及拔罐疗法等。

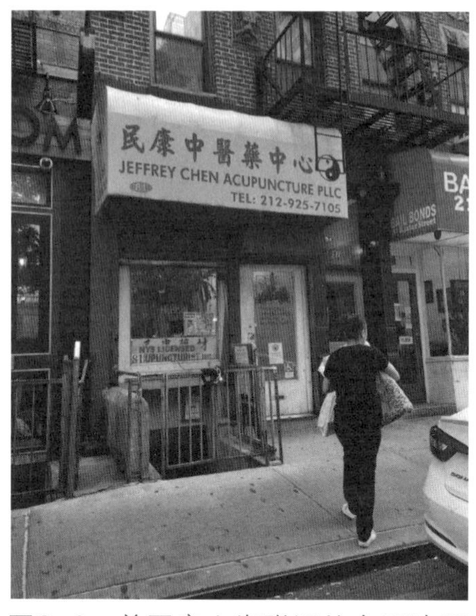

图6-6　美国唐人街附近的中医诊所

3）购买中药或中成药。海外大部分地区允许中药销售，但海外不同的国家及地区对中医药的开放程度不同，需要到正规的中医诊所或中药店购买。部分中医诊所或中药店提供代煎服务，可根据自己的需要选择。如自煎中药，请在当地中医师的指导下进行。

4）中医远程诊疗适用于中药治疗及中医传统疗法自我防护指导。

5）海外获取中医教育途径。海外部分国家及地区，开设中医学、针灸学、推拿学等课程，不同国家和地区的学校对课程的命名不同，但对于热爱中医的海外人员，可以通过继续教育、交流学习或全日制学习等，或者参加中医药相关的协会学习中医。

三、疾病诊疗路径指引

（一）新冠肺炎

1）出现相关情况时，首先及时告知家人、朋友及一起居住的人员，并进行自我隔离。

2）及时告知国内外工作、学习单位，做好请假准备。

3）及时告知家庭医生或附近的社区/诊所医生，在医生的指导下，进行相应的处理及新冠病毒试剂盒检测。如有就医困难，及时联系当地大使馆寻求帮助。

4）如检测病毒为阳性，根据医生的建议，服用药物或进行转诊治疗。同时告知国内外单位及大使馆。如情况较轻，可选择中医远程诊疗。

5）如情况危急，可直接呼叫救护车或就近送往医院。

6）病情稳定后，在家庭医生或附近的社区/诊所医生处维持治疗。

7）随着疫情常态化，在家中或工作单位可常备新冠肺炎预防性用药，如连花清瘟胶囊、金花清感颗粒或麻风散等。

（二）急症、重症

1）如既往有基础病，在身上随时携带写有自己疾病及紧急处理的方法及药物。

2）如发现身边人员出现以下情况：意识丧失；突然意识不清、疯癫，并且没有停止的迹象；胸口持续剧痛；呼吸困难；血流不止；强烈过敏反应；严重烧伤或烫伤等。及时就近送往当地医院急诊或呼叫救护车。

3）告知其亲友及单位。

4）如有就医困难，及时联系当地大使馆寻求帮助。

（三）外伤

1）如外伤较轻，可自行前往附近药店，购买消毒药品。

2）如外伤程度属中等，伤口较大需要缝合，意识清醒但无法自行移动者，告知家庭医生，明确伤情，判断是否需要前往医院，或可送往就近诊所、免预约诊所或药店进行处理。

3）如外伤较重，既往有凝血功能障碍者，或血流不止、严重骨折或呼吸困难者，及时就近送往当地医院急诊或呼叫救护车。

（四）普通疾病

1）及时告知家庭医生或附近的社区/诊所医生，预约就诊。

2）可进行自我中医药防护，可选择中医诊所就诊或中医远程诊疗。

（五）艾滋病

1）如发现有相关症状或与艾滋病患者有性接触或血液接触，可选择及时告知家庭医生或附近的社区/诊所医生，预约就诊，安排相关病毒检测，必要时可转诊至专科医院，或在提供相关病毒检测点进行检测。

2）如病毒呈阳性，最好及早联系家人及性伴侣，让他们也前往检测。

3）及时向所在地疾病预防控制中心报告，采取相应的措施。

4）积极配合治疗。如遇歧视，可向相关部门报告。

5）如有就医困难，及时联系当地大使馆寻求帮助。

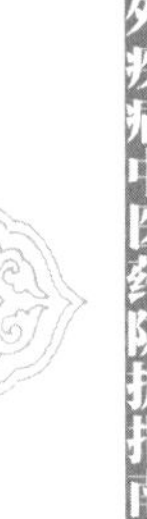

第四节　中医精准医疗远程援助

中医药是中华民族的瑰宝，是中华民族对人类的贡献，近年来随着社会上突发的几次重大公共卫生事件，中医发挥的作用是有目共睹的。海外也有越来越多国家开始承认中医，并且开设中医馆，尽管目前海外中医已得到了较大的发展，但中医的普及远不如国内，许多地区也并未提供中医治疗或开设中医馆。当海外留学生或工作人员在患上西医难以解决的疑难杂症及慢性病时，而附近又没有中医馆，此时，可借助中医远程诊疗向国内求助。因此，在海外学习及工作之余，了解并熟悉远程诊疗，可为及时获取中医知识提供便利。

一、中医远程诊疗现代模式特点

中医远程诊疗，指的是通过利用计算机多媒体技术、远程通信技术对医疗条件差的地区及需要帮助而又无法近距离就诊中医的患者进行远距离诊断、治疗和咨询的医疗服务模式。中医远程诊疗利用现代视频通信技术，对患者进行中医的“望、闻、问、切”四诊，医生根据患者的症状及表征，开设处方，由线上物流配送药物，或由患者到指定地点的药房买药，随后对患者进行远程监控，随时关注患者的状态，调整治疗方法。

（一）远程诊疗模式组成

远程诊疗系统主要由视频及语音通信、医生会诊软件及精准医疗设备三大模块构成，其基本内容包括专家会诊、在线检查、远程专家交流及信息服务等。远程诊疗模式颠覆了传统的医学模式，通过计算机技术与医学技术的结合，使地理上的距离不再是医疗上不可克服的障碍，实现了患者与专家、医生与专家之间远距离的就诊活动。

1. 视频及语音通信

微信、QQ、FaceTime、MSN、腾讯会议等是目前人们使用较多的通信方式，患者可直接通过语音视频与医生进行沟通，通过远程视频医生既可以看到患者的神态，又可以通过与患者的对话了解到真实的状况，实时掌握患者的病情。

2. 医生会诊软件

会诊软件的使用，可以使全国各地的医学知名专家汇聚在一起。当身在山区的患者到基层医院就诊时，医生面对复杂的病情，可登录会诊软件，寻求相关疾病专家的帮助，上传病情信息，使专家及时获得患者的病史、检验报告和各种影像资料，还可让多名专家同时会诊，减少误诊概率。目前国内较为成熟的会诊软件有医学百事通、好大夫、百度医生等。

3. 精准医疗设备

随着科技的进步，网络现代医疗设备的更新，远程诊疗系统越来越精准，远程高清会诊和医学影像数据的传输与共享越来越快速。在人工智能技术支持下，中医“望、闻、问、切”四诊中最难实现的“闻诊”“切诊”也得到了解决，通过电子鼻技术、四诊仪及可穿戴智能设备可对气味及脉象作出诊断，提升医生的精准判断。

（二）中医远程诊疗现代特点

1. 诊疗更科学

在这技术飞跃发展的时代，患者的求诊需求越来越高，随着医学传感器的不断改进，患者在家通过医学传感器就可以轻松检测自身身体状况。医生还可利用互联网技术对患者的医疗数据进行收集，通过对数据的分析，借此提高医生诊断的准确性。同时，对自身健康比较关心的人，还可利用医疗物联网设备来监控自己的饮食和健康状况，形成健康的生活模式。

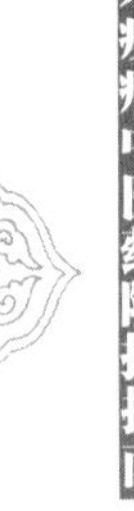

2. 突破空间限制

在无法实现“面对面就医”的情况下，通过远程通信技术就可轻松跨越时间和距离的障碍，使远在千里的患者得到专家的诊疗，也可以将国外的专家请进来与国内专家共同交流，解决医学难题。

3. 诊疗更及时

在恰当的场所和家庭保健中使用远程医疗可极大地降低运送患者的时间，例如，在面对紧急病症情况，而当地的医疗条件又无法满足患者的需求时，通过远程诊疗系统，便可使患者在最短的时间内得到专业的诊疗，让病情在未发展前得到有效控制和治疗，降低患者病情恶化的风险。

4. 诊疗更价廉

远程诊疗的使用，减少了患者长途转诊的差旅费、家属陪同费及住院费等一系列费用，相比传统的医疗会诊，在一定程度上节约了患者的就诊费用，减轻了患者的经济压力。

二、中医远程诊疗援助海外人员

2020年春，新型冠状病毒肆虐全球，给全世界人民的生命健康安全带来了严重的危害。当时由于针对新冠病毒的疫苗还未问世，因此面对来势汹汹的疫情，“控制传染源、切断传播途径、保护易感人群”成为防治疫情的最佳方案。在前期国内的抗疫战争中，中医药在新冠肺炎疫情中参与治疗率达到80%，治愈率达到90%，发挥了十分重要的作用。随着疫情的全球暴发，海外的疫情愈加严重。尽管近年来中医药在海外的发展可观，但海外中医的数量远不能应对此次来势汹汹的疫情，而国内的中医又无法快速到达现场进行援助，此时，便可借助中医远程诊疗对海外同胞进行医疗指导。

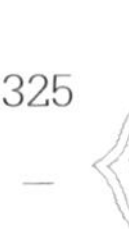

（一）海外中医远程诊疗方式

1. 图文咨询

海外人员通过微信或诊疗平台上传文字描述及相关图片，与在线医生进行交流，但是此用途只限于简单的咨询，明确就诊方向，为患者家属提供相关医学知识，使患者少走弯路。图文咨询并不能代替挂号看病，且一些医学影像经过翻拍，分辨率欠佳，易影响医生的准确判断。

2. 视频咨询及会诊

海外人员可通过语音视频，实现海外患者与国内专家实时面对面交流。高清视频可让专家观察到患者的神态、面相、舌象及说话力度等，比起图文咨询更加方便、快捷、准确，如果是患者的主诊医生参与视频会诊，可向专家报告病历及会诊过程，提出会诊时遇到的困惑，提高会诊效率。

3. 多学科会诊

海外人员上传文字和影像图片，由患者主诊医生参加，接受远程会诊机构组织的多名专家进行视频会诊，便于患者、患者家属及医生与会诊专家的面对面交流，此用途主要用于解决疑难杂症，相比于其他远程诊疗方式，多学科远程会诊收费较高。

（二）海外中医远程诊疗途径

1. 患者与医生（专家）远程诊疗途径

（1）海外人员线上挂号预约

海外人员发生疾病或遇到突发事件等状况导致无法及时到医院就诊时，可选择中医远程诊疗获取相应的帮助。远在海外的患者可从手机端、电脑端等线上端口接入中医远程诊疗系统进行线上挂号，等待线上医生问诊。

（2）填写基本信息

海外人员根据要求填写自身的基本情况，包括性别、年龄、联系方式、过敏史及有无其他病史等，然后上传图片及文字描述，医生会通过系统或短信等方式，通知患者远程会诊时间。若病情紧急，患者可进入紧急情况系统，由线上工作人员直接安排医生进行视频问诊，以便快速获取医生的帮助。

（3）医生远程问诊

信息填写完成后，系统根据患者资料及预约情况，及时分配相应的医生进行问诊。远程医生端的在线医生利用对方可使用的设备及时针对患者病情进行中医“望、闻、问、切”，获取患者病情资料。

（4）开具处方，线下购买中药

医生根据病情及时提供解决方案并开具处方，在海外大部分地区是允许中药销售的，患者可根据医生开具的处方，自行到当地中医馆或中药店抓取中药，或由系统直接物流配送中药到家。但值得注意的是，不同国家对中医药的管控程度不同，所以大家购买中药时尽量到正规的中医诊所或中医馆。

（5）线上数据分析及储存

患者的病情资料在所就诊的远程诊疗系统中得以保存，系统对所有就诊患者的信息进行分类管理及深层次的研究及分析，筛选出有价值的数据，以便后期患者需要时可快速提取历史资料，同时为下次就诊提供便利。就诊数据应及时上传云端，并进行长期保存。

图6-7为远程会诊模式。

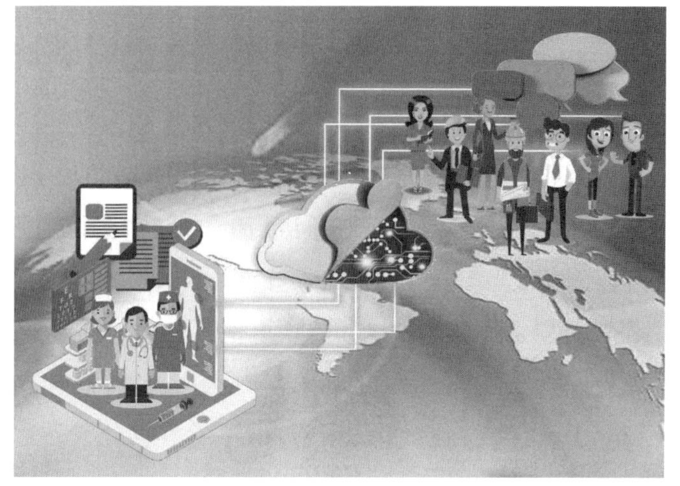

图6-7　远程会诊模式

2. 医生与专家远程会诊途径

（1）会诊申请

在各科医生遇到自身难以解决的疑难杂症需要用到远程会诊时，经诊医生可填写远程会诊申请单，简要介绍患者的基本情况，提出会诊目的，然后交至医院的医务处。

（2）会诊审核

会诊申请书经医务处审核登记，然后安排会诊事宜，确定专家会诊时间，在此期间，经诊医生需要准备病历摘要、各项检查指标及影像检查单等资料。

（3）专家远程会诊

确定会诊时间后，由医务处通知经诊医生，经诊医生按照指定时间到达远程会诊室，上传患者影像报告及诊断结果，针对看诊时存在的疑点，与专家进行讨论，再结合临床症状及专家意见，确定诊疗方案。

（4）会诊结果保存

医生根据专家提出的会诊意见，结合患者实际病情的发展实施诊治，并按病历要求记录并整理出有价值的数据，上传系统保存，以供日后遇到相同病症时，提供参考资料。

（三）海外中医远程诊疗独特性

1. 不同国家“零”距离

尽管目前中医药在海外的发展形势日趋而上，但海外的中医及中医教育就国内相比仍有一定的差距，各国之间的中医水平参差不齐，有些地区中医可能还未得到普及。若身在海外的人员遇到西医难以解决的疾病时，想要就诊中医就可能需要跨越地区寻求中医的帮助，中医远程诊疗的出现，解决了海外人员就诊中医困难的问题，打破了地理障碍，实现了各个国家“零距离”中医就诊，让海外的同胞们不管身在何处，仍能得到中医的援助。

2. 疫情期间“零”接触

2020年春，全球暴发新冠肺炎疫情，由于新冠病毒传染性强，传播方式隐匿，潜伏期长，如慢性病患者或体质较弱的人群至医院就诊，这无形中增加了患者感染风险。为了保证这类患者能够得到及时诊治，同时又要避免其去医院就诊的感染风险，此段时期采用中医远程诊疗变成了疾病诊治的重要措施。通过中医远程诊疗，不仅可以避免慢性病患者或体质较弱的人群外出，减少其在医院就诊时交叉感染的风险，同时，远程诊疗医生亦可详细了解患者病情，及时平复患者情绪，减少患者及其家属对疾病的担忧。

3. 海外救助及时高效

在海外大多数国家主要采用的是分级诊疗制度，当人们患上疾病时，首先要向社区医院进行预约看诊，一般预约当天是无法看诊的，若情况不是十分紧急，可能就诊时间会安排在预约后的1～4天，且像美国这类没有实行全民医保的国家，海外人员就医时可能面临较高昂的医疗费用。远程诊疗的应用可以及时帮助海外人员在线求医，在患者生病的第一时间便能得到及时的帮助，及时地控制病情。

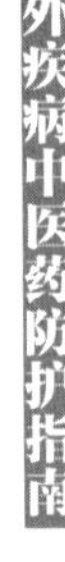

4. 全球医生便捷交流

随着互联网医疗平台的完善，在全球各地的医生通过手机端、电脑端等线上网络端口，便可进行相同学科或不同学科之间的线上交流，探讨各个国家不同地域常见疾病的诊断及治疗，针对相同的病例，全球各地医生均可提出自己见解，这样不仅加强了各国医生之间的学科交流，还有利于现代医学的发展。

第五节　中医药海外传播展望

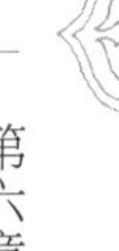

新中国成立以来，中国凭借自己的“软实力”及对外开放政策，推动着中医药在海外的传播，这对发展中医药伟大事业具有重要意义。改革开放40多年来，中医药事业从筚路蓝缕到全面振兴昭示着中国传统的文化自信逐渐恢复。2020年初席卷全球的新冠肺炎疫情将中医药推到世界的舞台，面向全世界的民众，中医学这一融合了数千年文化和实践，以及不断革新技术的学科，在全世界审视的目光下，如何让大众所理解和接受？如何实现其现代化并提升其世界地位？如何实现传统中医学的守正创新？本节将从当今中医药在海外传播所面临的困境出发，试图从人才培养方式、现代医学交流平台构建、中医科研平台建设及现代化技术创新等角度（图6-8），找出适用于当前中医在海外发展的新道路，以促进中医药在海外传播，不仅激发世界对中医的兴趣，同时希望中医药能更好地服务海外人员，为海外人员的健康保驾护航，努力实现中医药自身价值，提升中医药的世界地位。

（一）中医传承模式的创新

1. “中医师承”海外计划

新时代的背景下，创新中医传承模式成为中医走向现代化的迫切任

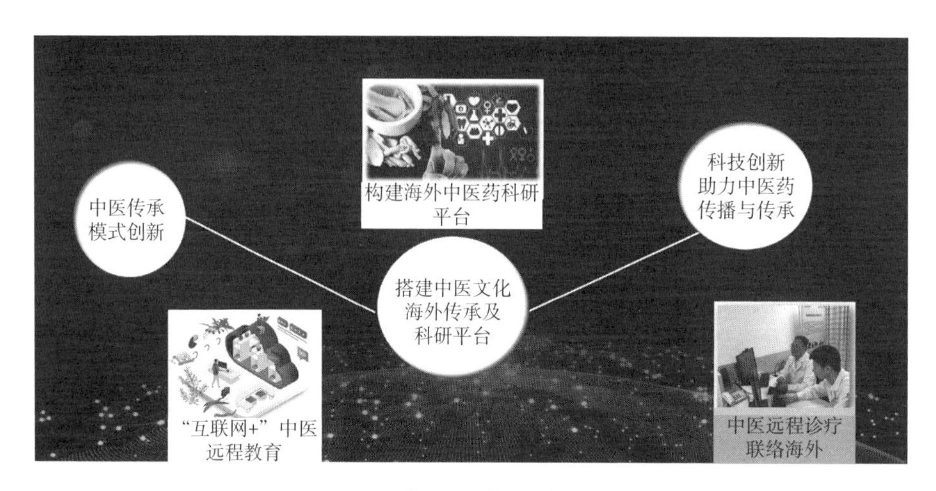

图6-8 中医药海外传播模式

务。特有的哲学语言及哲学智慧是中医的亮点，也是当前中医传承的重点与难点。

当前我国的中医药高等院校主要培养模式是采用西医教育人才的模式，摒弃中医有别于西医的特色与优势，导致中医理论与实践脱节。院校教育之外，"中医师承"逐渐受到更多人的青睐。"凡为名医，必有传授之师"，有别于传统的院校教育，"中医师承"项目中学徒通过拜有经验和名望的医生为师，通过日常跟诊学习中医药知识，这一模式的传承方法由来已久，是中国传统医学几千年来传承下来的主要模式。

通过开展"中医师承"国际培育项目，与不同国家签订"中医师承"项目合约，委派我国名医名师每年定期出国教学，亲自带徒，3～4年完成学生的培养，通过师傅及当地相关规定的考核，即完成培育，培养的学生成为合格的中医师。这些国家也可以每年定期分配不同的学生来中国学习中医，在合作的医疗单位中跟师学习，学习经典，实践操作，经过3～4年的临床实践完成最终考核。

2. "互联网+"中医远程教育

"互联网+"中医远程教育这一模式的出现在很大程度上加快了中医的传播，扩大中医的影响力。它凭借跨越时间、地域、空间的优势，让广大中医爱好者与学习中医的人能自主安排学习，线上互动、信息交流。同时也有助于人们加深对中医理论和精髓的理解，这种网络教授的方式不仅让人们能充分利用碎片化时间随时随地学习中医，还能重复利用互联网资源，与众多学习者线上讨论以达到释疑解惑的目的，有效避免以往传统教学模式时间固定、错过即无的弊端。

发挥名医名师的多年临床经验，通过系统、全面、细致生动的课程，深入浅出地为海外中医爱好者带来一系列中医经典解析课程，如中医四大经典解析课程；亦可开展一系列适合中医初学者学习的中医基础课程，如中医基础理论、中药学、中医内科学等课程讲解。对于从未接触过中药，并对此保持极大兴趣的海外人员，可以开展一系列实地调研直播课程，通过录制我国全国各地实地调研的经历，让海外人员全面认识中药尤其是道地药材，以及中药种植、采摘、炮制、贮存等形成系统的认知；同时，也可以让海外人员更深入地欣赏我国的山川湖海，激发他们对我国天然风景的兴趣，吸引更多外国友人来我国旅游进行实地感受。

3. 名医名师巡回讲座，科普中医理念

我国可以委派国内高校名师开展国外系列巡回讲座，在国外高校、社区、医院等不同场所开展中医科普讲座，传播中医理念。讲座内容可以从最容易为大家所接受的康养部分入手，通过药膳、武术等养生知识科普激发兴趣。同时，对于在海外不同国家的中医文化宣传，应结合当地特色，“因地制宜”，根据当地气候，结合当地人的特殊体质为他们提供合适的养生小技巧。

国内外医院之间积极开展“医师交流”项目，推动全国大中小医院的医生进行交流，在交流中开展中医实践，根据相关规定，完成一定数额的中医治疗病例数，促进中医实实在在地在海外治疗疾病的情况。

对于中医学的海外传播，我们不应该局限于对国外想要学中医的人来开展教育培训课程，更重要的是对国外普通大众，我们应展开一系列行动，增加群众对中医的普识度，激发他们对中医的热情和兴趣，促进他们主动了解中医、学习中医，甚至是在日常生活中使用中医。在此过程中，我们需要输出传统的中医文化及理念，以及中国数千年的中医实践思维，从根本上利于他们理解中医、接受中医，而不是一味地批判中医。

培养人才的方式多种多样，只要我们选择合适的方式，积极推进海外中医人才培育，以此为媒介，未来海外的中医学者不断增加，海外中医传播进程也会逐步加快，同时，海外中医应用范围也会越来越广。

（二）搭建中医文化海外传承及科研平台

1. 构建海外中医药科研平台

自改革开放以来，我国高度重视中医药科研发展，建立国家中医临床研究基地，重新开启国家中医药管理局中医药行业科研专项研究，鼓励以国家中医临床研究基地为研究平台，整合优势资源围绕基地重点病种开展临床及基础专项研究。在海外同样可以开展相同的工作，中国可与其他国家构建中医药合作框架，增加中外合作中医研究项目、医院合作构建科研、临床研究中心、中药研究中心，鼓励更多国内外的科研人员参与中医药研究，不仅扩大中医药现代化，与此同时，增加了海外中医药科研人员就业范围，促进中医药学习者学有所用。在海外，也可开展各个疾病系统中医特色病种临床诊疗方案及临床路径的建立工作，推动中医临床诊疗循证指南的制订和修订。

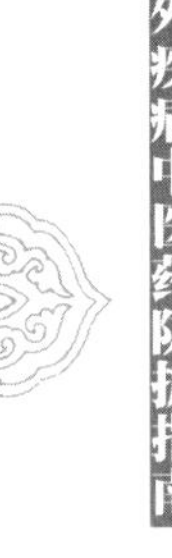

2. 增加海外中医药实践基地

我国政府可以与海外各国家不同地区的医院、诊所、社区签订协议，支持社会服务性质的临床实践，增加社区中医体检、上门服务。国外中药种植较少，除了临床实践基地，也可增加海外中药种植基地，增加学生课外实践，通过实物更利于学习认识中药。相应的海外中药炮制实践课程及中药基础研究课程也可增加。

（三）科技创新助力中医药传播与传承

1. 互联网平台助力中医现代化进程

在信息大爆炸的高科技时代，互联网的作用越来越突出，中医与互联网相结合也成为一个重要的突破点。中医药信息分散、不够全面，这些局限性极大程度上限制了中医药的发展。因此，部分学者将目光聚焦于有大数据支撑的循证医学研究，这一途径的发现对推动中医事业的进程发挥巨大作用。另外，依托大数据建立综合型知识库教学有助于中医文化的传播。

中医核心理论是以“治未病”“辨证论治”“整体观”为核心，利用计算机技术、信息处理技术等技术，以及微信等平台实行的新型中医健康管理模式，在很大程度上提升人们的健康管理意识，比常规中医健康管理模式的效率更高，简单易行，顺应以健康为重点的医疗模式，对于人们的生活、饮食、运动、养生、保健给出可行建议，在日积月累的实践中提高人们的健康意识。将中医文化、中医诊疗、中医管理等通过现代互联网推向广大人民群众，增强中医文化自信，同时展现中医文化魅力，体现中医辨证论治与整体观念，对于推进中医的现代化、信息化、规范化、国际化发挥不可替代的作用。

2. 中医远程诊疗联络海外

中医专家利用中医远程会诊平台提供的4K高清摄像头，获得保真还原的患者实时图像，完成中医“望诊”的过程。致力于建立基于大数据平台为基础，保障患者在疾病就诊全部过程的独立诊治，宣传相关的医疗知识，预防疾病发生发展的诱因，调治身体，以及将治疗成果转化为一体的新型“互联网+”中医药远程诊疗模式。

这一诊疗模式的出现改善目前传统中医药治疗疾病诊疗模式的不足。在海外建立远程诊疗用户端，可以实现名老中医远程海外诊疗，不仅解决年老的专家教授出行困难的问题，同时减轻海外人员就医困难，开拓新的中医就诊路径。尤其是对于医疗水平不够发达的国家，开展中医远程诊疗可以有效缓解就医难的问题，有助于中医药服务海外人员。

参考文献

[1] 徐芬，李国鸿. 国外医疗服务体系研究（一）[J]. 国外医学（卫生经济分册），2005（3）：97-101.

[2] 徐芬，李国鸿. 国外医疗服务体系研究（二）[J]. 国外医学（卫生经济分册），2005（4）：145-152.

结　　语

教育部中外语言交流合作中心一直以来致力于为世界各国民众学习中文、了解中国提供优质的服务，成为讲好中国故事、促进民心相交的重要平台和知名品牌。本书是该中心“2020年度国际中文教育重点项目《海外疾病中医药防治指南》”的成果，在编写过程中得到了中心的大力支持，在此对教育部中外语言交流合作中心表示最真挚的谢意！

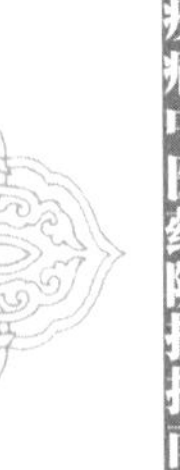